烟碱和烟草的
神经生物学和遗传学

The Neurobiology and Genetics of
Nicotine and Tobacco

〔英〕戴维·鲍尔弗（David J. K. Balfour）

〔英〕马库斯·穆纳福（Marcus R. Munafò） **主编**

陈 欢 付亚宁 王红娟 **主译**

科 学 出 版 社

北 京

图字：01-2020-0493号

内 容 简 介

本书阐述影响烟碱和烟草反应的分子和遗传因素，重点关注烟碱可能在大脑内发挥的潜在作用，特别是在记忆力和注意力方面。本书旨在为读者提供当前关于烟碱神经药理学及其在烟草依赖中作用的研究概述，并为行为神经科学研究的最重要领域提供批判性和综合性讨论。

本书内容来自相关领域研究前沿，是一部以科学研究为依据，对研究烟碱和烟草的生物学效应及机制影响意义重大的专著。本书会引起吸烟与健康、烟草生物学效应和烟草成瘾治疗及预防等诸多应用领域的科学家的兴趣，为在生理水平上研究与精神和神经系统疾病及失调相关的行为提供必要的参考。

图书在版编目（CIP）数据

烟碱和烟草的神经生物学和遗传学 /（英）戴维·鲍尔弗（David J. K. Balfour），（英）马库斯·穆纳福（Marcus R. Munafò）主编；陈欢，付亚宁，王红娟主译 . — 北京：科学出版社，2022.1
书名原文：The Neurobiology and Genetics of Nicotine and Tobacco
ISBN 978-7-03-071242-4

Ⅰ . ①烟… Ⅱ . ①戴… ②马… ③陈… ④付… ⑤王… Ⅲ . ①烟碱 – 神经生物学 – 生物学效应 – 研究 ②烟草 – 神经生物学 – 生物学效应 – 研究 ③烟碱 – 影响 – 医学遗传学 – 研究 ④烟草 – 影响 – 医学遗传学 – 研究 Ⅳ . ① R338 ② R394

中国版本图书馆 CIP 数据核字（2021）第 277586 号

责任编辑：刘　冉 / 责任校对：杜子昂
责任印制：吴兆东 / 封面设计：北京图阅盛世

科 学 出 版 社 出版
北京东黄城根北街 16 号
邮政编码：100717
http://www.sciencep.com
北京中石油彩色印刷有限责任公司 印刷
科学出版社发行　各地新华书店经销
*
2022 年 1 月第 一 版　开本：720 × 1000 1/16
2022 年 1 月第一次印刷　印张：13 1/2
字数：280 000
定价：138.00 元
（如有印装质量问题，我社负责调换）

翻译委员会

审　订：胡清源　侯宏卫

主　译：陈　欢　付亚宁　王红娟

副主译：张小涛　田永峰　刘　彤　田雨闪

译　者：陈　欢　付亚宁　王红娟　张小涛

　　　　田永峰　刘　彤　田雨闪　韩书磊

　　　　范　磊　李英研　王志国　王明霞

前　　言

　　大约40年前，本书主编之一戴维·鲍尔弗开始研究烟碱的精神药理学时，对该主题感兴趣的研究人员还很少，常常被忽视。我们对介导烟碱行为反应的神经机制的认识较少，因此对吸烟潜在危害的理解也处于非常初期的阶段。那时对于吸烟是一种习惯而不是一种成瘾的认知，至今仍被广泛接受。年轻未经历那个时代的读者可能会熟悉电视剧《广告狂人》(*Mad Men*)。该电视剧给人一种印象：吸烟是非常容易接受的。即使进入20世纪80年代，脑内神经元表达烟碱受体的事实仍然在研究人员中有争论。从那时起我们已经走了很长一段路，现在千人以上的烟碱和烟草会议并不罕见，也有许多神经科学会议专设分会讨论烟碱问题。此外，目前有关一手和二手烟气的毒性以及将烟碱视为最广泛的娱乐消遣性药物之一的大量神经科学研究，已成为推动公共卫生政策的基础。本书及其配套卷中的各章节主要探讨研究对烟碱的行为反应以及介导这些影响的分子和神经机制的诸多方法，这些方法让我们看到不同的药物特性。

　　本书分为两部分。第一部分探讨影响烟碱和烟草作用的分子和遗传因素，论述脑内介导烟碱反应受体的性质，对在这些受体中发生的遗传变异及对此起反应的神经递质系统的理解，以及药物的代谢清除如何对烟碱和烟草的依赖性及其成功治疗产生影响。第二部分重点关注烟碱可能在脑内发挥潜在有益作用的证据，特别是在记忆力和注意力方面。对药物的这些认知至少可以在某种程度上解释为什么一些具有潜在认知精神疾患的人[如精神分裂症或注意缺陷多动障碍（ADHD）患者]特别容易对烟草产生依赖并对治疗产生耐药性。该部分还试图将我们对神经元烟碱受体结构的理解与它们对注意力、学习能力和记忆力的影响联系起来。第二部分最后一章认为学习理论中的方式能够解释烟碱依赖的一些要素。

　　我们希望《烟碱和烟草的神经生物学和遗传学》和《烟碱依赖的神经药理学》

能为读者提供当前关于烟碱神经药理学及其在烟草依赖中作用的研究概述，这些成果均来自于这一研究领域的领导者，对正在这个重要的主题上开展自己研究计划的研究者来说极具参考价值。

戴维·鲍尔弗 马库斯·穆纳福
邓迪大学药学院 布里斯托尔大学实验心理学学院

目　　录

神经元烟碱受体的结构

Francesca Fasoli and Cecilia Gotti

摘　要　烟碱乙酰胆碱受体（nAChR）是大脑胆碱能神经传递系统的重要组成部分，调节重要的生理过程，并且在神经退行性疾病和精神疾病患者中观察到其功能障碍。nAChR是由α和β亚基的五聚体组成的受体亚型异质性家族，并且在整个中枢和外周神经系统中广泛表达。nAChR亚型具有共同的基本结构，但它们的生物物理和药理学性质取决于其亚基组成，这对于理解神经系统中的受体功能和发现新的亚型选择性药物至关重要。本章综述有关nAChR（特别是天然亚型）结构和功能的最新发现。

关键词　神经元烟碱受体亚型，亚基组成，化学计量学，烟碱，α-银环蛇毒素，乙酰胆碱结合位点

1　引言

胆碱能系统是最重要且系统发育最古老的神经通路之一。乙酰胆碱（ACh）是由胆碱能神经元合成、储存和释放的神经递质，传递ACh信息的关键分子是毒蕈碱代谢受体和离子型神经元烟碱乙酰胆碱受体（nAChR）（Picciotto et al. 2012）。 nAChR是在中枢神经系统（CNS）中广泛表达的异质性离子通道家族，通过对内源性神经递质乙酰胆碱（ACh）和烟碱（最常见的滥用药物）的反应，参与多种生理过程（reviewed in Hurst et al. 2013）。

F. Fasoli, C. Gotti(✉)

Department of Medical Biotechnologies and Translational Medicine, Consiglio Nazionale Delle Ricerche, Institute of Neuroscience, University of Milan, Via Vanvitelli 32, 20129 Milan, Italy

e-mail: c.gotti@in.cnr

© Springer International Publishing Switzerland 2015

D. J. K. Balfour and M. R. Munafò (eds.), *The Neurobiology and Genetics of Nicotine and Tobacco*, Current Topics in Behavioral Neurosciences 23, DOI 10.1007/978-3-319-13665-3_1

当nAChR激活时，可以刺激靶细胞并介导自主神经节神经元和某些脑区的快速突触传递，但解剖学和功能学证据表明，脑中的nAChR优先分布在前末端和突触前位点，并在那里调节兴奋性和抑制性神经递质的释放（reviewed in Albuquerque et al. 2009; Jensen et al. 2005）。

nAChR和烟碱机制有助于认知功能，在神经退行性疾病和精神疾病中观察到它们的衰退或功能障碍。此外，遗传学研究已将nAChR与癫痫和精神分裂症联系起来，对突变（敲除或敲入）小鼠的研究表明它们与疼痛机制、焦虑和抑郁有关（reviewed in Changeux 2010; Drenan and Lester 2012; Gotti and Clementi 2004; Hurst et al. 2013; Picciotto et al.2001）。nAChR在大脑生命的两个关键时期尤为重要：出生前和出生后的早期回路形成，以及与年龄相关的细胞退化。它们参与神经元存活，因为已经显示烟碱激动剂在体内和体外模型中都具有神经保护作用。此外，越来越明显的是，胆碱能烟碱性神经传递的干扰可导致发育、成年和衰老期间的各种疾病（Picciotto and Zoli 2008）。许多综述（Albuquerque et al. 2009; Changeux 2009; Gotti et al. 2009）描述了nAChR的结构和功能，本章旨在简要概述有关大脑nAChR亚型结构的最新发现。

2　烟碱亚型的总体结构

nAChR最初通过配体结合试验使用放射性配体进行鉴定，结果显示^{125}I-α-银环蛇毒素（αBgtx）和^{3}H-烟碱与具有不同解剖学和药理学分布的受体结合（Clarke et al. 1985）。

通过这些配体研究揭示的nAChR的药理异质性，随后通过分子克隆一个编码12个亚基的基因家族以及在异源系统中表达的研究中得到了证实和扩展（reviewed in Albuquerque et al. 2009; Dani and Bertrand 2007; Gotti et al. 2006）。

nAChR属于同源受体的大型超家族，其还包括肌肉型AChRs和GABAA、甘氨酸和5-羟色胺（5-HT）离子型受体（reviewed in Gotti et al. 2009; Miller and Smart 2010）。与配体门控离子通道超家族的所有其他成员一样，nAChR亚基具有相对亲水的细胞外氨基末端，其携带ACh结合位点并面向突触间隙，随后是三个疏水跨膜结构域（M1~M3），一个大细胞内环，然后是第四个疏水跨膜结构域（M4）[图1(a)]（reviewed in Albuquerque et al, 2009）。亚基围绕中心孔排列，并且定点诱变实验表明跨膜M2结构域排列离子通道，并确定了残基对受体的离子选择性、渗透性和通道门控的重要性。

在脊椎动物中，到目前为止已克隆的基因（CHRNA2~CHRNA10和CHRNB2~CHRNB4）编码亚基被分为9个α亚基（α2~α10）和3个β亚基（β2~β4）两个亚族，其在耳蜗和神经系统以及许多非神经元组织中表达（Gotti and Clementi 2004）。所有9个α亚基具有相邻的半胱氨酸（类似于肌肉型AChR的α亚

基的半胱氨酸192~193），而β亚基不具有半胱氨酸。nAChR亚基的不同组合导致
形成具有不同结构、功能和药理学性质的五聚体亚型异质家族。已经确定了两类
主要的nAChR亚型：由α7，α8，α9和/或α10亚基组成的αBgtx敏感受体可以形成同
源受体或异构体受体，αBgtx非敏感受体是由α和β亚基结合高亲和力但不含αBgtx
的激动剂而形成的异构体受体[图1(b)]（reviewed in Gotti et al. 2009）。

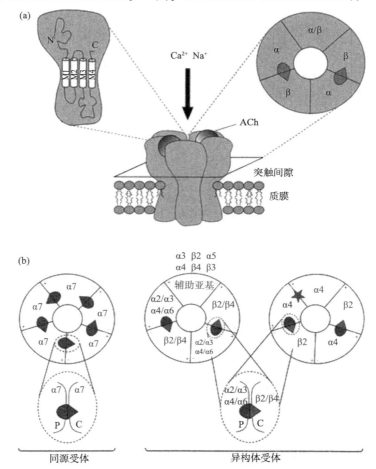

图1 （a）显示了nAChR亚基的推定跨膜拓扑结构。细胞外氨基末端之后是三个疏水跨
膜结构域（M1~M3），一个大的细胞内环，然后是第四个疏水跨膜结构域（M4）。中图
为nAChR亚基在组装受体中的五聚体排列。右图为异构体受体中ACh结合位点的示意
图。（b）异构五聚体和同源五聚体神经元亚型的结构。nAChR亚基在α7同源受体亚型
（左）、异构体受体亚型（中）和(α4)₃(β2)₂亚型（右）中的五聚体排列，显示了正构结
合位点的亚基界面的定位，其中主要成分（P）由α亚基携带，互补成分（C）由α或非
α亚基携带。除了两个正构位点外，(α4)₃(β2)₂亚型在α4/α4界面有一个结合位点（图中五
角星所示）

对异源系统的研究表明，α7亚基也可以形成功能通道，其亚基存在于非αBgtx结合受体中，如α5（Gotti et al. 2009），β2（Khiroug et al. 2002），β3（Khiroug et al. 2002）和β4亚基（Criado et al. 2012）。推测同源和异构nAChR都具有五聚体结构，亚基围绕中心通道组织：同源寡聚体受体的每个受体分子具有五个相同的（正构）ACh结合位点[图1(b)]（Palma et al. 1996）位于两个相邻亚基之间的界面，而异构寡聚体受体具有两个或三个α亚基和三个或两个β亚基，因此位于α和β亚基之间界面的每个受体分子有两个正构结合位点（Taly et al. 2009）[图1(b)]。每个正构的ACh结合位点具有主要（或"加"）和互补（或"减"）组分。在异构nAChR中，主要成分由α2、α3、α4、α6亚基所携带和β2或β4亚基所携带互补位点组成，而同源受体中的每个亚基都有主要和互补的成分，呈现于同一亚基的相对侧（reviewed in Corringer et al. 2000; Taly et al. 2009）[图1(b)]。

异戊二烯神经元nAChR具有第五个亚基，其对正构位点没有贡献（并且该亚基被称为辅助亚基）。在异源系统中，α5和β3亚基只有在与主要和互补亚基共表达时才形成功能通道（Groot-Kormelink et al. 1998; Ramirez-Latorre et al. 1996），因此表明它们只能作为辅助功能发挥作用。而α3或α4和β2或β4亚基可形成正构配体结合位点或在辅助位置组装以产生不同化学计量的受体[图1(b)]。

然而，最近的研究表明，结合位点的定义和可能涉及的亚基更加复杂。DNA共价连接受体的使用导致受体的表达，其亚基具有特定的顺序，其药理学特性与非连接受体相似（Nelson et al. 2003; Zhou et al. 2003）。对多联体$(α4)_3(β2)_2$亚型的研究表明，除α4/β2界面的两个正构结合位点外，它们还在α4/α4界面处具有另外的结合位点（Moroni et al. 2008），如图1(b)所示。

Jin等（2014）最近使用多联体方法表达了α4和β2亚基的二聚体构建体，表达了游离的α5亚基和多联体五聚体，在不同的位置掺入单拷贝的α5，发现α5亚基可以占据非结合亚基的位置，或取代参与正位结合位点的β2亚基。然而，功能性受体显然不能在α5亚基的两个经典结合位点中形成。

2.1　正构乙酰胆碱结合位点

我们对激动剂结合位点的大部分知识来自肌肉AChRs的研究，其中使用亲和标记的试剂和亚基嵌合体和/或定点诱变已经表明它是有助于ACh结合结构域口袋的大的细胞外氨基末端结构域（Bartos et al. 2009; Taly et al. 2009）。此外，最近通过分析来自淡水蜗牛的ACh结合蛋白的晶体结构，已经对nAChR中的配体结合位点的鉴定作出了显著贡献（Celie et al. 2005; Rucktooa et al.2009）。这种210个长度的同源五聚体可溶性蛋白质（AChBP）结合ACh并被蜗牛神经胶质细胞分泌到胆碱能神经突触中，并具有类似于同源α7或α9受体的亲和光谱。

许多氨基酸残基有助于正构乙酰胆碱结合位点。它们被分组为形成环A、环B和环C（主要成分）以及环D、环E和环F（互补成分）的短序列[图2(a)]。在乙酰胆碱可溶性蛋白的紧密结构内，在两个相邻亚基的配体结合结构域（LBD）的界面的中心，环A、环B、环D和环F形成疏水口袋，激动剂结合到其上，由环C封闭[图2(d)]。使用烟碱配体对乙酰胆碱可溶性蛋白的共晶体的研究表明，结合位点中的保守残基是酪氨酸Y93（环B）、色氨酸W149和Y151（环A）、Y190和Y198（环C）、W55和E57（环D）以及半胱氨酸C192和C193之间的二硫键（编号是指电鳐AChRs中存在的氨基酸）（Changeux and Taly 2008）。ACh结合位点的芳族残基和二硫键是电负性的并且中和大多数烟碱配体携带的正电荷。因此，乙酰胆碱的结合在环B中的W残基的阳离子和富电子π体系之间产生非共价相互作用。通常，烟碱配体的叔胺或季铵电荷通过环A、环B、环C和环D的疏水芳香族残基与形成的口袋的中心结合。这种相互作用在乙酰半胱氨酸环状受体家族中维持，尽管所涉及的环依赖于受体类型(Miller and Smart 2010)。

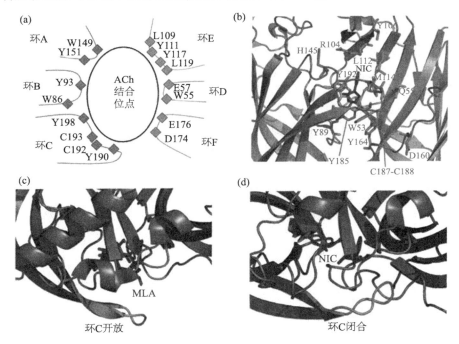

图2　ACh结合位点的结构。(a)显示参与其形成的环中的氨基酸的乙酰胆碱结合位点。环A、环B、环C由α亚基提供，环D、环E、环F由相邻的亚基提供。(b~d)在烟碱存在下共晶的AChBP结合位点的X射线结构(b)(d)和拮抗剂甲基牛扁碱（MLA）(c)。激动剂结合在含有结合位点的口袋中，该结合位点促进配体和蛋白质之间的广泛接触。与其他拮抗剂的情况一样，甲基牛扁碱的结合导致环C（黄色）的开放构象，其干扰受体活化和通道开放(c)。经许可引自（Changeux and Taly 2008）

　　乙酰胆碱可溶性蛋白的X射线研究表明，在没有激动剂或存在拮抗剂的情况下，环C不覆盖疏水口袋，而在激动剂存在下，结合位点具有环C覆盖的闭环构象[图2(c)(d)]。通过对大多数乙酰胆碱可溶性蛋白与5-羟色胺（5-HT3）受体的跨膜区融合获得的嵌合体的研究，确定了环C在激活受体中的作用。该嵌合体发挥着乙酰胆碱受体的作用，其中乙酰胆碱结合决定了环C的闭合和受体的活化(Mukhtasimova et al. 2009)。

电生理学研究还确定了环C的运动和通道的开口之间的反馈通信。该研究还表明，一个ACh分子的结合在短时间内打开了通道，而两个分子的结合延长了开放时间(Mukhtasimova et al. 2009)。因此，似乎环C的闭合构象产生通道预活化状态，并且通道开放的持续时间取决于受体中环C的闭合构象的数量。ACh受体的单通道分析显示，完全激动剂结合很容易使受体从预激活转变为完全激活并随后关闭环C。

2.2　辅助亚基

在异聚αBgtx不敏感受体中，辅助亚基是那些不直接参与形成结合位点的亚基。已经在α4β2*[1]亚型中研究了辅助亚基的作用，其中不同辅助亚基（α5，β3，α4，β2）的存在改变了它们的药理学和生物物理学性质，它们对变构调节剂的敏感性，以及它们对上调的敏感性(Kuryatov et al. 2008; Moroni et al. 2006, 2008; Tapia et al. 2007)。

$(\alpha4\beta2)_2\alpha5$亚型具有最高的Ca^{2+}通透性，而$(\alpha4\beta2)_2\beta2$亚型对ACh和烟碱活化具有最大的亲和力，并且对烟碱脱敏也最敏感(Kuryatov et al. 2008)。此外，α4β2*亚型中α5亚基的存在赋予变构调节剂加兰他敏敏感性(Kuryatov et al. 2008)。包含α5亚基也影响其他亚型的药理学和功能特性。例如在α3β2*和α3β4*亚型中，α5亚基增加脱敏和Ca^{2+}通透性，并改变激动剂的刺激反应(Tapia et al. 2007)。

β3亚基与几种nAChR亚基组合共组装，但在除α3β3β4以外的所有情况下，似乎具有显性负效应，导致组装的β3*受体复合物功能性表达缺失(Broadbent et al. 2006; Palma et al. 1999)。然而，离体研究(Gotti et al. 2006)表明β3与α6亚基组装的巨大倾向，并且β3敲除小鼠中的α6*受体表达在多巴胺能神经元的细胞体和神经末梢中降低。这种减少表明β3亚基对于大多数α6β2*或α4α6β2*受体的形成是重要的，并且其损失导致nAChR装配、降解和/或运输中的缺陷。使用荧光标记的α6和β3亚基以及FRET技术证实了β3亚基作为辅助亚基的独有作用，该技术已经证明在五聚体α6β2*受体中仅掺入单个β3亚基(Drenan et al. 2008)。因此，第五位的辅助亚基可能影响nAChR的许多特征，包括它们的激动剂敏感性、通道动力学、Ca^{2+}通透性、装配、与伴侣蛋白的相互作用、运输和细胞定位(Colombo et al. 2013)。

2.3　亚基化学计量

由于神经元nAChR是五聚体，即使它们的亚基组成相同，在亚基组成或不同

1　天然亚型由其已知亚基定义，* 表示存在其他未知亚基。

亚基化学计量上也会有相当大的分子差异。异源表达α4β2和α3β4亚型可以存在两种化学计量，由两个或三个α亚基的副本组成通道五聚体。α4β2亚型的两种化学计量也会被区分，因为含有两个α4亚基的$(α4)_2(β2)_3$亚型可以被低浓度ACh激活，比含有三个α4亚基的$(α4)_3(β2)_2$亚型更为敏感((Moroni et al. 2006)。烟碱配体也有不同功效的两种化学计量。例如，选择性的α4β2配体氮杂环丁烷有两种化学计量的高亲和力结合，但它是$(α4)_2(β2)_3$ nAChR的完全激动剂，而对$(α4)_3(β2)_2$ nAChR只有6%的功效(Zwart et al. 2008)。两种化学计量的α3β4的受体激动剂的敏感性是相似的，但只有两个α3亚基的子类型容易被低锌浓度增强，并且两种化学计量有明显不同的单通道电导和动力学(Krashia et al. 2010)。

两种化学计量的$(α4)_2(β2)_3$、$(α4)_3(β2)_2$的功能性存在于啮齿类动物大脑皮层和丘脑(Gotti et al. 2008)，而不同化学计量的α4β2和α3β4的异源表达依赖于不同的表达系统(Krashia et al. 2010; Moroni et al. 2006)。

最近的研究表明，α4β2和α3β4亚型的化学计量主要通过细胞内α4β2受体组装在烟碱暴露中被调节，烟碱更倾向于形成在细胞内以及异质细胞和神经元的质膜上都可以上调的$(α4)_2(β2)_3$ (Colombo et al. 2013)。

烟碱也改变α3β4亚型的化学计量。实验室最近的数据显示，在α3β4组装时，烟碱结合倾向于$(α3)_2(β4)_3$受体，其化学计量更稳定，能更好地从内质网释放并运输到质膜(Mazzo et al. 2013)。

3 天然亚型

3.1 研究天然nAChR的技术

目前使用的方法来定位和识别乙酰胆碱受体亚型包括定位亚基mRNA[原位杂交(ISH)和单细胞PCR]或蛋白质(免疫沉淀反应和免疫细胞化学)局部或细胞水平的受体放射自显影，评估亚型成分和药理学的技术(组织匀浆免疫沉淀反应、免疫提纯和免疫印迹的结合)，以及功能测定(从切片或突触体释放神经递质和电生理技术)。

关于神经元中大多数nAChR亚型关联的信息来自使用亚基特异性抗体(Ab)进行的免疫沉淀和免疫提纯研究，其特异性已在野生型(WT)和敲除型(KO)小鼠的组织和大脑区域中进行了测试。这是可能的，因为从膜中提取的天然亚型是用烟碱配体进行放射标记的，抗原的选择是通过受体结合完成的。天然放射性标记受体的免疫沉淀也确保了只有五聚体受体被免疫沉淀，因为对使用非变性洗涤剂(如Triton x-100)溶解的不同天然亚型的蔗糖梯度分析表明，它们保留了五聚体组装，与转染亚型不同，在转染亚型中，高亲和力结合位点也可以通过沉降系数检测到，但沉降系数并不完全与五聚体亚基组装相容(Kuryatov et al. 2000)。

神经递质受体的免疫化学定位和亚基蛋白的显微共定位是定位天然亚型和确定其亚基组成的重要标准。然而，这些技术不能用于nAChR亚基，因为大多数可用的抗亚基抗体(Abs)是非特异性的，这意味着免疫细胞化学标记导致从野生型和敲除型小鼠组织中获得类似的染色模式(Moser et al. 2007)。

免疫沉淀和免疫水解的主要缺点是获得的空间分辨率仅在区域水平。

综上所述，虽然烟碱配体亚型特异性非常少，但使用配体结合实验及对野生型和敲除型亚基小鼠脑组织的自显影研究，为对天然亚型的亚基组成的识别和定义、定位和药理学提供了关键数据。

3.2 放射自显影研究

最早放射自显影配体结合的研究表明，结合^{125}I-αBgtx与使用放射性受体激动剂配体^{3}H-烟碱、^{3}H-乙酰胆碱、^{3}H-金雀花碱截然不同(Clarke et al. 1985; Marks and Collins 1982)。许多研究表明，^{3}H-金雀花碱和^{3}H-乙酰胆碱在nmol/L量级的结合亲和力时与^{3}H-烟碱结合的位点相同。Badio和Daly(1994)随后发现了一种新的配体地棘蛙素，这种配体与非常高亲和力(pmol/L)的异质受体结合在^{3}H-烟碱结合的位点上。自此，进一步饱和绑定小鼠和小鸡细胞膜的研究表明地棘蛙素还在低亲和力的结合位点与αBgtx存在竞争(Marks et al. 2006)。

在过去的10年中发现了更多不同亚型特定的配体，包括A85380（β2特定的受体）和α-芋螺毒素MII（α3β2和α6β2亚型特定的受体）。使用这些旧配体（^{125}I-αBgt和^{125}I-地棘蛙素）和新配体（^{125}I-α芋螺毒素MII，^{125}I-A85380）及脑片获得野生型、α2、α4、α6、α7、β2、β4、α5、β3敲除型小鼠的定位提供了一个明确的子类型（Baddick and Marks 2011）（图3）。

完全删除α7亚基可以选择性地消除^{125}I-αBgtx结合，但删除其他亚基没有效果。删除β2亚基完全消除在小鼠大脑^{125}I-A85380的结合，而删除α4亚基消除大多数^{125}I-A85380结合，但剩余^{125}I-A85380结合位点被发现在多巴胺能通路、视觉区、内侧缰核，可能是因为α3β2*亚型的存在。^{125}I-α-芋螺毒素MII的结合消除发生在当大部分脑区删除了α6或β2亚基，并降低了α4或β3亚基时（Baddick and Marks 2011）。

通过金雀花碱抑制高亲和性^{125}I-地棘蛙素的结合位点是一种有用的实验手段，结合位点的分离主要通过金雀花碱敏感性受体α4β2亚型和金雀花碱抗^{125}I-地棘蛙素结合位点的α6β2*和α3β4*亚型实现。^{125}I-地棘蛙素与野生型小鼠切片共孵育时加入100 nmol/L金雀花碱，几乎只在内侧缰核、反曲束、柄间核和丘下中观察到标记，该结合在β4敲除小鼠中却没有，从而进一步说明在这些区域存在α3β4亚型。

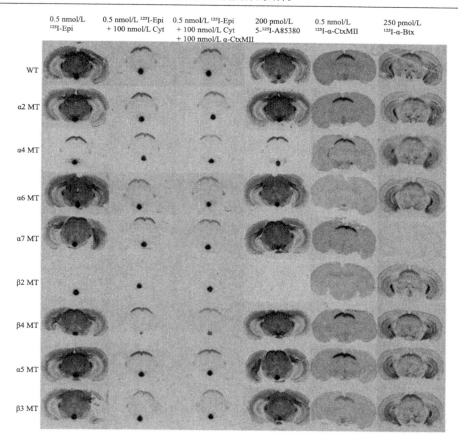

图3　大约−3.5 μm前囟点的冠状小鼠脑切片的放射自显影图像。125I-地棘蛙素（Epi）[100 nmol/L胞嘧啶（Cyt）存在下以及100 nmol/L胞嘧啶和100 nmol/L α-芋螺毒素MII（α-CtxMII）共同存在下]、125I-A85380、125I-α-芋螺毒素MII和125I-α-银环蛇毒素（α-Btx）野生型（WT）小鼠的放射自显影，每只nAChR敲除型小鼠的切片水平约为−3.5 μm前囟点。经许可引自(Baddick and Marks 2011)

3.3　天然亚型的生物化学和药理学研究

脊椎动物神经元的nAChR亚基可能以多种可能的组合方式共组装，而且已经被异种表达的亚型比在体内识别的亚型多得多。由此看来，天然nAChR组装成为功能五聚体的亚基组合数量相对有限。

3.3.1　非α-银环蛇毒素敏感型受体

各种免疫亲和配体免疫纯化研究表明，绝大多数的神经系统乙酰胆碱受体为异聚体，且包含一种α亚基和一种β亚基（Gotti et al. 2006），在哺乳动物大脑中α4β2受体占高亲和力神经乙酰胆碱受体的90%，而α3β4受体是肾上腺髓质，中枢神经系统内侧疆核，神经性烟碱受体的背侧结构、髓质、松果腺和视网膜自主神经节的主要分布亚型。一些α4β2和α3β4亚型也可能包含α5亚基，其存在被认为增加通道脱敏率和钙渗透率（Fucile 2004）。

除了这些主要中央和周边乙酰胆碱受体亚型，许多其他天然乙酰胆碱受体亚型与更复杂的亚基组成已确定在啮齿动物中脑纹状体通路(腹侧被盖区、伏隔核、尾状核)和视觉通路(视网膜、上丘和外侧膝状体核)，包括α6β2β3和α4α6β2β3亚型组成的α6β2β3*受体（Gotti et al. 2006）。两个乙酰胆碱结合位点在α6β2β3亚型上被鉴定了，但不同于有α6β2和α4β2界面的α4α6β2β3亚型（Champtiaux et al. 2003）。

实验数据表明，由不同的亚基组成的α6*受体，在中脑纹状体多巴胺神经元中的表达存在不同。黑质纹状体通路的多巴胺终端专一表达α4α6β2β3受体，而边缘通路的大多数表达α6β2β3受体。此外，小部分人群的α4β2β3受体只表达在尾状核（Gotti et al. 2010）。此外，结合在纹状体组织的研究表明，在患有帕金森病的动物模型和人类患者纹状体中缺失的α4α6β2β3，是容易黑纹状体损伤的亚型（Quik and Wonnacott 2011）。

如上所述，在野生型和敲除型小鼠的放射自显影研究中，缰核和脚间核几乎都高水平表达了所有已知的异聚体nAChR亚基，在中枢神经系统中nAChR的表达水平最高。生化和免疫沉淀反应研究已经证实在缰核-脚间核通路中乙酰胆碱受体亚型表达的异质性，并发现在这个通路中小鼠和大鼠都包含两个主要并独特的含β2*和β4*受体分布(Grady et al. 2009)。在缰中β2*总体包含α4β2*和α3β2*亚型，其中一些还包含辅助α5或β3亚基。在脚间核中，β2*乙酰胆碱受体存在三种近似相等的家族：α2β2*，α3β2*，α4β2*。

与结合研究一致，免疫沉淀反应的研究发现，两个区域的β4*乙酰胆碱受体家族主要与α3亚基有关，且α3β4*乙酰胆碱受体包含以β3亚基为主的辅助亚基的重要部分。在中脑纹状体多巴胺能和视觉通路，β3亚基与α6β2*乙酰胆碱受体相关，但缰核-脚间核通路中β3亚基与α6亚基不相关，这同原位杂交的研究结果一致，在缰核中β3亚基mRNA高表达但α6亚基不是（Champtiaux et al. 2003; Cui et al. 2003）。这是一个新亚型，因为神经节α3β4*乙酰胆碱受体包含α5作为辅助亚基(Conroy and Berg 1995)。

3.3.2　α-银环蛇毒素敏感型受体

α-银环蛇毒素（αBgtx）特定配体可使存在于各种物种大脑的αBgtx受体进行纯化和表征，例如只在大鼠α7亚基中的五聚体（Cui et al. 2003; Drisdel and Green 2000），但在鸡中可能是同质的α7或α8又或α7-α8受体（Gotti et al. 1994; Liu et al. 2009）。最近研究表明α7和β2亚基在大鼠的基底前脑胆碱能神经元中共表达，并形成一个新型的异质α7β2亚型，腹侧被盖区神经元表达的同质α7受体有不同的生物物理和药理性质。这个α7β2亚型高度敏感功能抑制淀粉样Aβ1-42低聚物的形式，可能与阿尔茨海默病相关（Liu et al. 2009）。

　　最近使用α7-选择性配体αBgtx结合纯化的包含α7的受体，生化反应鉴定了一个人类和野生型小鼠的基底前脑中α7β2亚型（Moretti et al. 2014）。免疫印迹法与亚基特殊性抗体显示α7β2*乙酰胆碱受体表达在野生型小鼠中而不是β2敲除型小鼠，并在所有包含β2受体中只有3%。发现一个α7β2受体也存在于人类的基底前脑，但不在小脑（Moretti et al. 2014)。

　　通过生化、药理学和功能研究确定的原生亚型在啮齿动物大脑中的分布如图4所示（Gotti et al. 2006）。

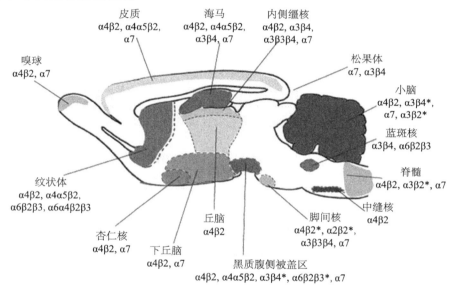

图4　啮齿动物脑内nAChR亚型的区域分布。经许可修改自（Gotti et al. 2006）

4　结论

　　我们对烟碱受体亚型的结构及其与各种神经功能和紊乱的关系的理解已经取得了显著进展。关于最广泛表达的亚型的作用已经了解了很多，尽管还需要进一步的研究来确定不同化学计量在体内的存在，并确定和定位不同大脑区域的次要受体亚型。

　　阐明天然nAChR的分子结构和亚基组成对nAChR亚型选择性化合物的开发至关重要，nAChR亚型选择性化合物的优点是副作用最小。最近的研究结果显示nAChR在神经外组织中普遍存在(Wessler and Kirkpatrick 2008)，这使得烟碱类药物的治疗使用变得更加复杂。这些非神经元受体的亚单位组成和信号机制尚未明确，这将是未来深入研究的一个领域。

参考文献

Albuquerque EX, Pereira EF, Alkondon M, Rogers SW (2009) Mammalian nicotinic acetylcholine receptors: from structure to function. Physiol Rev 89:73–120

Baddick CG, Marks MJ (2011) An autoradiographic survey of mouse brain nicotinic acetylcholine receptors defined by null mutants. Biochem Pharmacol 82:828–841

Badio B, Daly JW (1994) Epibatidine, a potent analgetic and nicotinic agonist. Mol Pharmacol 45:563–569

Bartos M, Corradi J, Bouzat C (2009) Structural basis of activation of Cys-loop receptors: the extracellular-transmembrane interface as a coupling region. Mol Neurobiol 40:236–252

Broadbent S, Groot-Kormelink PJ, Krashia PA, Harkness PC, Millar NS, Beato M, Sivilotti LG (2006) Incorporation of the beta3 subunit has a dominant-negative effect on the function of recombinant central-type neuronal nicotinic receptors. Mol Pharmacol 70:1350–1357

Celie PH, Klaassen RV, van Rossum-Fikkert SE, van Elk R, van Nierop P, Smit AB, Sixma TK (2005) Crystal structure of acetylcholine-binding protein from Bulinus truncatus reveals the conserved structural scaffold and sites of variation in nicotinic acetylcholine receptors. J Biol Chem 280:26457–26466

Champtiaux N, Gotti C, Cordero-Erausquin M, David DJ, Przybylski C, Lena C, Clementi F, Moretti M, Rossi FM, Le Novere N, McIntosh JM, Gardier AM, Changeux JP (2003) Subunit composition of functional nicotinic receptors in dopaminergic neurons investigated with knockout mice. J Neurosci 23:7820–7829

Changeux JP (2009) Nicotinic receptors and nicotine addiction. C R Biol 332:421–425

Changeux JP (2010) Nicotine addiction and nicotinic receptors: lessons from genetically modified mice. Nat Rev Neurosci 11:389–401

Changeux JP, Taly A (2008) Nicotinic receptors, allosteric proteins and medicine. Trends Mol Med 14:93–102

Clarke PB, Schwartz RD, Paul SM, Pert CB, Pert A (1985) Nicotinic binding in rat brain: autoradiographic comparison of [^{3}H]acetylcholine, [^{3}H]nicotine, and [^{125}I]-alpha-bungarotoxin. J Neurosci 5:1307–1315

Colombo SF, Mazzo F, Pistillo F, Gotti C (2013) Biogenesis, trafficking and up-regulation of nicotinic ACh receptors. Biochem Pharmacol 86:1063–1073

Conroy WG, Berg DK (1995) Neurons can maintain multiple classes of nicotinic acetylcholine receptors distinguished by different subunit compositions. J Biol Chem 270:4424–4431

Corringer PJ, Le Novere N, Changeux JP (2000) Nicotinic receptors at the amino acid level. Annu Rev Pharmacol Toxicol 40:431–458

Criado M, Valor LM, Mulet J, Gerber S, Sala S, Sala F (2012) Expression and functional properties of alpha7 acetylcholine nicotinic receptors are modified in the presence of other receptor subunits. J Neurochem 123:504–514

Cui C, Booker TK, Allen RS, Grady SR, Whiteaker P, Marks MJ, Salminen O, Tritto T, Butt CM, Allen WR, Stitzel JA, McIntosh JM, Boulter J, Collins AC, Heinemann SF (2003) The beta3 nicotinic receptor subunit: a component of alpha-conotoxin MII-binding nicotinic acetylcholine receptors that modulate dopamine release and related behaviors. J Neurosci 23:11045–11053

Dani JA, Bertrand D (2007) Nicotinic acetylcholine receptors and nicotinic cholinergic mechanisms of the central nervous system. Annu Rev Pharmacol Toxicol 47:699–729

Drenan RM, Lester HA (2012) Insights into the neurobiology of the nicotinic cholinergic system and nicotine addiction from mice expressing nicotinic receptors harboring gain-of-function mutations. Pharmacol Rev 64:869–879

Drenan RM, Nashmi R, Imoukhuede P, Just H, McKinney S, Lester HA (2008) Subcellular trafficking, pentameric assembly, and subunit stoichiometry of neuronal nicotinic acetylcholine receptors containing fluorescently labeled alpha6 and beta3 subunits. Mol Pharmacol 73:27–41

Drisdel RC, Green WN (2000) Neuronal alpha-bungarotoxin receptors are alpha7 subunit homomers. J Neurosci 20:133–139

Fucile S (2004) Ca^{2+} permeability of nicotinic acetylcholine receptors. Cell Calcium 35:1–8

Girod R, Crabtree G, Ernstrom G, Ramirez-Latorre J, McGehee D, Turner J, Role L (1999) Heteromeric complexes of alpha 5 and/or alpha 7 subunits. Effects of calcium and potential role in nicotine-induced presynaptic facilitation. Ann N Y Acad Sci 868:578–590

Gotti C, Clementi F (2004) Neuronal nicotinic receptors: from structure to pathology. Prog Neurobiol 74:363–396

Gotti C, Clementi F, Fornari A, Gaimarri A, Guiducci S, Manfredi I, Moretti M, Pedrazzi P, Pucci L, Zoli M (2009) Structural and functional diversity of native brain neuronal nicotinic receptors. Biochem Pharmacol 78:703–711

Gotti C, Guiducci S, Tedesco V, Corbioli S, Zanetti L, Moretti M, Zanardi A, Rimondini R, Mugnaini M, Clementi F, Chiamulera C, Zoli M (2010) Nicotinic acetylcholine receptors in the mesolimbic pathway: primary role of ventral tegmental area alpha6beta2* receptors in mediating systemic nicotine effects on dopamine release, locomotion, and reinforcement. J Neurosci 30:5311–5325

Gotti C, Hanke W, Maury K, Moretti M, Ballivet M, Clementi F, Bertrand D (1994) Pharmacology and biophysical properties of alpha 7 and alpha 7-alpha 8 alpha-bungarotoxin receptor subtypes immunopurified from the chick optic lobe. Eur J Neurosci 6:1281–1291

Gotti C, Moretti M, Meinerz N, Clementi F, Gaimarri A, Collins AC, Marks MJ (2008) Partial deletion of the nicotinic cholinergic receptor {alpha}4 and (Alkondon and Albuquerque)2 subunit genes changes the acetylcholine sensitivity of receptor mediated 86Rb+ efflux in cortex and thalamus and alters relative expression of {alpha}4 and (Alkondon and Albuquerque)2 subunits. Mol Pharmacol 73:1796–1807

Gotti C, Zoli M, Clementi F (2006) Brain nicotinic acetylcholine receptors: native subtypes and their relevance. Trends Pharmacol Sci 27:482–491

Grady SR, Moretti M, Zoli M, Marks MJ, Zanardi A, Pucci L, Clementi F, Gotti C (2009) Rodent habenulo-interpeduncular pathway expresses a large variety of uncommon nAChR subtypes, but only the alpha3beta4* and alpha3beta3beta4* subtypes mediate acetylcholine release. J Neurosci 29:2272–2282

Groot-Kormelink PJ, Luyten WH, Colquhoun D, Sivilotti LG (1998) A reporter mutation approach shows incorporation of the "orphan" subunit beta3 into a functional nicotinic receptor. J Biol Chem 273:15317–15320

Hurst R, Rollema H, Bertrand D (2013) Nicotinic acetylcholine receptors: from basic science to therapeutics. Pharmacol Ther 137:22–54

Jensen AA, Frolund B, Liljefors T, Krogsgaard-Larsen P (2005) Neuronal nicotinic acetylcholine receptors: structural revelations, target identifications, and therapeutic inspirations. J Med Chem 48:4705–4745

Jin X, Bermudez I, Steinbach JH (2014) The nicotinic alpha5 subunit can replace either an acetylcholine-binding or nonbinding subunit in the alpha4beta2* neuronal nicotinic receptor. Mol Pharmacol 85:11–17

Khiroug SS, Harkness PC, Lamb PW, Sudweeks SN, Khiroug L, Millar NS, Yakel JL (2002) Rat nicotinic ACh receptor alpha7 and beta2 subunits co-assemble to form functional heteromeric nicotinic receptor channels. J Physiol 540:425–434

Krashia P, Moroni M, Broadbent S, Hofmann G, Kracun S, Beato M, Groot-Kormelink PJ, Sivilotti LG (2010) Human alpha3beta4 neuronal nicotinic receptors show different stoichiometry if they are expressed in Xenopus oocytes or mammalian HEK293 cells. PLoS One 5:e13611

Kuryatov A, Olale F, Cooper J, Choi C, Lindstrom J (2000) Human alpha6 AChR subtypes: subunit composition, assembly, and pharmacological responses. Neuropharmacology 13:90–2570

Kuryatov A, Onksen J, Lindstrom J (2008) Roles of accessory subunits in alpha4beta2(*) nicotinic receptors. Mol Pharmacol 74:132–143

Liu Q, Huang Y, Xue F, Simard A, DeChon J, Li G, Zhang J, Lucero L, Wang M, Sierks M, Hu G, Chang Y, Lukas RJ, Wu J (2009) A novel nicotinic acetylcholine receptor subtype in basal forebrain cholinergic neurons with high sensitivity to amyloid peptides. J Neurosci 29:918–929

Marks MJ, Collins AC (1982) Characterization of nicotine binding in mouse brain and comparison with the binding of alpha-bungarotoxin and quinuclidinyl benzilate. Mol Pharmacol 22:554–564

Marks MJ, Whiteaker P, Collins AC (2006) Deletion of the alpha7, beta2, or beta4 nicotinic receptor subunit genes identifies highly expressed subtypes with relatively low affinity for [³H] epibatidine. Mol Pharmacol 70:947–959

Mazzo F, Pistillo F, Grazioso G, Clementi F, Borgese N, Gotti C, Colombo SF (2013) Nicotinemodulated subunit stoichiometry affects stability and trafficking of alpha3beta4 nicotinic receptor. J Neurosci 33:12316–12328

Miller PS, Smart TG (2010) Binding, activation and modulation of Cys-loop receptors. Trends Pharmacol Sci 31:161–174

Moretti M, Zoli M, George AA, Lukas RJ, Pistillo F, Maskos U, Whiteaker P, and Gotti C (2014) The novel α7β2-nicotinic acetylcholine receptor subtype is expressed in mouse and human basal forebrain: biochemical and pharmacological characterisation. Mol Pharmacol 86:306–317

Moroni M, Vijayan R, Carbone A, Zwart R, Biggin PC, Bermudez I (2008) Non-agonist-binding subunit interfaces confer distinct functional signatures to the alternate stoichiometries of the alpha4beta2 nicotinic receptor: an alpha4-alpha4 interface is required for Zn^{2+} potentiation. J Neurosci 28:6884–6894

Moroni M, Zwart R, Sher E, Cassels BK, Bermudez I (2006) alpha4beta2 nicotinic receptors with high and low acetylcholine sensitivity: pharmacology, stoichiometry, and sensitivity to longterm exposure to nicotine. Mol Pharmacol 70:755–768

Moser N, Mechawar N, Jones I, Gochberg-Sarver A, Orr-Urtreger A, Plomann M, Salas R, Molles B, Marubio L, Roth U, Maskos U, Winzer-Serhan U, Bourgeois JP, Le Sourd AM, De Biasi M, Schroder H, Lindstrom J, Maelicke A, Changeux JP, Wevers A (2007) Evaluating the suitability of nicotinic acetylcholine receptor antibodies for standard immunodetection procedures. J Neurochem 102:479–492

Mukhtasimova N, Lee WY, Wang HL, Sine SM (2009) Detection and trapping of intermediate states priming nicotinic receptor channel opening. Nature 459:451–454

Nelson ME, Kuryatov A, Choi CH, Zhou Y, Lindstrom J (2003) Alternate stoichiometries of alpha4beta2 nicotinic acetylcholine receptors. Mol Pharmacol 63:332–341

Palma E, Bertrand S, Binzoni T, Bertrand D (1996) Neuronal nicotinic alpha 7 receptor expressed in Xenopus oocytes presents five putative binding sites for methyllycaconitine. J Physiol 491:151–161

Palma E, Maggi L, Barabino B, Eusebi F, Ballivet M (1999) Nicotinic acetylcholine receptors assembled from the alpha7 and beta3 subunits. J Biol Chem 274:18335–18340

Picciotto MR, Caldarone BJ, Brunzell DH, Zachariou V, Stevens TR, King SL (2001) Neuronal nicotinic acetylcholine receptor subunit knockout mice: physiological and behavioral phenotypes and possible clinical implications. Pharmacol Ther 92:89–108

Picciotto MR, Higley MJ, Mineur YS (2012) Acetylcholine as a neuromodulator: cholinergic signaling shapes nervous system function and behavior. Neuron 76:116–129

Picciotto MR, Zoli M (2008) Neuroprotection via nAChRs: the role of nAChRs in neurodegenerative disorders such as Alzheimer's and Parkinson's disease. Front Biosci 13:492–504

Quik M, Wonnacott S (2011) alpha6beta2* and alpha4beta2* nicotinic acetylcholine receptors as drug targets for Parkinson's disease. Pharmacol Rev 63:938–966

Ramirez-Latorre J, Yu CR, Qu X, Perin F, Karlin A, Role L (1996) Functional contributions of alpha5 subunit to neuronal acetylcholine receptor channels. Nature 380:347–351

Rucktooa P, Smit AB, Sixma TK (2009) Insight in nAChR subtype selectivity from AChBP crystal structures. Biochem Pharmacol 78:777–787

Taly A, Corringer PJ, Guedin D, Lestage P, Changeux JP (2009) Nicotinic receptors: allosteric transitions and therapeutic targets in the nervous system. Nat Rev Drug Discov 8:733–750

Tapia L, Kuryatov A, Lindstrom J (2007) Ca^{2+} permeability of the (alpha4)3(beta2)2 stoichiometry greatly exceeds that of (alpha4)2(beta2)3 human acetylcholine receptors. Mol Pharmacol 71:769–776

Wessler I, Kirkpatrick CJ (2008) Acetylcholine beyond neurons: the non-neuronal cholinergic system in humans. Br J Pharmacol 154:1558–1571

Zhou Y, Nelson ME, Kuryatov A, Choi C, Cooper J, Lindstrom J (2003) Human alpha4beta2 acetylcholine receptors formed from linked subunits. J Neurosci 23:9004–9015

Zwart R, Carbone AL, Moroni M, Bermudez I, Mogg AJ, Folly EA, Broad LM, Williams AC, Zhang D, Ding C, Heinz BA, Sher E (2008) Sazetidine-A is a potent and selective agonist at native and recombinant alpha4beta2 nicotinic acetylcholine receptors. Mol Pharmacol 73:1838–1843

吸烟行为的遗传学

Jennifer J. Ware and Marcus R. Munafò

摘 要 吸烟相关行为在很大程度上受到遗传的影响,这一点已经得到证实。目前的工作重点是明确这些行为背后的具体基因变异。本章介绍各种已建立和正在出现的方法,用于识别这些变异,从候选基因到全基因组测序方法,并重点介绍这些技术教给我们的有关吸烟行为的遗传结构。此外,还讨论了表型细化如何提高对这些关系的理解,从而深入地了解遗传变异与吸烟相关行为联系起来的具体机制。

关键词 遗传学,吸烟,遗传性,候选基因,GWAS,测序,表型细化,基因型重选

1 引言

行为遗传学历来依赖双胞胎、家庭和收养研究来确定可归因于遗传影响的表型变异比例。这种方法的基础是一项双胞胎的“自然实验”,即每85个活产婴儿中约有1对是双胞胎,其中约三分之一是同卵(单卵,MZ)双胞胎,其余三分之二是非同卵或称异卵(双卵,DZ)双胞胎。因为MZ双胞胎拥有相同的基因型,

M. R. Munafò

MRC Integrative Epidemiology Unit, UK Centre for Tobacco and Alcohol Studies, and School of Experimental Psychology, University of Bristol, Bristol BS8 1TU, UK

J. J. Ware(✉)

MRC Integrative Epidemiology Unit and School of Social and Community Medicine, University of Bristol, Oakfield House, Oakfield Grove, Bristol BS8 2BN, UK

e-mail: jen.ware@bristol.ac.uk

© Springer International Publishing Switzerland 2015

D. J. K. Balfour and M. R. Munafò (eds.), *The Neurobiology and Genetics of Nicotine and Tobacco*, Current Topics in Behavioral Neurosciences 23, DOI 10.1007/978-3-319-13665-3_2

而DZ双胞胎平均只有50%的杂合基因型相同，但这两种情况的双胞胎都大概成长于相同的环境中，双胞胎研究的逻辑是，如果一个行为特征在MZ双胞胎中比在DZ双胞胎中更相近，那么该特征必定受到一定程度的遗传影响。家庭和收养研究还提供了其他方法，通过这些方法，基因型相似性和环境相似性的自然变异可以与表型变异性相关联，从而计算出表型变异中可由遗传和环境影响的变异所占的比例。表型变异中基因型变异所占的比例表示为性状的遗传性(h^2)——遗传性系数0.50表示该性状变异中有50%来自基因型变异。

早期证据表明，吸烟行为的各个方面都受到部分基因的影响；与DZ双胞胎相比，MZ双胞胎在持续吸烟和成功戒烟方面的一致率更高（Carmelli et al. 1992）。进一步的证据支持了这一点，表明吸烟起始期具有很大的遗传性（Heath et al. 1993），这种效应部分独立于遗传对持续吸烟行为的影响（Heath and Martin 1993），后者本身也具有类似的遗传性。双胞胎研究还允许解剖不同的烟草使用表型，采用有条件的方法来了解对开始使用烟草、发展到常规使用以及依赖性发展的共同和独特的遗传影响。这表明遗传因素对这些不同表型的贡献有显著的重叠，但也有重要的独特贡献，特别是对烟草的正常使用和依赖性的发展（Maes et al. 2004）。类似的方法使我们能够调查不同的使用方式（例如抽吸卷烟和无烟烟草）对烟草使用的共同和独特的遗传影响。这表明基因的影响可能确实因使用方式的不同而不同（Schmitt et al. 2005）。使用这些方法还研究了更具体的烟草使用表型，如对烟草使用的初始反应（包括阳性和阴性），这些表型似乎也受到中等程度的遗传影响（Agrawal et al. 2014）。鉴于有证据表明，对烟草使用的最初反应可能预示着随后的正常使用和依赖的发展（Sartor et al. 2010），这一点尤其值得关注。然而，尽管双胞胎、家庭和收养研究提供了宝贵的见解，但无法确定影响烟草使用的具体遗传变异。

然而，自20世纪90年代中期以来，直接研究基因型特异性变异成为可能，因此可以寻找测量到的遗传变异和表型变异之间的联系。遗传关联研究通常使用病例对照方法来比较这两个不相关群体（如烟草依赖者和非依赖者）中遗传变异的变异程度。遗传关联研究通常基于相关的先验证据，基于已知或假设的感兴趣的神经生物学表型，来研究选择的候选基因。例如，已知多巴胺在成瘾行为中的作用，与多巴胺通路变异相关的候选基因受到了广泛关注（Munafò et al. 2004）。然而，尽管对候选基因进行了十多年的研究，但很少有相关性被证明是可复制的。现在看来，这主要是因为常见的遗传变异对复杂行为表型（如吸烟行为）的影响非常小（通常小于0.1%的表型变异）。因此，这些研究不足以可靠地检测这些影响。

候选基因研究的复制至多是不均匀的。这可能反映了这样一个事实，即最初的发现是假阳性（因此随后未能复制），也可能反映了不同研究之间对表型定义的差异。当然，一些候选基因的发现已被证明是可靠的（特别是那些与编码烟碱代谢酶基因有关的基因，如*CYP2A6*，见本书"烟碱和相关吸烟行为的药物遗传学"

一章）。然而，越来越多的人接受这一观点，即大多数发现并不可靠，而且从已发表的候选基因文献中仍然很难辨别哪些发现是可靠的（考虑到研究设计和表型定义的差异，以及统计证据的不一致）。然而，在21世纪初，候选基因方法被全基因组关联研究（GWAS）迅速取代。

2　全基因组关联研究

全基因组关联研究采用与候选基因研究相同的样本选择和分析方法（例如根据表型选择的组间等位基因频率的比较）。然而，微阵列（"基因芯片"）并没有将重点放在预先指定的位点上，而是被用来系统地对整个基因组中的数十万个单核苷酸多态性（SNP）进行基因分型。因此，与候选基因研究相比，这种方法是完全不可知的，不需要先验假设。GWAS中隐含的多重测试负担导致了一个共识，即信号必须达到为此校正的统计显著性阈值（通常$p<5\times10^{-8}$），这反过来又需要在多个研究中汇集数据，以获得必要的样本量，以检测与GWAS捕获的常见遗传变异相关的小效应。作为这些大规模努力的直接结果，GWAS在识别与一系列复杂表型相关的遗传变异方面极为成功，帮助识别了以前可能没有根据生物学功能来考虑的变异。

15号染色体上的烟碱乙酰胆碱受体基因簇*CHRNA5-A3-B4*中的一个变异与吸烟量之间的关系，是烟草表型GWAS中最可靠的发现。2007年，在一项候选基因研究（Saccone et al. 2007）中首次报道了*CHRNA5*中的rs16969968与烟碱依赖（ND）之间的关联，发现次要等位基因会增加患病风险。次年，Thorgeirsson等（2008）在GWAS中发现相同的位点（在*CHRNA3*中标记为rs1051730，这是一种与rs16969968高度相关的变异）与吸烟量有关。这项研究还证明了rs1051730与烟碱依赖以及两种与吸烟有关的疾病（肺癌和外周动脉疾病）之间的联系。值得注意的是，虽然候选基因研究是首先发表的，但GWAS的影响要大得多。这可能是由于当时*CHRNA5*并不被认为是一个特别强有力的候选基因，因为已知的烟草依赖的神经生物学——根据动物模型的证据，模型证据中这些亚基调节烟碱的强化特性，更多的关注一直放在α4β2亚基编码基因（Picciotto et al. 1998）。此外，对该基因位点与两种和吸烟有关的疾病（即肺癌和外周动脉疾病）之间关系的同时证明，进一步证实了这一发现。这一基因位点与吸烟量之间的关系在随后的几项独立研究中得到了证实（David et al. 2012; Liu et al. 2010; Thorgeirsson et al. 2010; Tobacco and Genetics Consortium 2010）。

吸烟行为的早期GWAS通常只检测与直接基因型SNP相关的基因，这种基因型SNP对基因组的覆盖相对较少，只包括少数等位基因频率（MAF）大于5%的常见SNP（Caporaso et al. 2009; Thorgeirsson et al. 2008）。相比之下，GWAS现在通常使用填充法来扩大基因组的覆盖范围。归算法使我们能够预测（"归算"）未直接在基因芯片上进行基因分型的基因型。为了实现这一目的，基因芯片数据被匹配到一个基因组参考面板，该面板由来自多个个体的密集的基因型（或测序）基因组数据组成（图1）。通常用于归算法的基因组参考面板是人类基因组单体型图（HapMap）（http://hapmap.ncbi.nlm.nih.gov/）和千人基因组数据库（http://www.1000genomes.org/）。最近发布的千人基因组数据库（第一阶段）提供了比HapMap（~400万个）更大的一组SNP集（~3700万个）。在GWAS中使用归算法有很多原因。首先，它可以提高学习能力（Marchini and Howie 2010）。其次，它为我们提供了包含许多相关SNP的特定基因组区域的更详细的视图。这种精细定位方法可能允许我们识别基因芯片没有捕捉到的实际因果变量。最后，归算法使我们能够在使用不同GWAS芯片的研究中结合GWAS结果，从而实现meta分析（Marchini and Howie 2010）。在最近的吸烟表型GWAS中，归算法已取得巨大成功，使基于联盟的超大规模GWAS meta分析得以运行（$n>75\ 000$），该分析已经识别了一些新的基因组区域（Liu et al. 2010; Thorgeirsson et al. 2010; Tobacco and Genetics Consortium 2010）。此外，它还支持对15q25位点进行精细定位（Liu et al. 2010）。这些结果将依次讨论。

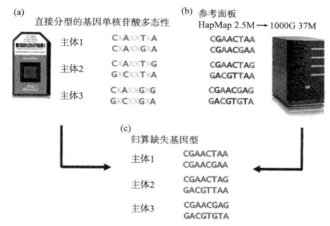

图1　归算法原理图。归算法使我们能够预测（"归算"）基因型，这些基因型还没有直接在基因芯片上进行基因分型。为了做到这一点，基因芯片数据被匹配到一个基因组参考面板，该面板由来自多个个体的密集基因型（或测序）基因组数据组成。通常用于归算法的基因组参考面板是HapMap和千人基因组数据库。最近发布的千人基因组数据库（第一阶段）提供了一组比HapMap更大的SNP集（~3700万）。这增加了基因组区域的分辨率。随着次要等位基因频率的减少，归算误差也会增加，因为归算法是基于一个从更少数量的个体推导出来的算法（Marchini and Howie 2010）。低频SNP的准确填补需要大量个体的基因组数据。HapMap 2只包含120个欧洲人的单倍型信息。然而，HapMap 3是基于330个欧洲人的数据。同样，千人基因组数据库Ⅰ期包含的单倍型远远多于千人基因组数据库试用Ⅰ期，因此可以更准确地归算出低频或罕见的SNP。如果罕见变异是某一特定性状的关键，那么千人基因组数据库的第一阶段（以及以后的版本）可能有助于识别这些变异。经许可引自（Wood et al. 2013）

　　基于联合的GWAS meta分析（通常归算于HapMap 2）已经确定了一些与一系列吸烟表型有关的新基因组区域，包括吸烟起始和戒烟，以及吸烟的数量。具体来说，在11号染色体上的脑源性神经营养因子基因（*BDNF*）中发现了一个非同义替换的SNP (rs6265)与吸烟起始有关。BDNF参与调节胆碱能和多巴胺能神经元的突触可塑性和存活（Thorgeirsson et al. 2010; Tobacco and Genetics Consortium 2010）。9号染色体上多巴胺羟化酶基因（*DBH*）附近的一个变异与戒烟有关（Thorgeirsson et al. 2010; Tobacco and Genetics Consortium 2010）。DBH是一种参与多巴胺转化为去甲肾上腺素的酶。与吸烟数量相关的，除了15q25位点外，还在8、10和19号染色体上发现了基因组区域（Thorgeirsson et al. 2010; Tobacco and Genetics Consortium 2010）。特别是两个具有明显生物学相关性的基因——第8染色体的两个烟碱受体亚单位基因（*CHRNB3/CHRNA6*）和第19染色体上的*CYP2A6*（Thorgeirsson et al. 2010）。CYP2A6酶主要负责烟碱的代谢（见本书"烟碱和相关吸烟行为的药物遗传学"一章）。然而，表型变异的比例可以解释为这些SNP远小于在15q25位点上rs16969968-rs1051730引起的变异，这就解释了约1%的吸烟量变化。

　　高密度归算有额外的益处，例如可以对15q25区域与吸烟量的关系进行高分辨率检查。Liu等（2010）利用千人基因组数据库试用1数据对15q25区域进行精细定位，以确定其与吸烟量的关系。这使得对该区域几乎所有常见SNP（MAF>5%）的分析成为可能，并且与HapMap 2相比，标记密度增加了5倍。Liu等（2010）利用这种归算方法，结合meta分析，确定rs55853698是该位点与吸烟数量相关性最强的变异体。该突变位于*CHRNA5*启动子区域内，是影响mRNA转录的可能候选基因，但在HapMap 2中不存在。然而，该突变与rs16969968的连锁不平衡程度（linkage disequilibrium，LD）也非常高。rs55853698上的调节显示了位于*CHRNA3*内的rs6495308处的第二个独立信号。两种SNP的调节均未留下残留信号，说明这两种变异可以解释15q25.1处的全信号与吸烟量的关系（Liu et al. 2010）。

　　总之，GWAS大幅提高了我们对开始吸烟、戒烟和吸烟数量的基因基础的理解（表1）。然而，尽管取得了这些成功，迄今为止通过GWAS鉴定的所有变异所解释的总变异比例远远小于早期双胞胎研究所表明的遗传性估计。有可能是罕见变异（MAF<1%）导致了这种"遗传性缺失"，而这些变异不能用当前的基因组参考面板非常精确地归算（考虑到它们所基于的单倍型数量有限）。下文"遗传性缺失问题"对此进行了更详细的讨论。

表1　吸烟表型经GWAS鉴定的基因组位点

作者	年份	表型	Chr	基因	SNP	备注
Thorgeirsson	2008	吸烟量	15	*CHRNA3*	rs1051730	
Liu	2009	吸烟状况	4	*near IL15*	rs4956302	关联的边际证据($p = 8.8 \times 10^{-8}$)仅在男性中

续表

作者	年份	表型	Chr	基因	SNP	备注
Furberg	2010	吸烟量	15	CHRNA3	rs1051730	这个位置的初级信号
		吸烟量	15	CHRNA5	rs684513	独立的信号（对rs1051730进行调节后）
		吸烟量	10	LOC100188947	rs1329650	
		吸烟量	10	LOC100188947	rs1028936	
		吸烟量	19	EGLN2	rs3733829	
		开始吸烟	11	BDNF	rs6265	
		戒烟	9	DBH	rs3025343	
Thorgeirsson	2010	吸烟量	15	CHRNA3	rs1051730	这个位置的初级信号
		吸烟量	15	IREB2 附近	rs2869046	独立的信号(对rs1051730进行调节后)
		吸烟量	15	AGPHD1	rs2036534	独立的信号(对rs1051730进行调节后)
		吸烟量	19	CYP2A6	rs4105144	
		吸烟量	8	CHRNB3	rs6474412	与CHRNA6共享LD块中的SNP
Liu	2010	吸烟量	15	CHRNA3	rs1051730	原始GWAS使用人类基因组单体型图(发布22)
		吸烟量	15	CHRNA5	rs55853698	1000个基因组(试点1)。SNP位于有rs1051730的高LD区
		吸烟量	15	CHRNA3	rs6495308	独立的信号(对rs55853698进行调整后)
David	2012	吸烟量	15	CHRNA5 附近	rs2036527	非裔美国人的样本

遗传性缺失问题

全基因组关联研究（GWAS）在识别与一系列复杂表型相关的遗传变异方面非常成功。正如我们所讨论的，通过大量基于联合体的努力（Tobacco and Genetics Consortium 2010），已经确定了与不同烟草使用表型相关的几个位点。这与候选基因文献形成了鲜明的对比，在候选基因文献中，经过近20年的努力，几乎没有可靠的信号出现。尽管如此，迄今为止通过GWAS确定的变异解释了不到一半的复杂表型的遗传性，如双胞胎和家庭研究估计的吸烟行为。这就是所谓的"遗传性缺失"问题）（Manolio et al. 2009）。

现在很清楚，一些缺失的遗传性将由尚未通过GWAS识别的变异来解释（Yang et al. 2010）。这在一定程度上是因为大多数常见的变异芯片在5%以下的次要等位基因频率（MAF）谱上的覆盖率相对较低。进化理论预测，强烈影响复杂表型的突变往往发生在低等位基因频率（Visscher et al. 2012）。因此，人们对低频率和罕见变异（分别为MAF<5%和<1%)的潜在作用越来越感兴趣。换句话说，"遗传性缺失"可能是由于两个因素（Visscher et al. 2012）：①目前使用现有样本量的GWAS无法检测到影响很小的未识别的常见变异；②罕见变异体与现有基因分型芯片上的变异体没有充分的连锁不平衡，因此无法通过GWAS检测到。

3 表型细化

正如我们所讨论的，GWAS方法已被证明在识别与各种烟草使用表型相关的遗传变异方面非常成功（Thorgeirsson et al. 2010; Tobacco and Genetics Consortium 2010）。例如，这些方法证实了烟碱受体亚基基因簇*CHRNA5-A3-B4*在吸烟量中的重要性。通过全基因组方法（例如*CHRNA5*）鉴定烟草使用中涉及的新基因，重新引起了人们对这些基因及其产物的兴趣。然而，这些研究在两个重要方面受到限制。首先，这些方法依赖于对吸烟行为的自述，这些测量通常是回顾性的，并且不同的研究以不同的方式确定。这种结合自述、回忆和表型协调的需要，可能会引入相当大的测量误差。其次，这些研究没有告诉我们这些基因与这些行为之间的基本机制是什么。表型细化提供了一种方法，通过它来理解基因变异与疾病之间的具体机制。精心设计和特征明确的表型也提供了更高的测量精度，原则上提供了一个"更清晰"的遗传信号，并提高了效果复制的可能性。在本节中，我们将讨论表型细化如何帮助我们理解这些关系。

3.1 体外研究及动物模型

*CHRNA5*中的rs16969968变异是非同义的，导致在α5烟碱受体亚基蛋白合成的一种氨基酸变化（天冬氨酸到天冬酰胺），研究表明这种变异是功能性的。体外研究表明，包含天冬氨酸变异的α5受体亚基的烟碱受体复合物，与含有天冬酰胺的变异α5受体复合物相比，与烟碱受体激动剂的最大响应值表现高出2倍（Bierut et al. 2008）。

敲除小鼠模型使我们能够进一步探索特定基因对特定表型的影响。基因敲除小鼠是指有选择地使特定的靶基因失活的小鼠。研究这类小鼠的生理特征或行为（例如评估它们对烟碱的反应），有助于深入了解基因突变与疾病之间的联系机制。α5基因敲除小鼠模型的发展说明了*CHRNA5*基因在决定对烟碱的反应中所起的作用。这些小鼠被认为是*CHRNA5*基因功能降低的个体模型（即携带rs16969968次要等位基因，与吸烟加重有关）。Fowler等（2011）使用α5基因敲除小鼠模型进行了一系列优秀的实验。基于自给药模式，他们观察到，对于高剂量的烟碱注射，基因敲除小鼠的反应比野生型小鼠（即没有敲除基因的小鼠）要强烈得多[图2(a)]。虽然野生型小鼠在每个测试过程中自行滴注烟碱剂量以达到一个一致的、理想的水平（~1.5 mg/kg），随着剂量的增加，摄入的剂量增加，但敲除小鼠并非如此[图2(b)]。作者提出，缺乏α5信号减弱烟碱的负面影响，通常会限制其摄入量，这一结论与人类研究非常吻合（即携带rs16969968风险等位基因的吸烟者比不携带该风险等位基因的吸烟者吸烟更严重）。Fowler和同事进一步证明，在α5基因敲除小鼠中，这种效应可以通过向内侧缰带（MHb）注射慢病毒载体来"挽救"，内侧缰带是α5亚基通常密集表达的区域，挽救α5亚基在该区域的表达。MHb投射到脚间核（IPN）。值得注意的是，MHb和IPN之间的通路之前已经被证明可以调节避免奎宁等有毒物质（Donovick et al. 1970）。Fowler和同事进一步观察到敲除动物体内IPN对烟碱的反应活性降低。此外，干扰IPN活性可增加烟碱的自给药。然而，基因敲除小鼠和野生型小鼠对低剂量烟碱的反应并无明显差异（图2），这表明两组小鼠对低剂量烟碱的奖励和刺激作用有共同的反应。Jackson（2010）之前的研究补充了这些观察结果，该研究还阐明了α5基因敲除和野生型小鼠在对烟碱剂量增加的反应中，有最初共同和后来差异的奖赏经验，在这个例子中，使用条件位置偏好实验进行了说明。

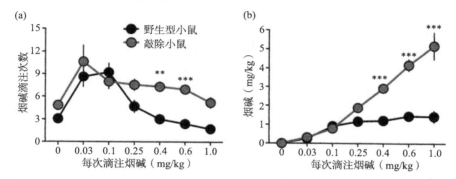

图2 α5亚基基因敲除小鼠与野生型小鼠的烟碱自给药的比较。(a)敲除小鼠和野生型小鼠对低剂量烟碱滴注的反应水平相同。然而，对于高剂量的烟碱，敲除小鼠比野生型小鼠反应更强烈。(b)野生型小鼠在试验期间自行滴注烟碱剂量，以达到一致的预期水平(~1.5 mg/kg)，随着剂量的增加，摄入的剂量也会增加，而敲除小鼠并非如此。经许可引自（Fowler et al. 2011）

Fowler等（2011）得出结论，高剂量烟碱通过含有α5亚基的烟碱受体复合物刺激MHb和IPN途径之间的通路。这导致抑制激动信号的传递，从而限制进一步的烟碱摄入。或许最简单的解释是，该通路是一个负反馈回路，由含有烟碱受体的α5控制，在rs16969968风险等位基因的人群中，高剂量的烟碱不能充分激活该通路。

3.2　候选基因后续研究

尽管GWAS取得了成功，但已识别的单个基因数量，特别是解释的表型变异比例，仍然相对适中（通常<1%）。然而，正如我们所讨论的，在吸烟行为研究中使用的表型通常很粗糙，例如使用自述的每日卷烟消耗量作为总烟草暴露量的测量（Thorgeirsson et al. 2008）。随后的研究试图追踪通过GWAS技术确定的关联，采用候选基因方法结合细化的表型。

Munafò等（2012）检查了关联rs1051730自述的吸烟数量和循环可替宁的水平（图3）。可替宁是烟碱的主要代谢物，并能更精确和客观地测量总烟草暴露（见本书"烟碱和相关吸烟行为的药物遗传学"一章）。也许不出意料的是，他们观察到这个基因位点与可替宁之间的联系要比他们自述的每日卷烟消耗量强得多。此外，观察到的rs1051730和可替宁之间的关系，对自述的卷烟消耗量的调整是可靠的。这表明，即使在相同的卷烟消费者中，总烟碱暴露量仍然存在受基因影响的差异。Le Marchand等（2008）做的研究支持这个发现，他指出，同样的轨迹之间的关系和总烟碱等价物（烟碱暴露的非常精确的测量，包括烟碱、可替宁、相关葡糖苷酸和3-羟基可替宁）也对自述每日卷烟消耗量所作的调整也有很强的影响。Munafò等（2012）认为，这是吸烟行为（即每支烟吸几口、吸入的烟量等吸烟方式）差异对人体健康的影响。

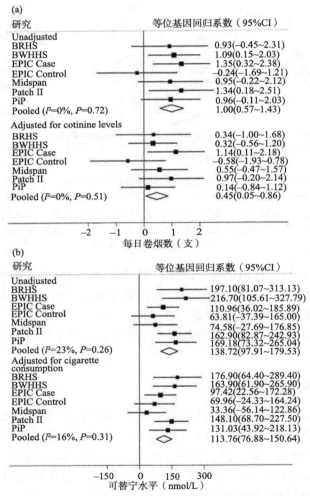

图3 当前吸烟者中rs1051730/ rs16969968危险等位基因与两种衡量吸烟严重程度的方法相关性的meta分析。(a)自述吸烟情况；(b)生物化学评估的可替宁水平。经许可引自（Munafò et al. 2012）

这些发现重复并扩展了Keskitalo等（2009）之前的工作，他们发现rs16969968在自述的吸烟量测量的变化中约占1%，而在可替宁水平的变化中约占4%。这些研究的关键观察结果是，精心设计和特征明确的表型提供了更高的测量精度。它们提供了一个"更干净"的遗传信号，并提高了效果复制的可能性。虽然使用这些生物化学表型和使用自述的方法在相同的尺度上进行GWAS可能不可行，但这些发现表明了两种可能性。首先，通过常规GWAS识别的变异可以进行后续研究，以更高的表型精度来探索这样识别的候选基因。其次，使用这些更精确表型的较小的GWAS可能仍然具有更大的统计能力，并识别出新的变异，与使用不太精确表型的大型研究进行了比较。我们最近证明了这种方法的实用性，应用GWAS技术检测当前吸烟者中可替宁水平的遗传决定因素（Ware et al. in preparation）。这一研究思路的一个明显延伸是，重复将总烟碱当量作为表型这一方法。

3.3　基因型重选研究

正如我们已经看到的，通过GWAS识别变异的后续候选基因研究可以证明在进一步细化观察到的关联的性质方面是有价值的。结合精确评估表型的使用，它们可以对遗传作用的潜在机制提供重要的见解。然而，这种方法的一个缺点是，在大型、动力充足的样本中测量详细、精确的表型可能成本高昂，而且耗时。规避这些问题的一种方法是下面概述的"基因型重选"方法。

按基因型重新选择的方法包括根据特定基因型选择参与者（或其生物样本），以进行更详细的、与临床相关的表型评估。这种方法有两个关键优点。第一，它是有效的。例如，用基因型特异性重选代替随机抽样可以提高统计能力；选择100个次要纯合子和100个主要纯合子的表型（在生物梯度相反的两端）要比随机选择200个表型强得多，因为后者的设计应用的纯合子要少得多。以rs16969968为例，只有16%的欧洲人是这个位点的次要纯合子。因此，在一个200人的非选择样本中，我们只认为有32个次要纯合子。第二，基因型重选方法的相关优势是，它能够收集非常详细的表型数据，而由于时间和费用的原因，在大得多的样本中收集这些数据是不切实际的。

我们最近采用了一种按基因型重选的方法来进一步研究rs16969968与总烟碱暴露量之间的关系（Ware et al. 2014）。我们在上一节中看到，该位点与可替宁水平之间的关系，对自述的每日卷烟消耗量的调整具有很强的影响，这表明，即使在相同的卷烟消费者中,总烟碱暴露量也存在受基因影响的变异。Munafò等（2012）提出，这可能是由于吸烟方式的不同（例如每支烟吸多少口、每一口烟吸入的烟雾量）造成的。抽吸曲线是用来描述吸烟行为中这些细微差别的术语，可以使用小型手持设备对其进行精确评估。此前已有研究证实，吸烟者会调整自己的吸烟行为，将烟碱自我使用到适合个人需要的水平（McNeill and Munafò 2013; Strasser et al. 2007）。然而，尚待确定的是，抽吸曲线的差异是否介导了rs16969968与烟碱代谢水平之间的关系。我们目前正在使用一种基因型重选的方法来研究这一问题，从基于rs1051730-rs16969968的次要纯合子和主要纯合子状态的大型队列研究中回顾当前吸烟者，评估抽吸曲线和烟碱水平。

4　新技术

正如我们在本章开头所讨论的，吸烟相关的行为具有高度遗传性。例如，来自双胞胎研究的证据表明，烟碱依赖程度的变化中，高达75%可以归因于遗传因素。然而，来自GWAS的发现只占此类估计的很小一部分。为什么会这样呢？双胞胎研究是否高估了性状遗传能力？基因之间和基因环境之间的交互作用是否导致了这种缺失？这些都是可能的解释。然而，很可能大部分"遗传缺失"现象仍未被GWAS发现，因为：①常见SNP研究的个体影响太小以至于达不到全基因组意义的严格阈值；②不被GWAS方法检测到的罕见新颖的遗传变异，也有助于这些特征的遗传结构的研究。全基因组复杂性状分析（GCTA）提供了支持前一点的证据，这是一种计算复杂性状的全基因组SNP解释表型变异比例的新方法。Yang等（2010）用这种方法说明了常见的SNP解释了45%的人类身高差异。这与通过高度GWAS识别的SNP形成了鲜明的对比，后者解释了约5%的变异，与双胞胎研究中80%的遗传性估计值相差甚远。作为一个更相关的例子，Lubke等（2012）指出吸烟起始变异的19%可以用约1.1 M的常见SNP来解释。这比在GWAS中发现的这种表型的SNP所解释的遗传性比例要大得多。

还有可能的是，GWAS方法无法捕捉到罕见新颖的基因变异，解释了这种额外的无法解释的遗传性。与GWAS相比，基因组测序涉及使用高通量测序技术来确定特定个体中存在的核苷酸碱基的顺序，提供了高质量的罕见变异基因型调用。考虑到人类基因组的大小（由约30亿个核苷酸碱基对组成），以及之前测序整个基因组的高昂成本，该领域的许多研究都集中在外显子组测序上。外显子组分析仅涉及外显子组内的遗传变异的研究（即基因组的蛋白质编码区），外显子组内的遗传变异占人类基因组的约1%（Ng et al. 2009）。这种方法允许识别与特定表型相关的罕见的、非同义的变异。然而，值得注意的是，基因组的非编码区域（如内含子）在确定疾病方面可能也很重要。事实上，GWAS鉴定的大多数与性状相关的变异都位于非编码基因组区域中（Hindorff et al. 2009）。因此，全基因组测序（覆盖约95%的吸烟行为基因31个基因组）更可取。直到最近，由于费用高昂，这项技术还被禁止广泛使用（首次人类基因组测序花费了约30亿美元）；然而，近年来技术的进步导致了成本的大幅下降，现在1000美元的基因组已经成为现实（Hayden 2014）。

测序技术现在正被用于进一步了解烟草依赖和其他与吸烟相关的表型。此类项目的一个例子是GWAS和酒精与烟碱使用的基因测序协会（GSCAN；https://

gscan.sph.umich.edu/），由密歇根大学的Scott Vrieze领导。这是一个由大约30个个体研究组成的合作项目，目的是识别与烟草和酒精有关的各种表型相关的基因，包括每天吸烟、吸烟年限、吸烟起始和吸烟起始年龄。GSCAN项目包括三种互补的方法：GWAS meta分析、外显子组meta分析和全基因组测序meta分析。所有有贡献的研究都将使用一个新的单倍型参考面板进行归算，提供相对高密度的基因型归算和精确的低频变异归算。此外，考虑到协同工作的规模，样本量承诺是非常大的（为检测小遗传效应提供了更大的能力）。外显子组meta分析在理论上应该能够识别与烟碱有关表型相关的罕见的、非同义的外显子变异。最后，GSCAN项目的测序部门将重点关注通过GWAS分析识别的变异，使评估能够大大提高基因组分辨率。GWAS和测序技术的互补应用最近获得了巨大成功（Holm et al. 2011）。简而言之，这个大型的合作项目有潜力极大地促进我们对吸烟相关行为的遗传基础的理解。

5　结论和未来方向

我们已经知道吸烟行为是可遗传的，但是候选基因时代产生的结果被证明很难或不可能可靠地复制，并且几乎没有告诉我们关于吸烟行为的具体基因基础。然而，20世纪中期全基因组技术的引入改变了我们对吸烟行为基因结构的理解，并确定了与一系列吸烟相关表型相关的一些常见变异。特别是，这些方法涉及5个烟碱受体亚基基因（*CHRNA5*、*CHRNA3*、*CHRNA6*、*CHRNB3*和*CHRNB4*，见本书"神经元烟碱受体的结构"一章），都与吸烟量有关（Thorgeirsson et al. 2010; Tobacco and Genetics Consortium 2010）。编码烟碱和可替宁代谢酶CYP2A6的基因组区域进一步影响吸烟量（Thorgeirsson et al. 2010）。*BDNF*在开始吸烟方面受到重视，*DBH*在戒烟方面受到重视（Thorgeirsson et al. 2010）。这些令人兴奋的初步发现导致体外和临床前研究集中于确定这些联系背后的机制。后续的人类研究使用了经过仔细提炼的表型，进一步加深了我们对这些关系的理解。

然而，尽管取得了这些成功，我们仍然只能解释相对较少的吸烟行为的遗传性。新的测序方法越来越便宜，有望发现与吸烟相关行为相关的罕见或新型的变异。然而，正如Loukola等（2014）所强调的，识别"仅仅是发现过程中的第一步"。研究新发现的遗传变异的功能必须通过谨慎使用本章讨论的技术，这可能最终导致开发新的烟草依赖治疗方法，并作为改善健康结果的目标。

参考文献

Agrawal A, Madden PA, Bucholz KK, Heath AC, Lynskey MT (2014) Initial reactions to tobacco and cannabis smoking: a twin study. Addiction 109:663–671

Bierut LJ, Stitzel JA, Wang JC, Hinrichs AL, Grucza RA, Xuei X, Saccone NL, Saccone SF, Bertelsen

S, Fox L, Horton WJ, Breslau N, Budde J, Cloninger CR, Dick DM, Foroud T, Hatsukami D, Hesselbrock V, Johnson EO, Kramer J, Kuperman S, Madden PAF, Mayo K, Nurnberger J Jr, Pomerleau O, Porjesz B, Reyes O, Schuckit M, Swan G, Tischfield JA, Edenberg HJ, Rice JP, Goate AM (2008) Variants in the nicotinic receptors alter risk for nicotine dependence. Am J Psychiatry 165:1163–1171

Caporaso N, Gu F, Chatterjee N, Sheng-Chih J, Yu K, Yeager M, Chen C, Jacobs K, Wheeler W, Landi MT, Ziegler RG, Hunter DJ, Chanock S, Hankinson S, Kraft P, Bergen AW (2009) Genome-wide and candidate gene association study of cigarette smoking behaviors. PLoS ONE 4:e4653

Carmelli D, Swan GE, Robinette D, Fabsitz R (1992) Genetic influence on smoking—a study of male twins. N Engl J Med 327:829–833

David SP, Hamidovic A, Chen GK, Bergen AW, Wessel J, Kasberger JL, Brown WM, Petruzella S, Thacker EL, Kim Y, Nalls MA, Tranah GJ, Sung YJ, Ambrosone CB, Arnett D, Bandera EV, Becker DM, Becker L, Berndt SI, Bernstein L, Blot WJ, Broeckel U, Buxbaum SG, Caporaso N, Casey G, Chanock SJ, Deming SL, Diver WR, Eaton CB, Evans DS, Evans MK, Fornage M, Franceschini N, Harris TB, Henderson BE, Hernandez DG, Hitsman B, Hu JJ, Hunt SC, Ingles SA, John EM, Kittles R, Kolb S, Kolonel LN, Le Marchand L, Liu Y, Lohman KK, McKnight B, Millikan RC, Murphy A, Neslund-Dudas C, Nyante S, Press M, Psaty BM, Rao DC, Redline S, Rodriguez-Gil JL, Rybicki BA, Signorello LB, Singleton AB, Smoller J, Snively B, Spring B, Stanford JL, Strom SS, Swan GE, Taylor KD, Thun MJ, Wilson AF, Witte JS, Yamamura Y, Yanek LR, Yu K, Zheng W, Ziegler RG, Zonderman AB, Jorgenson E, Haiman CA, Furberg H (2012) Genome-wide meta-analyses of smoking behaviors in African Americans. Transl Psychiatry 2:e119

Donovick PJ, Burright RG, Zuromski E (1970) Localization of quinine aversion within the septum, habenula, and interpeduncular nucleus of the rat. J Comp Physiol Psychol 71:376–383

Fowler CD, Lu Q, Johnson PM, Marks MJ, Kenny PJ (2011) Habenular alpha5 nicotinic receptor subunit signalling controls nicotine intake. Nature 471:597–601

Hayden EC (2014) Is the $1,000 genome for real? Nature doi:10.1038/nature.2014.14530

Heath AC, Martin NG (1993) Genetic models for the natural history of smoking: evidence for a genetic influence on smoking persistence. Addict Behav 18:19–34

Heath AC, Cates R, Martin NG, Meyer J, Hewitt JK, Neale MC, Eaves LJ (1993) Genetic contribution to risk of smoking initiation: comparisons across birth cohorts and across cultures. J Subst Abuse 5:221–246

Hindorff LA, Sethupathy P, Junkins HA, Ramos EM, Mehta JP, Collins FS, Manolio TA (2009) Potential etiologic and functional implications of genome-wide association loci for human diseases and traits. Proc Natl Acad Sci USA 106:9362–9367

Holm H, Gudbjartsson DF, Sulem P, Masson G, Helgadottir HT, Zanon C, Magnusson OT, Helgason A, Saemundsdottir J, Gylfason A, Stefansdottir H, Gretarsdottir S, Matthiasson SE, Thorgeirsson GM, Jonasdottir A, Sigurdsson A, Stefansson H, Werge T, Rafnar T, Kiemeney LA, Parvez B, Muhammad R, Roden DM, Darbar D, Thorleifsson G, Walters GB, Kong A, Thorsteinsdottir U, Arnar DO, Stefansson K (2011) A rare variant in MYH6 is associated with high risk of sick sinus syndrome. Nat Genet 43:316–320

Jackson KJ, Marks MJ, Vann RE, Chen X, Gamage TF, Warner JA, Damaj MI (2010) Role of alpha5 nicotinic acetylcholine receptors in pharmacological and behavioral effects of nicotine in mice. J Pharmacol Exp Ther 334:137–146

Keskitalo K, Broms U, Heloidie, vaara M, Ripatti S, Surakka I, Perola M, PitkÃ¤niemi J, Peltonen L, Aromaa A, Kaprio J (2009) Association of serum cotinine level with a cluster of three nicotinic acetylcholine receptor genes (*CHRNA3/CHRNA5/CHRNB4*) on chromosome 15. Hum Mol Genet 18:4007–4012

Le Marchand L, Derby KS, Murphy SE, Hecht SS, Hatsukami D, Carmella SG, Tiirikainen M, Wang H (2008) Smokers with the CHRNA lung cancer-associated variants are exposed to higher levels of nicotine equivalents and a carcinogenic tobacco-specific nitrosamine. Cancer Res 68:9137–9140

Liu JZ, Tozzi F, Waterworth DM, Pillai SG, Muglia P, Middleton L, Berrettini W, Knouff CW, Yuan X, Waeber G, Vollenweider P, Preisig M, Wareham NJ, Zhao JH, Loos RJ, Barroso I, Khaw KT, Grundy S, Barter P, Mahley R, Kesaniemi A, McPherson R, Vincent JB, Strauss J, Kennedy JL, Farmer A, McGuffin P, Day R, Matthews K, Bakke P, Gulsvik A, Lucae S, Ising M, Brueckl T, Horstmann S, Wichmann HE, Rawal R, Dahmen N, Lamina C, Polasek O, Zgaga L, Huffman J, Campbell S, Kooner J, Chambers JC, Burnett MS, Devaney JM, Pichard AD, Kent KM, Satler L, Lindsay JM, Waksman R, Epstein S, Wilson JF, Wild SH, Campbell H, Vitart V, Reilly MP, Li M, Qu L, Wilensky R, Matthai W, Hakonarson HH, Rader DJ, Franke A, Wittig M, Schafer A, Uda M, Terracciano A, Xiao X, Busonero F, Scheet P, Schlessinger D, St Clair D, Rujescu D, Abecasis GR, Grabe HJ, Teumer A, Volzke H, Petersmann A, John U, Rudan I, Hayward C, Wright AF, Kolcic I, Wright BJ, Thompson JR, Balmforth AJ, Hall AS, Samani NJ, Anderson CA, Ahmad T, Mathew CG, Parkes M, Satsangi J, Caulfield M, Munroe PB, Farrall M, Dominiczak A, Worthington J, Thomson W, Eyre S, Barton A, Wellcome Trust Case Control C, Mooser V, Francks C, Marchini J (2010) Metaanalysis and imputation refines the association of 15q25 with smoking quantity. Nat Genet 42:436–440

Loukola A, Hallfors J, Korhonen T, Kaprio J (2014) Genetics and smoking. Curr Addict Rep 1:75–82

Lubke GH, Hottenga JJ, Walters R, Laurin C, de Geus EJ, Willemsen G, Smit JH, Middeldorp CM, Penninx BW, Vink JM, Boomsma DI (2012) Estimating the genetic variance of major depressive disorder due to all single nucleotide polymorphisms. Biol Psychiatry 72:707–709

Maes HH, Sullivan PF, Bulik CM, Neale MC, Prescott CA, Eaves LJ, Kendler KS (2004) A twin study of genetic and environmental influences on tobacco initiation, regular tobacco use and nicotine dependence. Psychol Med 34:1251–1261

Manolio TA, Collins FS, Cox NJ, Goldstein DB, Hindorff LA, Hunter DJ, McCarthy MI, Ramos EM, Cardon LR, Chakravarti A, Cho JH, Guttmacher AE, Kong A, Kruglyak L, Mardis E, Rotimi CN, Slatkin M, Valle D, Whittemore AS, Boehnke M, Clark AG, Eichler EE, Gibson G, Haines JL, Mackay TF, McCarroll SA, Visscher PM (2009) Finding the missing heritability of complex diseases. Nature 461:747–753

Marchini J, Howie B (2010) Genotype imputation for genome-wide association studies. Nat Rev Genet 11:499–511

McNeill A, Munafò MR (2013) Reducing harm from tobacco use. J Psychopharmacol 27:13–18

Munafò MR, Clark T, Johnstone E, Murphy M, Walton R (2004) The genetic basis for smoking behavior: a systematic review and meta-analysis. Nicotine Tob Res 6:583–597

Munafò MR, Timofeeva MN, Morris RW, Prieto-Merino D, Sattar N, Brennan P, Johnstone EC, Relton C, Johnson PC, Walther D, Whincup PH, Casas JP, Uhl GR, Vineis P, Padmanabhan S, Jefferis BJ, Amuzu A, Riboli E, Upton MN, Aveyard P, Ebrahim S, Hingorani AD, Watt G, Palmer TM, Timpson NJ, Davey Smith G (2012) Association between genetic variants on chromosome 15q25 locus and objective measures of tobacco exposure. J Natl Cancer Inst 104:740–748

Ng SB, Turner E, Robertson PD, Flygare SD, Bigham AW, Lee C, Shaffer T, Wong M, Bhattacharjee A, Eichler EE, Bamshad M, Nickerson DA, Shendure J (2009) Targeted capture and massively parallel sequencing of twelve human exomes. Nature 461:272–276

Picciotto MR, Zoli M, Rimondini R, Lena C, Marubio LM, Pich EM, Fuxe K, Changeux JP (1998) Acetylcholine receptors containing the beta2 subunit are involved in the reinforcing properties of nicotine. Nature 391:173–177

Saccone SF, Hinrichs AL, Saccone NL, Chase GA, Konvicka K, Madden PAF, Breslau N, Johnson EO, Hatsukami D, Pomerleau O, Swan GE, Goate AM, Rutter J, Bertelsen S, Fox L, Fugman D, Martin NG, Montgomery GW, Wang JC, Ballinger DG, Rice JP, Bierut LJ (2007) Cholinergic nicotinic receptor genes implicated in a nicotine dependence association study targeting 348 candidate genes with 3713 SNPs. Hum Mol Genet 16:36–49

Sartor CE, Lessov-Schlaggar CN, Scherrer JF, Bucholz KK, Madden PA, Pergadia ML, Grant JD, Jacob T, Xian H (2010) Initial response to cigarettes predicts rate of progression to regular smoking: findings from an offspring-of-twins design. Addict Behav 35:771–778

Schmitt JE, Prescott CA, Gardner CO, Neale MC, Kendler KS (2005) The differential heritability of regular tobacco use based on method of administration. Twin Res Hum Genet 8:60–62

Strasser AA, Lerman C, Sanborn PM, Pickworth WB, Feldman EA (2007) New lower nicotine cigarettes can produce compensatory smoking and increased carbon monoxide exposure. Drug Alcohol Depend 86:294–300

Thorgeirsson TE, Geller F, Sulem P, Rafnar T, Wiste A, Magnusson KP, Manolescu A, Thorleifsson G, Stefansson H, Ingason A, Stacey SN, Bergthorsson JT, Thorlacius S, Gudmundsson J, Jonsson T, Jakobsdottir M, Saemundsdottir J, Olafsdottir O, Gudmundsson LJ, Bjornsdottir G, Kristjansson K, Skuladottir H, Isaksson HJ, Gudbjartsson T, Jones GT, Mueller T, Gottsater A, Flex A, Aben KK, de Vegt F, Mulders PF, Isla D, Vidal MJ, Asin L, Saez B, Murillo L, Blondal T, Kolbeinsson H, Stefansson JG, Hansdottir I, Runarsdottir V, Pola R, Lindblad B, van Rij AM, Dieplinger B, Haltmayer M, Mayordomo JI, Kiemeney LA, Matthiasson SE, Oskarsson H, Tyrfingsson T, Gudbjartsson DF, Gulcher JR, Jonsson S, Thorsteinsdottir U, Kong A, Stefansson K (2008) A variant associated with nicotine dependence, lung cancer and peripheral arterial disease. Nature 452:638–642

Thorgeirsson TE, Gudbjartsson DF, Surakka I, Vink JM, Amin N, Geller F, Sulem P, Rafnar T, Esko T, Walter S, Gieger C, Rawal R, Mangino M, Prokopenko I, Magi R, Keskitalo K, Gudjonsdottir IH, Gretarsdottir S, Stefansson H, Thompson JR, Aulchenko YS, Nelis M, Aben KK, den Heijer M, Dirksen A, Ashraf H, Soranzo N, Valdes AM, Steves C, Uitterlinden AG, Hofman A, Tonjes A, Kovacs P, Hottenga JJ, Willemsen G, Vogelzangs N, Doring A, Dahmen N, Nitz B, Pergadia ML, Saez B, De Diego V, Lezcano V, Garcia-Prats MD, Ripatti S, Perola M, Kettunen J, Hartikainen AL, Pouta A, Laitinen J, Isohanni M, Huei-Yi S, Allen M, Krestyaninova M, Hall AS, Jones GT, van Rij AM, Mueller T, Dieplinger B, Haltmayer M, Jonsson S, Matthiasson SE, Oskarsson H, Tyrfingsson T, Kiemeney LA, Mayordomo JI, Lindholt JS, Pedersen JH, Franklin WA, Wolf H, Montgomery GW, Heath AC, Martin NG, Madden PA, Giegling I, Rujescu D, Jarvelin MR, Salomaa V, Stumvoll M, Spector TD, Wichmann HE, Metspalu A, Samani NJ, Penninx BW, Oostra BA, Boomsma DI, Tiemeier H, van Duijn CM, Kaprio J, Gulcher JR, Consortium E, McCarthy MI, Peltonen L, Thorsteinsdottir U, Stefansson K (2010) Sequence variants at *CHRNB3-CHRNA6* and *CYP2A6* affect smoking behavior. Nat Genet 42:448–453

Tobacco and Genetics Consortium (2010) Genome-wide meta-analyses identify multiple loci associated with smoking behavior. Nat Genet 42:441–447

Visscher PM, Goddard ME, Derks EM, Wray NR (2012) Evidence-based psychiatric genetics, AKA the false dichotomy between common and rare variant hypotheses. Mol Psychiatry 17:474–485

Ware JJ, Timpson N, Davey Smith G, Munafò MR (2014) A recall-by-genotype study of CHRNA5-A3-B4 genotype, cotinine and smoking topography: study protocol. BMC Med Genet 15:13

Ware JJ, Chen X, Vink J, Loukola A, Minica C, Pool R, Milaneschi Y, Mangino M, Menni C, Chen J, Peterson R, Auro K, Lyytikäinen L, Wedenoja J, Stiby AI, Hemani G, Willemsen G, Hottenga JJ, Korhonen T, Heliövaara M, Perola M, Rose R, Paternoster L, Timpson N, Wassenaar CA, Zhu AZX, Davey Smith G, Raitakari O, Lehtimäki T, Kähönen M, Koskinen S, Spector T, Penninx BWJH, Salomaa V, Boomsma D, Tyndale RF, Kaprio J, Munafò MR (in preparation) Genome-wide meta-analysis of cotinine levels in cigarette smokers identifies locus at 4q13.2.

Wood AR, Perry JR, Tanaka T, Hernandez DG, Zheng HF, Melzer D, Gibbs JR, Nalls MA, Weedon MN, Spector TD, Richards JB, Bandinelli S, Ferrucci L, Singleton AB, Frayling TM (2013) Imputation of variants from the 1000 Genomes Project modestly improves known associations and can identify low-frequency variant-phenotype associations undetected by HapMap based imputation. PLoS ONE 8:e64343

Yang J, Benyamin B, McEvoy BP, Gordon S, Henders AK, Nyholt DR, Madden PA, Heath AC, Martin NG, Montgomery GW, Goddard ME, Visscher PM (2010) Common SNPs explain a large proportion of the heritability for human height. Nat Genet 42:565–569

烟碱和相关吸烟行为的药物遗传学

Julie-Anne Tanner, Meghan J. Chenoweth and Rachel F. Tyndale

摘　要　本章总结了导致烟碱药代动力学和烟碱在中枢神经系统（CNS）药理作用变化的遗传因素，以及这些因素如何反过来影响吸烟行为。烟碱是卷烟烟气中主要的精神活性化合物，由多种酶代谢，包括CYP2A6、CYP2B6、FMO和UGT等。编码这些酶的基因的变异，特别是CYP2A6，可以改变烟碱的代谢速率和吸烟行为。烟碱代谢加快与较高的卷烟消耗和烟碱依赖以及较低的戒烟率有关。烟碱的中枢神经系统靶点和下游信号通路的变化也会导致个体间吸烟模式的差异。烟碱与神经烟碱乙酰胆碱受体（nAChR）的结合介导包括多巴胺和5-羟色胺在内的几种神经递质的释放。nAChR、转运体和酶系统中的遗传变异导致中枢神经系统多巴胺和5-羟色胺水平的改变，这与许多吸烟行为有关。到目前为止，支撑这些发现的确切机制仍不清楚。考虑到烟碱依赖的复杂病因，一种评估多种基因变异的贡献及其与环境因素相互作用的更为全面的方法，可能会改善个性化的治疗方法，提高戒烟率。

关键词　烟碱，遗传变异，吸烟，CYP2A6，nAChR，多巴胺，5-羟色胺

1　引言

烟碱作为一种成瘾药物的特征已被广泛接受，但对烟草的依赖程度和吸烟行

J.-A. Tanner, M. J. Chenoweth, R. F. Tyndale(✉)
Departments of Pharmacology and Toxicology and Psychiatry, University of Toronto, Toronto, ON, Canada
e-mail: r.tyndale@utoronto.ca
J.-A. Tanner, M. J. Chenoweth, R. F. Tyndale
Campbell Family Mental Health Research Institute, Centre for Addiction and Mental Health, Toronto, ON, Canada

D. J. K. Balfour and M. R. Munafò (eds.), *The Neurobiology and Genetics of Nicotine and Tobacco*, Current Topics in Behavioral Neurosciences 23, DOI 10.1007/978-3-319-13665-3_3

为的模式在个体之间有很大差异。遗传和环境因素通过影响烟碱在中枢神经系统（CNS）和周围的药理作用而导致这种变异。在吸烟过程中，烟碱作为卷烟烟气的一种成分被吸入肺中，在肺中它被吸收到血液中，促进快速运输到大脑，在那里烟碱很容易通过血脑屏障（Benowitz 2010）。个体调整他们的吸烟行为，以维持理想的血浆烟碱水平，并避免烟草戒断症状。然而，烟碱代谢途径（烟碱药代动力学）和大脑对烟碱的反应（烟碱药效学）的改变分别会导致烟碱血浆水平和中枢神经系统反应的变化，进而改变吸烟行为（Liu et al. 2010; Malaiyandi et al. 2005; Pianezza et al. 1998; Picciotto et al. 1998）。

烟碱主要在肝脏代谢（Benowitz et al. 2009）；然而，肝外酶也有助于烟碱的生物转化（Su et al. 2000）。烟碱代谢的变化导致烟碱失活和清除的比率不同（Benowitz and Jacob 1994; Nakajima and Yokoi 2005），这进而影响烟碱在大脑几个区域内的神经生物学效应的持续时间，包括中脑多巴胺系统（大脑奖励系统的一部分），改变吸烟行为（Grenhoff et al. 1986; Ikemoto et al. 2006）。烟碱与神经烟碱乙酰胆碱受体（nAChR）结合（Liu et al. 2012; Picciotto et al. 1998），这是一种配体门控离子通道，导致一连串的反应，包括释放神经递质，如多巴胺、5-羟色胺、去甲肾上腺素、乙酰胆碱、γ-氨基丁酸、谷氨酸、内啡肽（Benowitz 2008）。烟碱引起的伏隔核多巴胺释放对烟草使用的强化作用至关重要，并可导致烟碱依赖的发展（Dani and Heinemann 1996）。

一些双胞胎研究调查了吸烟行为的遗传性，强调了遗传学在吸烟中的作用。大量的基因已被证明对开始吸烟（Koopmans et al. 1999; Vink et al. 2005）、吸烟量（Koopmans et al. 1999）、吸烟持续性（True et al. 1997）、烟碱依赖（Vink et al. 2005）、烟碱戒断和戒烟（Xian et al. 2003）有影响（另见本书"吸烟行为的遗传学"一章）。与提供总遗传性估计的研究不同，全基因组关联研究（GWAS）和候选基因研究旨在关注特定基因的影响。这些研究已经被用来确定吸烟行为的遗传风险和/或保护因素。

本章将概述由烟碱药代动力学和药效学途径的遗传变异引起的吸烟行为变异的来源，讨论改变烟碱代谢和肾脏清除的基因变异，以及中枢神经系统对烟碱的反应，包括胆碱能、多巴胺能和5-羟色胺能系统的变异。

2 烟碱药代动力学的药物遗传学

烟碱是卷烟烟气中主要的精神活性物质。烟碱的精神活性作用持续时间在很大程度上取决于烟碱从体内排出的速度。然而，烟碱清除率的个体间差异很大（Benowitz and Jacob 1994 ; Nakajima and Yokoi 2005），这反过来又与吸烟行为的改变有关（Pianezza et al. 1998; Tyndale and Sellers 2002），值得对介导烟碱清除途径中的遗传变异来源进行调查。多态基因编码的酶负责烟碱代谢清除和肾脏消除。

这种基因变异对吸烟行为的影响将在下一节中描述。

2.1 烟碱代谢的遗传变异

2.1.1 细胞色素P450 2A6（CYP2A6）

绝大多数烟碱清除（约90%）是通过代谢（即非经肾途径）来完成的（Benowitz et al. 2009）（图1）。CYP2A6是占烟碱代谢失活至可替宁的90%的酶（Messina et al. 1997），该途径占烟碱总清除率的70%~90%（Benowitz and Jacob 1994）。可替宁完全被CYP2A6催化代谢为反式-3′-羟基可替宁（3HC）（Nakajima et al. 1996）。主要由于CYP2A6酶功能的遗传变异，烟碱转化为代谢物的速度在个体之间有很大的差异，尽管环境也会有所影响。编码CYP2A6的基因具有高度的多态性，有35个以上的变异等位基因，导致烟碱代谢在个体间发生巨大的变异（迄今发现的变异特征见http://www.cypalleles.ki.se/cyp2a6.htm）。*CYP2A6*基因表现这些等位基因变异对体内*CYP2A6*基因表现功能有不同程度的影响，有些变体导致酶功能完全丧失(*2，*4)，酶表达或功能减少（*5，* 6，*7，*9，*10，*11，*12，*17，*18，*19，*20，*21，*23~28，*35，*39-40，*42~45），对酶功能没有确定的影响（*8，*13，*14，*15，*16，*22，*29~34，*41），或酶活性的增加（*1B，*1X2A，*1X2B）（表1）。体内*CYP2A6*基因表现活动的变化由*CYP2A6*基因型或表型测定，导致烟碱代谢速率的变化，并与吸烟行为的改变有关。

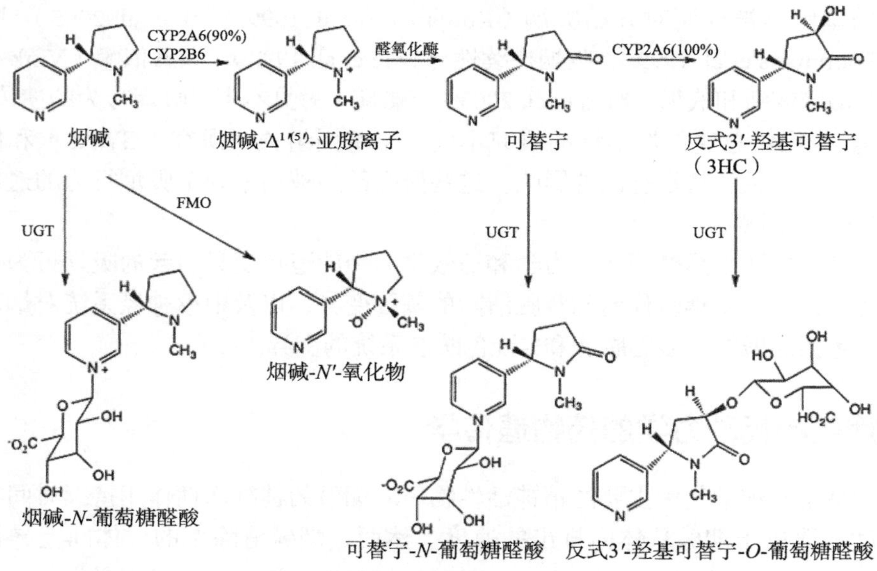

图1　烟碱代谢的主要肝脏通路

表1　**CYP2A6**基因在不同族群间的变异频率及酶功能的相关变化。
在一个或多个族群中，包含的等位基因频率>1%

CYP2A6 等位基因	基因变化(氨基酸变化)	CYP2A6 活性	等位基因频率（%）					
			欧洲裔	非裔美国人	日裔	华裔	韩裔	阿拉斯加原住民
*1B	用CYP2A7进行58 bp基因转换	增加	27.6~35.0	11.2~18.2	25.6~54.6	40.6~51.3	37.1~57.0	65.3
*1X2A和B	与CYP2A7交叉	增加	0~1.7	0	0.4	0	0.2	0
*2	1799T>A (L160H)	不活跃	1.1~5.3	0~1.1	0	0	0	0.4
*4	基因缺失	不活跃	0.13~4.2	0.5~2.7	17.0~24.2	4.9~15.1	10.8~11.0	14.5
*5	6582G>T (G479V)	下降	0~0.3	0	0	0.5~1.2	0.5	—
*7	6558T>C (I471T)	下降	0~0.3	0	6.3~12.6	2.2~9.8	3.6~9.8	0
*9	-48T>G	下降	5.2~8.0	5.7~9.6	19.0~20.7	15.6~15.7	19.6~22.3	8.9
*10	6558T>C (I471T), 600G>T (R485L)	下降	0	0	1.1~4.3	0.4~4.3	0.5~4.1	1.9
*12	CYP2A7的外显子1~2, CYP2A6的外显子3~9, 10个氨基酸取代	下降	0~3.0	0~0.4	0~0.8	0	0	0.4
*17	5065G>A (V365M)	下降	0	7.1~10.5	0	0	0	0
*18	5668A>T (Y392F)	下降	1.1~2.1	0	0	0	0.5	0
*20	核苷酸2140和2141的缺失，密码子196的框移	下降	0	1.1~1.7	0	—	0	—
*21	6573A>G (K476R)	下降	0~2.3	0~0.6	0		3.4	
*23	2161C>T (R203C)	下降	0	1.1~2.0	0	0	0	0
*24	594G>C (V110L), 6458A>T (N438Y)	下降	0	0.7~2.3	0	0	0	0
*25	1672T>C (F118L)	下降	0	0.5~1.2	0	0	0	0
*28	5745A>G (N418D), 5750G>C (E419D)	下降	0	0.9~2.4	—	—	0	—
*35	6458A>T (N438Y)	下降	0	2.5~2.9	0.8	0.5	—	0

2.1.2　3HC/COT作为CYP2A6酶活性的生物标志物

　　3HC与可替宁的比值（3HC/COT，又称烟碱代谢物比值，NMR），是CYP2A6酶活性的表型生物标志物，与*CYP2A6*基因型一样，与吸烟行为有关。在讨论*CYP2A6*基因变异对吸烟表型的影响之前，了解该生物标志物在研究遗传关联时的用途和特征是很有用的。NMR在吸烟者中作为CYP2A6活性的生物标志物的作用，来源于CYP2A6对COT到3HC的独有代谢，以及COT相对较长的半衰期（约16 h）和3HC的形成依赖性（Benowitz et al. 2009; Benowitz and Jacob 2001; Nakajima et al. 1996）。COT的半衰期较长，可促进正常吸烟者体内COT和3HC相对水平的稳定，而与卷烟消耗量无关，这使其成为评估重度和轻度吸烟者体内CYP2A6活性和烟碱代谢率的有用生物标志物。此外，随着时间的推移，经常吸烟者的NMR是稳定的（Lea et al. 2006; Mooney et al. 2008; St Helen et al. 2012，2013）。由于CYP2A6介导的烟碱失活在烟碱清除中的主要作用，NMR与烟碱清除率高度相关（Dempsey et al. 2004；Levi et al. 2007）。NMR也与CYP2A6基因型密切相关，CYP2A6基因型的减少和功能缺失导致CYP2A6活性降低，NMR也相应降低（Malaiyandi et al. 2006b）。NMR除了与CYP2A6基因型有关外，还能捕捉CYP2A6活性变化的环境来源，常与CYP2A6基因型一起用于研究烟碱代谢变化对吸烟行为的影响。

2.1.3 CYP2A6基因变异对吸烟行为的影响

血液中烟碱浓度与烟瘾呈负相关（Jarvik et al. 2000），已知吸烟者会通过测定吸烟水平和强度来维持体内理想的烟碱水平（McMorrow and Foxx 1983）。烟碱药代动力学的变化可导致吸烟者之间的吸烟习得、消耗水平（每天吸烟量）、吞吐量、烟碱依赖、烟瘾和戒断以及戒烟成功率的变化。通过改变烟碱代谢率，CYP2A6基因型和表型的变化捕捉到了这些行为中的很大一部分变化。

2.1.4 吸烟行为的获得

绝大多数的吸烟起始发生在青少年时期（Giovino 1999），CYP2A6的变异影响了这一发育时期的吸烟习得。相对于更快的CYP2A6烟碱代谢物，较慢的CYP2A6代谢物获得烟碱依赖的风险更高，如下所述。造成这种风险升高的机制尚不清楚，但可能与烟碱清除较慢的人中枢神经系统中烟碱作用时间较长以及/或最初吸烟经历中的基因型组差异有关。烟碱在中枢神经系统中作用的时间越长，烟碱的增强特性就越长，从而增加了产生依赖性的风险。青少年体内携带一个或两个表现CYP2A6基因功能丧失的等位基因*2和*4，被列为缓慢烟碱代谢物（表1），具有很大的风险发展为烟碱依赖；烟碱依赖由国际疾病分类（ICD-10）定义，并通过Fagerström忍耐问卷（mFTQ）在开始吸烟后同正常的代谢物相比加以改进（Al Koudsi and Tyndale 2010; Al Koudsi 2010; Karp et al. 2006; O'Loughlin et al. 2004）。虽然最初的吸烟经历已被证明是烟碱依赖的预测因素（Pomerleau et al. 1998），但CYP2A6代谢速度快和慢的代谢产物在青少年中出现早期吸烟症状（如急躁、耳鸣、头晕、恶心、松弛）的比例相似（Audrain-McGovern et al. 2007; O'Loughlin et al. 2004）。CYP2A6基因型组早期吸烟症状的强度是否不同尚待确定，如果存在差异，可能有助于解释这些发现。

CYP2A6还影响青少年吸烟者对烟碱依赖的进展。一旦依赖，与CYP2A6活性较快的吸烟者相比，那些CYP2A6活性较慢的吸烟者随着时间的推移烟碱依赖评分（mFTQ）进展较慢（Audrain-McGovern et al. 2007）。因此，虽然他们对烟碱依赖的初始风险更大，但那些烟碱代谢较慢的人对烟碱的依赖似乎不像代谢较快的人那样迅速升级（Auden-McGovern et al. 2007）。当观察烟碱依赖的单一测量，而不是烟碱依赖的进展时，一项横断面研究显示，与烟碱依赖程度较高的青少年相比,烟碱代谢较慢(NMR较低)的青少年吸烟者对mFTQ的依赖程度更高(Rubinstein et al. 2013)。相比之下,另一项独立研究显示,轻度吸烟者(每天吸1~6支烟;CPD 1~6)的青少年具有更高的NMR,在烟碱成瘾检查表(HONC)上的得分有上升趋势(Rubinstein et al. 2008)。在不同的研究中,不同NMR组依赖性得分的不同模式可能部分反映了特定的研究人群处于不同的吸烟开始阶段,以及两个量表捕捉到的依赖性方面的差异。

2.1.5 卷烟消耗与抽吸曲线

为了在大脑和血液中达到理想的烟碱水平,吸烟者控制每天吸烟的数量以及他们吸每一支卷烟的强度(即吞吐量)(McMorrow and Foxx 1983)。吸烟消耗的几个生物标志物已经建立,包括呼出的一氧化碳(CO)、血浆和尿液可替宁以及尿液总烟碱当量(TNE)的水平(Hartz et al. 2012)。慢型CYP2A6烟碱代谢者比快型CYP2A6代谢者吸的CPD更少,表明其呼吸CO、TNE和/或吸入深度较低,表现为较低的CO、TNE和/或吸入深度(Ariyoshi et al. 2002; Benowitz et al. 2002; Liu et al. 2011; Malaiyandi et al. 2006b; Rao et al. 2000; Schoedel et al. 2004; Zhu et al. 2013)。较慢的烟碱代谢者表现出较低的吸烟水平,可能是因为他们较慢地消除烟碱。然而,烟碱水平的滴定可能在烟碱依赖吸烟者中更为显著,正如Schoedel等(2004)显示,在成年人中欧洲裔的代谢迟缓者只有在符合烟草依赖标准时才会吸较少的CPD。

在另一项针对欧洲裔吸烟者的研究中,CYP2A6代谢较慢者在保持与野生型CYP2A6*1/*1基因型个体相似的吸烟强度水平(由CO/可替宁比值决定)的同时,吸的烟更少(Rao et al. 2000)。CYP2A6基因复制的个体(与烟碱代谢速率的增加有关,表1)与CYP2A6*1/*1基因型的个体相比,CPD的吸烟量相近,但吸烟强度增加(CO/卷烟和烟碱/卷烟比值较高)(Rao et al. 2000)。青少年吸烟者的滴定模式也不同。虽然慢速CYP2A6烟碱代谢物的青少年更易获得烟碱依赖(O'Loughlin et al. 2004),但依赖慢速CYP2A6代谢物的青少年比依赖快速CYP2A6代谢物的青少年吸烟CPD更少(Al Koudsi 2010; Audrain-McGovern et al. 2007; O'Loughlin et al. 2004)。在对中国和日本成年吸烟者的研究中也获得了类似的发现(Ariyoshi et al. 2002; Benowitz et al. 2002; Liu et al. 2011)。总体而言,生活在本国的中国和日本吸烟者的吸烟量相对较高,但CYP2A6变异对CPD的类似影响仍很明显。例如,日本慢代谢者吸烟约15 CPD,而中间代谢者吸烟约20 CPD,正常代谢者吸烟25~30 CPD(Ariyoshi et al. 2002; Fujieda et al. 2004)。除了CYP2A6基因型与卷烟消费之间的关系外,NMR的变化也会影响日常烟草消费,NMR水平较低,表明烟碱代谢较慢,吸烟水平较低(Benowitz et al. 2003)。这在欧洲裔、非裔美国人和阿拉斯加原住民身上得到了证明(Benowitz et al. 2003; Mwenifumbo et al. 2007; Zhu et al. 2013)。

　　与欧洲裔吸烟者相反，非裔美国人和阿拉斯加原住民吸烟者（主要自述吸烟少于10 CPD）和无烟烟草使用者不显示CYP2A6基因型与自述的使用水平（CPD，每天咀嚼量）的关系（Ho et al. 2009a; Zhu et al. 2013）。例如，这两个人群每天吸烟的数量在缓慢和正常烟碱代谢物之间没有差异（Ho et al. 2009a; Zhu et al. 2013）。然而，当使用更可靠的消费测量方法时，尿液TNE水平、轻度吸烟者和代谢缓慢的无烟烟草使用者的烟草消费水平较低（Zhu et al. 2013a）。低烟碱代谢物比值的轻度吸烟者通过减少吸烟强度可以获得较低剂量的烟草。这表明，自述的CPD可能是一个相对较差的总烟草暴露的生物标志物，特别是在较轻的吸烟者中。

　　烟碱的主要代谢物可替宁在大量研究中被用作烟草暴露的生物标志物，包括那些关注CYP2A6基因对吸烟影响的研究。在重度吸烟者中，血浆可替宁与烟草消耗量相关（Benowitz et al. 2011）。然而，可替宁水平可能高估了CYP2A6慢代谢者的吸烟暴露，因为较慢的CYP2A6活性影响可替宁清除多于可替宁形成（Zhu et al. 2013b）。支持这一观点的是，尽管慢速代谢者吸烟较少，TNE较低，但其血浆可替宁水平高于正常代谢者（Ho et al. 2009a; Rao et al. 2000; Zhu et al. 2013a, b）。较高血浆可替宁在慢速代谢组和正常代谢组中的水平不能准确反映他们在吸烟方面的差异。因此，其他生物标记应该用于确定烟草消耗的水平，特别是对照组体内CYP2A6活性不同时，比如具有不同基因型（例如，具有不同CYP2A6基因型频率的族群）和不同性别（女性比男性更快代谢烟碱）（Zhu et al. 2013b）。

　　与血浆可替宁、自述的CPD和呼吸CO相比，TNE的测量可能是迄今为止最准确的烟碱暴露生物标志物。尿TNE优于其他剂量标记物，因为尿TNE与总烟碱暴露有关（Benowitz et al. 2010; Scherer et al. 2007），并解释烟碱的多种代谢物（约90%的烟碱剂量）（Benowitz et al. 1994），从而使其成为一种剂量的测量，该测量不依赖于这些代谢途径的变化。CYP2A6基因型与TNE的差异有关，即使在轻度吸烟者中也是如此，而其他相对较弱的吸烟标志物则不是（Zhu et al. 2013a）。

2.1.6　烟碱依赖

　　有几种评估方法可以评估吸烟者对烟碱的依赖程度。Fagerström烟碱依赖测试（FTND）（Heatherton et al. 1991）、HONC和DSM-IV标准是衡量烟碱依赖程度的量表的常见例子。CYP2A6基因型或NMR变异并没有被一致地证明与烟碱依赖有关，特别是一种评估方法产生了不同的FTND结果。一些研究表明，在以CYP2A6基因型（Kubota et al. 2006; Wassenaar et al. 2011）和NMR（Sofuoglu et al. 2012）为特征的烟碱代谢物中，烟碱代谢快者FTND得分高于烟碱代谢慢者。相比之下，其他研究没有显示烟碱代谢率和依赖程度之间的显著联系（Benowitz et al. 2009; Ho et al. 2009b; Johnstone et al. 2006; Malaiyandi et al. 2006a; Schnoll et al. 2009b）。然而，在测量卷烟消耗量较低人群的依赖性时，HONC可能是确定烟碱依赖性的更合适的方法（Wellman et al. 2006）。

对FTND不同发现的潜在解释包括CPD的过度重视，以及缺乏戒断或渴望的评估，这可能受到烟碱代谢速率的影响（Jarvik et al. 2000; Kubota et al. 2006）。另一种可能的解释是，与观察性研究相比，临床戒烟试验中选择偏差可能增加。在临床试验中，一个人也许不太可能看到慢代谢组和正常代谢组之间的依赖差异，因为这一特殊的慢代谢组可能不同，他们是没有成功戒烟的吸烟者。这可能表现为比在不寻求戒烟帮助的随机吸烟者样本中观察到的依赖性更大。涉及FTND的不一致发现也可能来自于对混合性别人群的抽样，因为在女性中没有发现NMR和FTND之间的关联（Schnoll et al. 2014）。相比之下，NMR较高的男性吸烟者FTND得分高于NMR较低的男性（Schnoll et al. 2014）。女性对NMR和烟碱依赖之间缺乏联系表明，在女性中非烟碱因素对依赖性的影响可能比男性更大（Schnoll et al. 2014）。

2.1.7　药物治疗的中断和反应

一些研究直接评估了*CYP2A6*基因型和NMR与戒烟之间的关系，通过基因型或表型测量，烟碱代谢减慢可预测成人（Chen et al. 2014; Gu et al. 2000; Ho et al. 2009b; Lerman et al. 2006; Patterson et al. 2008; Schnoll et al. 2009）和青少年（Chenoweth et al. 2013）戒烟率增加。*CYP2A6*活性的变化可以影响自发性戒烟的成功以及对戒烟药物治疗的反应。

与烟碱代谢速度较快的人相比，烟碱代谢速度较慢的人戒烟率相对较高，部分原因可能是他们的戒断症状较轻（Kubota et al. 2006），吸烟数量较低（导致较少的学习试验和可能不是根深蒂固的吸烟行为）（Ariyoshi et al. 2002; Audrain-McGovern et al. 2007; Benowitz et al. 2002; Liu et al. 2011; O'Loughlin et al. 2004; Rao et al. 2000），以及通过功能性磁共振成像显示的大脑对吸烟信号的反应减弱（Tang et al. 2012）。相对于烟碱代谢快的人，烟碱代谢慢的人一天中血液中烟碱浓度的波动可能较小。这些关于*CYP2A6*代谢较慢的人对吸烟提示的反应降低的成像结果表明，代谢较慢的人可能对吸烟提示形成较弱的条件反应，这可能是由于随意吸烟过程中大脑烟碱浓度以及产生的多巴胺水平相对较低的激增（Tang et al. 2012）。

较慢的烟碱代谢者比正常的烟碱代谢者有更高的自发戒烟率（Gu et al. 2000），并且通过某些戒烟药物治疗的戒烟率更高。涉及烟碱替代疗法（NRT）和安非他酮的戒烟试验表明，烟碱代谢率可以预测戒烟成功（回顾性分析）。NRT包括烟碱口香糖、贴片、鼻喷雾剂和含片，它们可以替代通常从卷烟中摄入的烟碱，目的是帮助减少吸烟者的烟瘾和吸烟的可能性。NMR水平较低的吸烟者在使用经皮烟碱贴片（烟碱贴片）时，戒烟成功率要高于代谢速度较快的人，但在使用烟碱鼻腔喷雾剂时，却没有看到同样的效果（Lerman et al. 2006; Schnoll et al. 2009）。使用鼻喷雾剂观察到的效果的缺乏可能是由于吸烟者对剂量的不同使用,因为在本试验中使用不同的烟碱代谢率（Malaiyandi et al. 2006a）。相比之下,Chen等（2014）表明,与安慰剂相比,NRT增加了快速而非缓慢的*CYP2A6*基因型烟碱代谢者的戒烟成功率。当使用不被*CYP2A6*代谢的多巴胺和去甲肾上腺素再摄取抑制剂和弱nAChR拮抗剂安非他酮（Warner and Shoaib 2005）治疗时,在接受安非他酮治疗的患者中,NMR戒烟率没有差异。相比之下,在安慰剂组中,烟碱代谢缓慢者的戒烟率高于烟碱代谢较快者（Patterson et al. 2008）。然而,最近的一项研究表明,与安慰剂相比,安非他酮在较慢和较快的烟碱代谢物中均能有效延长戒断时间,表明*CYP2A6*基因型对安非他酮的反应没有影响（Chen et al. 2014）。伐尼克兰（Varenicline）,一种新的戒烟治疗药物,可作为α4β2乙酰胆碱受体部分激动剂,与烟碱竞争α4β2结合位点,阻止烟碱诱发的多巴胺释放（Garrison and Dugan 2009）。King等（2012）评估了某些基因是否在该药和安非他酮的戒烟成功中发挥了重要作用。服用伐尼克兰时持续禁欲与*CYP2A6*基因型无关。

通过对戒烟临床试验数据的回顾性分析,阐明了CYP2A6、NMR与戒烟的相关性。NMR作为一种预测戒烟结果的生物标志物的效用正在一项Ⅲ期临床试验（NCT0131001）中进行前瞻性研究,包括伐尼克兰、烟碱贴片和安慰剂。根据参与者NMR对治疗组进行前瞻性分层随机化。与烟碱贴剂相比,伐尼克兰在正常烟碱代谢者中与更大的戒烟率有关,而对于慢速代谢物,贴剂效果良好,副作用比伐尼克兰对慢速代谢物更少（Lerman et al. 2014）。

2.1.8　*CYP2A6*与吸烟行为的种族间差异

除了种族间吸烟行为的个体间差异外,吸烟模式也因种族而异。不同种族间不同的吸烟模式与烟碱代谢速率的差异有关,这与*CYP2A6*等位基因频率的群体差异一致。多项研究表明,*CYP2A6*等位基因频率在欧洲裔、非洲裔美国人、亚裔和阿拉斯加原住民之间存在显著差异（表1）。在*CYP2A6*降低和功能丧失变异频率较高的族群中,总NMR值较低,烟碱代谢速率较慢。例如,与欧洲裔相比,非洲裔美国人具有更高的几个*CYP2A6*等位基因频率,从而导致CYP2A6酶功能的降低或丧失（Al Koudsi et al. 2009; Fukami et al. 2005; Mwenifumbo et al. 2008, 2010; Nakajima et al. 2006）。与非裔美国人*CYP2A6*等位基因减少和丧失功能的频率较高一致,根据NMR测量,非裔美国青少年吸烟者烟碱代谢较欧洲裔青少年吸烟者慢（Rubinstein et al. 2013）。

同样,亚裔吸烟者对烟碱的代谢比欧洲裔吸烟者慢,部分原因是与欧洲裔相比,亚裔*CYP2A6*特异性代谢频率较高（Nakajima et al. 2006; Schoedel et al. 2004）。与欧洲裔相比,日裔受试者的可替宁/烟碱比值明显较低（Nakajima et al. 2006）,而美籍华裔吸烟者的烟碱和可替宁非肾清除水平明显低于欧洲裔吸烟者,这与美籍华裔吸烟摄入的烟碱低于欧洲裔有关（Benowitz et al. 2002）。与这些研究结果一致,亚裔青少年吸烟者的NMR平均人口也低于欧洲裔青少年吸烟者（Rubinstein et al. 2013）。

与非裔美国人和亚裔不同,阿拉斯加原住民比欧洲裔代谢烟碱的速度更快,这体现在总体人群和野生型人群（*CYP2A6*1/*1*）的NMR水平更高（Binnington et al. 2012）。这与阿拉斯加原住民吸烟者在吸烟过程中烟碱摄入量高于美国总人口的情况一致（Benowitz et al. 2012）。与欧洲裔相比,阿拉斯加原住民中观察到的NMR升高并不意味着*CYP2A6*基因减少和功能缺失的较低频率；NMR升高的原因尚未确定,但可能与未鉴定的遗传变异或饮食诱导因素有关。

2.1.9 细胞色素P450 2B6（CYP2B6）

与CYP2A6类似,CYP2B6参与烟碱的代谢（Yamazaki et al. 1999）,但相对于CYP2A6（约90%）,CYP2B6对可替宁的肝脏烟碱代谢作用较小（约10%）（Al Koudsi and Tyndale, 2010）。与*CYP2A6*类似,*CYP2B6*基因具有高度的多态性（迄今为止在http://www.cypalleles.ki.se/cyp2b6.htm中发现的变异特征）。然而,与*CYP2B6*在肝脏烟碱代谢中的次要作用一致,*CYP2B6*基因变异对外周烟碱代谢的调节没有可检测到的影响（Lee et al. 2007b）。相反,当*CYP2A6*表达或活性降低时,*CYP2B6*可能在烟碱代谢中发挥较为突出的作用,*CYP2B6*基因变异可能是*CYP2A6*活性降低者烟碱代谢变化的来源（Ring et al. 2007）。*CYP2B6*在肝脏中表达,但也在非人灵长类动物和人类的大脑中表达（Ferguson et al. 2013; Miksys et al. 2003）,从而可能调节中枢神经系统烟碱代谢和烟碱在大脑中作用的持续时间。

2.1.10 CYP2B6基因变异对吸烟行为的影响

*CYP2B6*的变化对烟碱代谢的影响似乎可以忽略不计（Al Koudsi and Tyndale 2010; Lee et al. 2007b）,*CYP2B6*在调节吸烟行为中的作用也较小。然而,由于CYP2B6代谢戒烟药物丁苯丙酮（Faucette et al. 2000）,*CYP2B6*的变异与戒烟成功之间的关系已被研究。在服用安非他酮时,较慢的*CYP2B6*活性是否促进戒烟,这一问题存在不一致。基于*CYP2B6*基因型的治疗结果的不可预测性可能源于安非他酮和*CYP2B6*介导的代谢物羟基安非他酮都具有治疗活性（Carroll et al. 2014; Damaj et al. 2004; Zhu et al. 2012）。

在一项涉及安非他酮的安慰剂对照戒烟临床试验中,服用安慰剂的受试者携带*CYP2B6*5*变异,导致*CYP2B6*表达下降（Lang et al. 2001）,与不携带*CYP2B6*5*等位基因的受试者相比,他们在戒烟后更渴望吸烟,戒烟率也更低（Lerman et al. 2002）。在安非他酮组中,携带*CYP2B6*5*变异的男性吸烟者也表现出戒断下降,但在女性中没有观察到与*CYP2B6*基因型的相关性。然而,对*CYP2B6*5*数据的解释尚不清楚,因为该变体在体内的影响尚未完全确定（Burger et al. 2006; Kirchheiner et al. 2003; Wyen et al. 2008）。如果该等位基因确实降低了活性,那么较慢的安非他酮代谢可能导致戒烟成功率降低，这可能是由于安非他酮的药理学活性代谢物羟安非他酮水平较低，而羟安非他酮同样抑制多巴胺和去甲肾上腺素转运体（Carroll et al. 2014; Damaj et al. 2004）。支持这一观点的是，与羟安非他酮含量较低的吸烟者相比，羟安非他酮含量较高的吸烟者有更大的戒烟可能性，这表明*CYP2B6*活性较高（Zhu et al. 2012）。关于这项研究，有几点值得注意。第一个是只有大约60%的参与者在第3周服用安非他酮——因此没有生物标记，很难评估药物的依从性以及基因对药物效果的影响。同时，*CYP2B6*基因型改变羟基安非他酮水平，*CYP2B6*基因型和戒烟率之间没有直接关联，这表明基因型效应并不足以改变戒烟，这个比较的研究是不够的，或其他未被发现的等位基因或环境对*CYP2B6*的影响可能削弱了这种关联。另一项安慰剂对照的安非他酮临床试验发现，携带1或2个*CYP2B6*6*单倍体的吸烟者与安非他酮代谢降低有关（Zhu et al. 2012），对安非他酮的戒断率与之相似（Lee et al. 2007a）。相反，King等（2012）的研究表明，在安非他酮治疗的第9~12周以及12~52周的非药物随访期间，持续戒烟与*CYP2B6*单核苷酸多态性之间存在相关性。然而，这些单核苷酸多态性尚未得到功能上的描述，也无法确定其对治疗结果的直接影响。因此，在安慰剂和安非他酮治疗组中，*CYP2B6*基因变异是否对戒烟有实质性影响仍有待澄清。

Lee等（2007b）评估了在给予不同形式的NRT（烟碱贴片和鼻喷雾剂）时，*CYP2B6*6*和戒断率之间的关系，并发现野生型和*CYP2B6*6*组的烟碱水平或对烟碱贴片或鼻喷雾剂的戒断水平没有差异。这表明*CYP2B6*对烟碱动力学或停止使用NRT的影响可以忽略不计。

2.1.11　细胞色素P450 2A13（CYP2A13）

CYP2A13还能在人体内将烟碱代谢为可替宁（Bao et al. 2005）。然而，CYP2A13在烟碱清除中的作用相对较小，因为它在鼻黏膜、肺和气管中的低水平和肝外定位限制了其对全身烟碱代谢的总体贡献（Su et al. 2000）。虽然*CYP2A13*基因变异并不会显著影响烟碱代谢速率，但*CYP2A13*基因变异可能通过CYP2A13介导的烟草特异性亚硝胺NNK的代谢激活，与吸烟者的肺癌风险有关（Su et al. 2000）。在所有被研究的P450酶中，CYP2A13与NNK的亲和力最高（Jalas et al. 2005），它位于肺内，可能介导这种激活。*CYP2A13*突变的一个或两个拷贝导致NNK代谢活性显著降低的受试者与发生肺腺癌的风险较低相关（Wang et al. 2003）。

2.1.12　含黄素单加氧酶（FMO）

FMO参与烟碱的代谢，尽管其相对贡献取决于亚型。FMO3是人类肝脏中最常见的FMO形式（Hines et al. 1994），代谢使烟碱失活至烟碱-N'-氧化物（Cashman et al. 1992）。FMO1主要在肾脏中表达，可能在大脑中表达，并且已经被证明比

FMO3在体外更有效地代谢烟碱（Hinrichs et al. 2011）。然而，FMO1的肝外表达可能限制了其对烟碱-N'-氧化物的总体影响。编码FMO1和FMO3的基因都是多态性的，表明FMO变异在烟碱代谢的个体间差异中可能发挥作用。

2.1.13　FMO1、FMO3基因变异与烟碱代谢及吸烟行为的关系

与CYP2A6功能正常的受试者相比，在CYP2A6表达或活性降低的受试者中，FMO3可能在烟碱代谢中发挥相对较大的作用（Yamanaka et al. 2004）。与野生型CYP2A6基因型的人相比，纯合子CYP2A6基因缺失的人（*4）（约30%）会以尿液中烟碱-N'-氧化物的形式排出更多的口服烟碱剂量（约5%~7%）（Yamanaka et al. 2004）。此外，功能下降的FMO3 SNP rs2266782（G>A，E158K）变异，在CYP2A6代谢较慢的代谢物中与烟碱代谢较慢有关，而在CYP2A6代谢较快的代谢物中，在非裔加拿大接受口服烟碱的非吸烟者中与烟碱代谢较慢无关（Chenoweth et al. 2014）。尽管在CYP2A6活性较低的人群中，FMO3 rs2266782与烟碱代谢缓慢有关，但FMO3 rs2266782并没有改变卷烟的消费量或TNE，TNE是一种检测非裔和北美轻度吸烟者（<10 CPD），衡量每日烟碱摄入量和吸烟暴露的指标（Chenoweth et al. 2014）。

Bloom等（2013）研究了欧洲裔中流行的几种FMO3单倍型，包括以下编码SNP：rs1800822（C>T）、rs2266782（G>A，E158K，之前讨论过）、rs1736557（G>A，V257M）、rs909530（T>C）、rs2266780（A>G，E308G）。FMO3单倍型变异与欧美重度吸烟者的卷烟消耗差异有关（20~25 CPD），相对于FMO3单倍型CAGCA、CGACA和TGGTA，FMO3单倍型CGGCA和CAGTG对应每日消费量增加约3支卷烟（Bloom et al. 2013）。然而，这种关联只在那些CYP2A6活性较快的人群中明显，而不是较慢的人群中，而且尚不清楚哪些单倍型SNP是因果关系（Bloom et al. 2013）。

FMO1基因变异在吸烟行为中的作用尚未得到广泛研究。在欧美吸烟者中，两种FMO1 SNP，rs10912765和rs7877，与烟碱依赖有关（Hinrichs et al. 2011）。这些SNP存在于FMO1的5′和3′区域，被认为在FMO1的调控中发挥作用（Hinrichs et al. 2011）。综合这些发现，FMO活性的变化可能会影响烟碱代谢的速度。然而，目前尚不清楚这些变化是否足以改变吸烟行为，包括卷烟消耗和烟碱依赖。

2.1.14　UDP-葡萄糖醛酸转移酶（UGT）

烟碱和可替宁通过N-葡萄糖醛酸化过程被UGT代谢，从而导致尿液中烟碱和可替宁-葡萄糖醛酸排泄。烟碱-葡萄糖醛酸盐和可替宁-葡萄糖醛酸盐分别占尿液中烟碱代谢产物总量的4%和17%（Benowitz et al. 2009; Benowitz and Jacob 1994; Byrd et al. 1992）。UGT基因的变异可能导致烟碱代谢率的改变，潜在地影响吸烟行为。

2.1.15　UGT1A和UGT2B基因变异与烟碱代谢和吸烟行为的关系

已经观察到烟碱葡萄糖醛酸化率的个体间变异，这种变异是由遗传因素引起的（Benowitz et al. 1999; Lessov-Schlaggar et al. 2009）。多种UGT可能是烟碱糖化的原因，尤其是UGT1A4和UGT2B10。UGT1A4的变异改变了非烟碱基质的葡萄糖醛酸化，但对烟碱代谢的潜在影响以及由此引起的吸烟行为的改变似乎微不足道（Kaivosaari et al. 2007）。UGT1A4中的两个SNP（rs6755571 C>A，P24T和rs2011425 T>G，L48V）分别为UGT1A4*2和UGT1A4*3，对甾体二氢睾酮的葡萄糖醛酸化活性降低。UGT1A4*3也与底物氯氮平葡萄糖醛酸化效率（V_{max}/K_m）的提高有关（Ehmer et al. 2004; Mori et al. 2005）。考虑到UGT1A4在肝脏烟碱葡萄糖醛酸化过程中似乎不发挥重要作用（Kaivosaari et al. 2007），UGT1A4变体不太可能改变吸烟行为，尽管这需要得到证实。

在UGT2B10基因（rs61750900 G>T，D67R）中发生的SNP，即UGT2B10*2，显示烟碱和可替宁的N-葡萄糖醛酸化显著降低（Chen et al. 2007, 2010）。一项研究发现，与UGT2B10*1/*1基因型的个体相比，携带UGT2B10*2等位基因的个体摄入的烟碱更少，尿TNE较低（Berg et al. 2010），而另一项研究则没有（Zhu et al. 2013c）。这表明UGT2B10*2等位基因可能在某些环境或人群中降低吸烟水平。

2.2　肾脏烟碱消除的遗传变异

肾脏清除约占总烟碱清除量的5%（Benowitz et al. 2009; Benowitz and Jacob 1985）。一项双胞胎研究提供了证据，证明烟碱和可替宁对烟碱和可替宁肾清除的变异有重大的遗传影响（约烟碱40%和可替宁60%）（Benowitz et al. 2008）。导致观察到的遗传变异的基因尚待鉴定。有机阳离子转运体（OCT）已被证明可在人癌细胞系中转运烟碱（Takami et al. 1998; Urakami et al. 2002; Zevin et al. 1998），可能通过烟碱在肾细胞间的主动转运在烟碱消除中发挥作用。编码OCT2的基因具有多态性，OCT2的变异改变了OCT2底物二甲双胍的肾清除率（Yoon et al. 2013）。通过尿液酸化（导致烟碱离子诱捕，一种弱碱），吸烟者肾脏对烟碱的清除能力增加，以前曾认为与每日烟碱摄入量的增加有关（Benowitz and Jacob 1985）。因此，如果阐明了OCT2在体内烟碱转运中的作用，那么OCT2的变化可能会影响烟碱在肾脏中的清除，并导致吸烟行为的代偿性改变。OCT2在血脑屏障也有表达；然而，目前尚不清楚该部位OCT2的变化是否足以改变吸烟行为。因此，烟碱转运系统中的遗传变异，虽然是烟碱清除的一个非常小的途径，但可能是吸烟行为变异的另一个来源。

3　烟碱中枢神经系统靶点的药物遗传学

除了烟碱清除速度的变化外，烟碱的中枢神经系统靶点和下游信号通路的改变也可以改变烟碱的精神活性作用。如前所述，烟碱与神经元nAChR的结合（Liu et al. 2012）导致一系列下游信号事件反应，涉及多巴胺、5-羟色胺、去甲肾上腺素、乙酰胆碱、γ-氨基丁酸、谷氨酸和内啡肽的释放（Benowitz 2008）。多巴胺的释放介导烟碱摄入的主要强化效应，有助于烟碱依赖的发展（Dani and Heinemann 1996），调节对烟碱反应的神经生物学通路的变化可能导致多种吸烟行为的差异，包括吸烟和依赖的程度。多态基因编码nAChR亚基、多巴胺转运体、多巴胺受体和多巴胺代谢酶，以及负责5-羟色胺合成和转运的酶。中枢神经系统的遗传变异对吸烟行为的影响将在下一节中描述。

3.1　烟碱乙酰胆碱受体的遗传变异

乙酰胆碱受体是五聚体门控离子通道，由九个α亚基（α2~10）和三个β亚基（β2~4）组成；这些亚基由基因编码，其多态性可以功能性地改变受体对烟碱结合的反应（Ho and Tyndale 2007；另见本书"神经元烟碱受体的结构"一章）。考虑到nAChR激活的下游反应可调节烟碱给药的奖赏（Corrigall et al. 1994），nAChR变异是吸烟模式个体间差异的生物学上的可信来源。具有变异等位基因的特定nAChR亚基基因是功能结果的重要决定因素，因为nAChR亚型对烟碱结合的反应存在差异（Marks 2013）。例如缺乏α4和β2亚基，小鼠显示在烟碱刺激时多巴胺释放不足，不会自我给药烟碱（Marubio et al. 2003;Picciotto et al. 1998）暗示α4和β2亚基是烟碱增强特性所必需的。下面将详细讨论nAChR亚基的遗传变异在吸烟行为中的作用。

3.1.1　吸烟行为的获得

nAChR亚基的遗传变异与开始吸烟的风险以及开始吸烟的年龄有关。例如，β2乙酰胆碱受体亚基牵涉起始吸烟。β2亚基介导烟碱刺激的多巴胺释放（Picciotto et al. 1998），从而影响吸烟的强化作用。CHRNB2（β2亚基编码基因）变异降低了β2乙酰胆碱受体亚基的功能，可能通过减少早期吸烟经历中烟碱诱发的多巴胺的释放来保护人们不开始经常吸烟。在一组以色列妇女中，CHRNB2单倍型包括五个SNP[CACTA rs2280781（T > C），rs12072348（C>A），rs3766927（A>G），rs2072659（C>G）和rs2072660（T>C）]，与定期吸烟（定义为每天吸烟≥1年）的风险降低相关（Greenbaum et al. 2006）。这些SNP的功能影响尚不明确，但基于CACTA单倍型对吸烟起始的保护作用（Greenbaum et al. 2006），单倍型中的因果SNP可能会降低β2的表达和/或功能，进而减少多巴胺的释放。CACTA单倍型中的rs2072659和rs2072660 SNP位于$CHRNB2$的3'UTR，这是一个公认的参与mRNA稳定性的位点，因此这些SNP可能影响大脑中β2亚基的表达。然而，在一项包括欧洲裔的男性和女性的独立研究中，没有观察到几种不同的$CHRNB2$ SNP与开始吸烟之间的联系（Silverman et al. 2000）。

位于nAChR亚基基因上游的遗传变异也会影响吸烟起始。rs1996371（T>C）是一种位于$CHRNB4$上游的功能未明确的SNP，其纯合子性与欧洲裔吸烟者的每日吸烟发病年龄较低有关（Kapoor et al. 2012）。到目前为止，rs1996371对烟碱受体表达和/或功能的潜在影响尚未被描述，而且年轻时每天吸烟风险增加的原因仍不清楚。在小鼠身上，$CHRNA5/A3/B4$的过表达增加了大脑中功能性α3β4受体，并增强了烟碱自我给药（Gallego et al. 2012）。鉴于其位于$CHRNB4$上游的位置，或许rs1996371增加大脑中含有β4的乙酰胆碱受体表达，促进早期规律性的每日吸烟。通过大鼠α3β4受体拮抗剂的减缓作用，证实了α3β4受体在促进摄入烟碱、烟碱自我给药中的作用（Glick et al. 2002）。

也观察到开始吸烟的年龄与nAChR基因变异对经常吸烟风险的影响。这表明，nAChR基因变异对定期吸烟风险的影响可能在那些较年轻就开始吸烟的人群中更为强烈（Hartz et al. 2012）。在$CHRNA5$中，非同义SNP rs16969968（G>A，D398N）杂合的受试者在16岁或16岁以下开始吸烟，与同样具有这种变异的晚期吸烟者相比，成年后重度吸烟的风险增加（Hartz et al. 2012）。rs16969968已被证明在体外可降低烟碱激动剂地棘蛙素对nAChR的反应，其表现为地棘蛙素结合后细胞内钙水平下降（Bierut et al. 2008）。因此，虽然对烟碱的低反应（例如，通过降低β2和β4表达和/或功能）可能有助于预防吸烟起始，但对烟碱较低的中枢神经系统反应（例如，通过rs16969968）可能增加定期吸烟的风险，特别是在早期的起始吸烟者中。

3.1.2　卷烟消耗与抽吸曲线

rs16969968 A等位基因除了与早期吸烟者经常吸烟风险增加有关外，还与吸烟量增加有关（Breetvelt et al. 2012; Liu et al. 2010）。rs16969968次要等位基因（A）对烟碱激动剂的nAChR反应降低（Bierut et al. 2008），表明具有该等位基因的个体在自由吸烟期间可能经历较低水平的烟碱受体激活。拥有rs16969968 A等位基因的吸烟者可以通过每天吸更多的烟来弥补烟碱受体激活水平较低的不足，增加作用于nAChR的烟碱水平，从而维持理想的烟碱增强水平，避免戒断。在欧洲裔吸烟者群体中，rs16969968 AA纯合子组每日吸烟量显著高于GA杂合子组和GG纯合子组（Breetvelt et al. 2012）。rs1051730（C>T）与rs16969968在完全连锁不平衡（LD）中也与吸烟量有类似的关系。rs1051730次要等位基因（T）与较高的吸烟水平有关，这与rs16969968 A等位基因观察到的吸烟增加相一致（Breetvelt et al. 2012; Thorgeirsson et al .2008; Wassenaar et al. 2011）。虽然rs16969968和rs1051730

大多被单独研究，但最近它们被称为单风险等位基因rs1051730-rs16969968（Munafò et al. 2012; Tobacco and Genetics Consortium 2010）。在欧洲裔吸烟者中，携带rs1051730-rs16969968风险等位基因（rs1051730和rs16969968中次要等位基因的杂合或纯合）报告了较高的卷烟消耗量（Munafò et al. 2012）。在非裔美国吸烟者中，一项GWAS研究显示，卷烟消耗与一个不同的*CHRNA5* SNP rs2036527（G>A）相关，该SNP位于*CHRNA5*上游（David et al. 2012）。

　　除了与吸烟有关的*CHRNA3*和*CHRNA5*基因中的SNP外，在欧洲裔美国人和非裔美国人群体中，*CHRNA4*中的rs2236196（G>A）与每天吸烟的卷烟数量显著相关，而G等位基因在重度吸烟者中更为普遍（Han et al. 2011）。如前所述，缺乏α4 nAChR亚基的小鼠在烟碱刺激反应时，不会显示出纹状体多巴胺释放增加（Marubio et al. 2003），这支持了*CHRNA4*基因变异可能是吸烟的一个危险因素的概念。

3.1.3　烟碱依赖

　　α4乙酰胆碱受体亚基的遗传变异也涉及烟碱依赖的风险。*CHRNA4*基因5号外显子rs1044396（C>T）和rs1044397（G>A）两个SNP处于接近完全LD状态；这两个SNP是GCTATA单倍型块（rs2273504 G>A，rs2273502 C>T，rs1044396 C>T，rs1044397 G>A，rs3827020 T>C，rs2236196 A>G）的一部分，在中国人群中该单倍型块与显著降低的FTND和修订的耐受问卷得分相关（Feng et al. 2004）。这些SNP对烟碱依赖的保护机制目前还不清楚。然而，鉴于包含α4乙酰胆碱受体的激活是介导烟碱强化的关键（Tapper et al. 2004），这些SNP可能导致α4亚基功能降低，减少烟碱依赖的风险。

　　在吸烟的数量上，α3和α5亚基与SNP rs1051730和rs16969968的作用一致，这些SNP在欧洲裔人群中同样和烟碱依赖相关（Chen et al. 2009; Wassenaar et al. 2011）。研究发现，在FTND得分较高的吸烟者中，rs1051730和rs16969968（分别为T和A）的次要等位基因更为普遍，提示烟碱依赖程度较高。然而，在一项评估大脑对吸烟信号反应的功能性磁共振成像研究中，具有rs16969968 GG基因型的烟碱依赖女性对吸烟图像的反应要比具有少量rs16969968风险等位基因（A）的女性更强烈（Janes et al. 2012）。Janes等（2012）提出，在*CHRNA5*中表达rs16969968风险等位基因可能会降低nAChR对激动剂结合的反应，减少细胞内钙内流（Bierut et al. 2008），从而抑制烟碱在促进长期增强中的作用（Jia et al. 2010）。长时程增强主要参与学习和记忆过程，依赖于海马体细胞内的钙内流（Jia et al. 2010），海马体是一个表达乙酰胆碱受体α5亚基的大脑区域（Wada et al. 1990）。因此，拥有rs16969968风险等位基因的吸烟者可能由于工作记忆的缺陷而抑制了药物线索关联的形成，这可能导致他们的大脑对吸烟线索的反应较低，即使他们可能是高度依赖的吸烟者。

3.1.4　戒断及对药物治疗的反应

吸烟者成功戒烟的能力是由多种因素决定的，包括烟碱依赖水平、戒断、渴望和对吸烟线索的反应（Norregaard et al. 1993; Zhou et al. 2009）。烟碱戒断是由于多巴胺释放减少导致的大脑奖励功能下降（Benowitz 2009）。戒断的主要症状之一是吸烟欲望（Baker et al. 2012）。吸烟者在戒烟数小时后就会出现戒断症状（Brown et al. 2013），例如在睡眠期间，体内烟碱水平下降（Herskovic et al. 1986）。如果继续戒断，戒断状态将会持续很长一段时间。人们认为，通过维持一种nAChR脱敏状态，吸烟者能够避免戒断症状，如易怒、焦虑、注意力难以集中和对烟草的渴望（Benowitz 2008）。这表明，编码nAChR亚基的基因变异可能在调节烟碱戒断症状和戒烟成功方面发挥了作用。nAChR的基因变异调节了与戒烟成功相关的其他因素，如烟碱依赖水平和对吸烟线索的反应，也可能影响戒烟。

nAChR基因变异似乎改变了自发戒烟成功率。CHRNA5 SNP rs569207（C>T）与欧洲裔吸烟者的尝试戒烟次数有关，TT纯合子与CC纯合子相比，其戒烟尝试数更高，这可能表明TT纯合子戒烟能力较低（Budulac et al . 2012）。此外，rs569207是CTGAG单倍型的一部分[rs680244（T>C），rs569207（C>T），rs16969968（G>A），rs578776（G>A），rs1051730（C>T）]，比CCAGA单倍型（包括rs569207的野生型等位基因）有更严重的戒断反应（Baker et al. 2009）。虽然rs569207的功能意义目前尚不清楚，但rs569207的T等位基因可能通过调节戒断严重程度与较低的戒断成功率相关。

α3亚基的遗传变异也与自发的戒烟成功相关。除此之外，它还与较高的卷烟消耗量和烟碱依赖得分有关（Breetvelt et al. 2012; Munafò et al. 2012; Thorgeirsson et al. 2008; Wassenaar et al. 2011），CHRNA3/A5 SNP rs1051730（C>T）与自发性戒烟期间较低的戒烟成功率有关（Budulac et al. 2012）。此外，与GC单倍型受试者相比，rs16969968（在全LD中为CHRNA3/5 SNP rs1051730）和rs680244单倍型AC与欧洲裔吸烟者自述戒烟年龄较晚有关（Chen et al. 2012）。在CHRNA3基因的3'UTR区域发现的另一个CHRNA3/A5 SNP（rs660652，A>G），与AG/AA吸烟者相比，与拥有次要等位基因（G）的欧洲裔吸烟者的戒烟尝试增加有关（Erlich et al. 2010）。这进一步支持了α3/α5乙酰胆碱受体遗传变异改变自发戒烟的成功尝试的观察。

对戒烟药物治疗的反应也可能受到nAChR基因变异的影响，尽管研究结果并不一致。在对欧洲裔吸烟者进行为期8周的烟碱贴片开放标记试验后，4周的随访中，rs1051730 T等位基因与较低的戒断率有微弱关联；但在12周和26周的随访中，或在另一项安慰剂对照的烟碱贴片试验中，rs1051730 T等位基因与戒断率没有关联（Munafò et al. 2011）。在另一项研究中，在治疗结束和6个月的随访中，rs1051730与服用安慰剂的吸烟者戒烟成功率较低相关（Bergen et al. 2013）。SNP rs2036527（G>A）等位基因与rs1051730是强LD，在非裔美国轻度吸烟者中，与进行烟碱口香糖、安非他酮或其他治疗方法的治疗期间和治疗结束时的低戒烟率相关。然而，rs2036527 A等位基因在6个月随访或服用安慰剂的患者的任何时间点与戒烟无关（Zhu et al. 2014）。综上所述，这些结果表明rs1051730的次要等位基因是寻求治疗的吸烟者戒烟成功率较低的风险等位基因。

相反，在6个月的随访中，拥有一到两个rs1051730和rs588765（CHRNA5 SNP，C>T）次要等位基因的欧洲裔吸烟者比野生型吸烟者对NRT（烟碱贴剂、嚼片、口香糖、鼻喷雾剂）的戒烟程度有所提高（Bergen et al. 2013）。在拥有rs588765 T等位基因的非裔美国吸烟者中观察到NRT（烟碱口香糖）对戒烟的类似影响；然而，rs588765基因型与戒烟之间的关系在6个月的随访中没有观察到，因为这是欧洲裔的受试者（Zhu et al. 2014）。虽然rs1051730的次要等位基因在戒烟中的作用方向尚不清楚，但似乎拥有rs588765 T等位基因可能对正在使用NRT的戒烟者有益。

一项评价由rs16969968（与rs1051730完全LD）和rs680244形成的单倍型影响的研究，显示单倍体状态与7天戒烟治疗结束时个体接受积极的药物治疗（烟碱贴片、烟碱含片、安非他酮或结合NRT和安非他酮）无关（Chen et al. 2012）。然而，在具有rs16969968和rs680244单倍型GT（高风险单倍型）和AC而不是GC（低风险单倍型）的吸烟者中，与安慰剂相比，积极治疗与更低的吸烟复发风险相关。相关性不依赖于积极治疗的类型（安非他酮对比于NRT以及联合治疗）（Chen et al. 2012）。

伐尼克兰，一种相对较新的戒烟药物，是α4β2乙酰胆碱受体部分激动剂，有抑制烟碱（一种α4β2乙酰胆碱受体完全激动剂，结合并激活这些受体）的能力（Garrison and Dugan 2009）。伐尼克兰治疗组中，CHRNA4（rs3787138，rs2236196，rs6062899）、CHRNA5（rs518425）、CHRNA7（rs6494121）和CHRNB2（rs3811450）的变化与第9~12周持续戒烟有关（King et al. 2012）。基于这些发现，α3和α5基因变异对戒烟的影响仍不清楚。SNP在这些位点的作用是否依赖于积极治疗、治疗类型，或它们对戒烟成功的影响是否非特异性，尚待阐明。

3.2 多巴胺能系统的遗传变异

在烟碱结合和激活nAChR后，VTA中多巴胺的释放是介导烟碱增强特性的关键（Corrigall et al. 1994）。大脑中多巴胺水平的变化（通过多巴胺转运和代谢）和大脑对多巴胺的反应（通过多巴胺受体结合）可能会影响与吸烟相关的强化特性。烟碱增强特性的变化可能反过来改变吸烟行为，包括戒烟。多巴胺能系统的遗传变异对吸烟行为的影响概述如下。

3.2.1 多巴胺转运蛋白

多巴胺转运蛋白（DAT）是一种Na$^+$/Cl$^-$依赖的跨膜蛋白，调节多巴胺的再摄取和释放到突触前终末端（VanNess et al. 2005）。DAT由约64 kb的*DAT1/SLC6A3*基因编码，该基因在3-UTR中含有一个常见的40 bp可变数目串联重复序列（VNTR）多态性（3~13个重复）。9-重复等位基因和10-重复等位基因最为常见；然而，它们的功能结果仍有待确定（Kang et al. 1999）。这种VNTR多态性可能影响mRNA的稳定性、核转运和/或蛋白合成，因为它位于*SLC6A3*基因3-UTR中（Nakamura et al，1998）。由于DAT活性的增加或减少，修饰多巴胺再摄取可以改变多巴胺与受体结合的可用性。反过来，这可能会改变吸烟中多巴胺介导的强化作用，从而影响烟草使用模式。

3.2.2　*SLC6A3*基因的遗传变异

*SLC6A3*基因的遗传变异，其特征是位于3'UTR的VNTR 9重复变异，其功能结果未知，与DAT水平的升高或降低有关，这取决于进一步研究。在一项研究中，与10-重复等位基因相比，9-重复等位基因与壳核中DAT蛋白的减少有关，这表明该脑区对多巴胺的再摄取更少，可获得更多的多巴胺（Heinz et al. 2000）。相比之下，van Dyck等（2005）证明了相反的效果，*SLC6A3-9*等位基因导致壳核和尾状核中的DAT增加，推测这些脑区多巴胺的再摄取增加，降低多巴胺的可用性。纹状体中多巴胺的释放在决策和奖励中扮演着重要角色，行为奖励联系的学习与壳核和尾状核有关（Balleine et al. 2007）。如果9-重复等位基因在壳核和尾状核中导致更大的DAT表达和更多的多巴胺再摄取，那么拥有这种变异的个体可能会体验到更少的烟碱诱发的奖励，从而降低他们吸烟的风险。*SLC6A3*基因的遗传变异与吸烟风险的差异有关，尽管针对这一关系的研究尚未得出一致的结果。Lerman等（1999）的研究表明，拥有*SLC6A3* 9-重复等位基因的欧洲裔和非裔美国人吸烟的可能性明显低于没有9-重复等位基因的人。然而，这一发现并没有在随后的研究中得到重复，在欧洲裔或非裔美国人群体中，从未、曾经和现在吸烟人群中9-重复等位基因频率没有显著差异（Vandenbergh et al. 2002）。

3.2.3　吸烟行为的获得

吸烟起始年龄受DAT基因变异的影响。与那些没有*SLC6A3* 9-重复等位基因的人相比，拥有一或两个*SLC6A3* 9-重复等位基因副本的吸烟者在欧洲裔和非裔美国人的混合人群中（<16岁）较早开始吸烟的可能性较小（Lerman et al. 1999）。在另一项研究中，与没有9-重复等位基因的受试者相比，携带*SLC6A3* 9-重复变异的欧洲裔吸烟者在20岁之前开始吸烟的风险较低（Sieminska et al. 2009）。由于较早开始吸烟与较高的烟草消耗水平和戒烟困难增加有关（Breslau and Peterson 1996; Chen and Millar1998; Cui et al. 2006; Taioli and Wynder 1991），携带*SLC6A3* 9-重复等位基因的人早期开始吸烟的风险降低，支持将9-重复等位基因作为预防吸烟的保护性物质。9-重复等位基因对早期吸烟起始的保护作用可能来自于DAT水

平的增加（van Dyck et al. 2005），导致在最初吸烟经历中吸烟的强化作用较低。

与 *SLC6A3* 9-重复等位基因相比，*SLC6A3* 基因3'UTR中存在的SNP rs27072（G>A）与早期吸烟风险增加有关。在中国人群中，rs27072 A等位基因与18岁以下开始吸烟显著相关，也可能增加早期吸烟者对烟碱依赖的风险（Ling et al. 2004）。rs27072变异的功能未知；然而，由于其在3'UTR中的位置，可能参与调控 SLC6A3 mRNA的表达。如果SNP（次要等位基因A）发挥负调控作用，导致脑内 mRNA表达和DAT水平下降，这可能会延长多巴胺作用的持续时间（通过减少多巴胺再摄取），从而在早期吸烟过程中对烟碱产生更大的敏感性。

3.2.4 对吸烟提示的反应

尽管 *SLC6A3* 9-重复等位基因对早期吸烟起保护作用，但一旦确定了有规律的吸烟，这种DAT多态性可能会增加对吸烟线索的反应并影响烟瘾，从而可能促进烟碱依赖。携带 *SLC6A3* 9-重复等位基因的吸烟者比携带 *SLC6A3* 10-重复等位基因的吸烟者对吸烟信号（与非吸烟信号相比）表现出更强的大脑反应（Franklin et al. 2009）。此外，在拥有 *SLC6A3* 9-重复等位基因的受试者中，自述的渴望与奖赏相关区域的大脑活动增加有关，这些区域包括脑下延伸杏仁核、岛叶和中央后回（Franklin et al. 2011）。在实验动物中，延长的杏仁核功能障碍与药物依赖有关（Di Chiara et al. 1999），这支持了9-重复等位基因吸烟者在渴望时该区域大脑活动增加的观察结果。

3.2.5 戒断和药物治疗的反应

吸烟者自发戒烟的能力，以及通过使用药物辅助戒烟的能力，也可能被DAT的遗传变异改变。Lerman等（1999）研究表明，与其他基因型的吸烟者相比，携带 *SLC6A3* 9-重复等位基因的欧洲裔和非裔美国吸烟者的最后一次戒烟尝试持续时间更长，这表明携带9-重复等位基因的欧洲裔和非裔美国人戒烟的时间更长。在一项meta分析中，支持这一观点的是，*SLC6A3* 9-重复等位基因与戒烟增加有关（Stapleton et al. 2007）。然而，在接受安非他酮治疗的韩国吸烟者中，与携带 *SLC6A3* 10-重复等位基因的吸烟者相比，携带 *SLC6A3* 9-重复等位基因的吸烟者戒烟的可能性较小（Han et al. 2008）。由于安非他酮的一种药理作用是占领DAT（Learned-Coughlin et al. 2003）并抑制多巴胺的再摄取，因此有理由认为 *SLC6A3* 9-重复变异影响安非他酮在戒烟中的有效性。

3.2.6 多巴胺代谢

多巴胺是由多种酶代谢，包括单胺氧化酶类（MAOs）、儿茶酚-*O*-甲基转移酶（COMT）和多巴胺β-羟化酶（DBH）（Meiser et al. 2013）；编码这些酶的基因（分别是 *MAO-A* 和 *MAOB*、*COMT* 和 *DBH*）是多态性的，功能上显著的遗传变异改变了转录效率和酶活性。多巴胺代谢速率的差异可导致中枢神经系统多巴胺持续时间的长短,影响吸烟的强化作用,进而调节吸烟行为。*MAO-A*、*COMT*和*DBH*的相关变异,它们对吸烟行为的影响以及这些影响的生物学解释如下。

3.2.7　成为吸烟者的可能性

由于多巴胺代谢加快,大脑中多巴胺的减少可能会影响吸烟的强化作用。吸烟强化作用的改变可能反过来增加一个人吸烟的欲望。在日本成年人中,拥有30 bp VNTR 4-重复等位基因(位于*MAO-A*启动子区域)的女性与没有4-重复等位基因的女性(一生吸烟少于100支)相比,吸烟的风险更低(Ito et al. 2003)。与3-重复或5-重复等位基因相比,*MAO-A*的3.5-和4-重复变异的转录效率更高(Sabol et al. 1998),推测这可能导致MAO-A酶水平更高,通过氧化脱氨导致多巴胺代谢失活程度更高。在中国男性中也观察到类似的结果,与3-重复等位基因相比,4-重复等位基因与当前吸烟(与以前吸烟相比)风险降低有关(Jin et al. 2006)。因此,4-重复等位基因可能通过更大的多巴胺降解导致更低的多巴胺水平,可能减少吸烟的强化效应,从而降低成为吸烟者的风险。

COMT也参与多巴胺的代谢,说明COMT活性的变化也可能影响多巴胺的降解,进而影响吸烟行为。*COMT* Val158Met(rs4680, G>A)多态性与COMT酶活性降低有关(Lachman et al. 1996),可能导致多巴胺降解减少,这可能导致大脑多巴胺水平升高。在泰国的研究中,携带一或两个*COMT* Met等位基因副本的人比Val等位基因纯合子的人更有可能吸烟(Suriyaprom et al. 2013)。Met等位基因增加吸烟风险的原因可能是在吸烟过程中多巴胺降解减少和强化增加(通过多巴胺水平的增加)。然而,在欧洲和日本人群中,Met等位基因与Val等位基因纯合子的受试者相比,吸烟风险降低(Colilla et al. 2005; Nedic et al 2010; Tochigi et al. 2007)。已经提出,相对于那些Val/Val基因型,吸烟率的降低风险的等位基因在一些人口低可能是由于追求新奇和冒险行为人格特质与等位基因(Tsai et al. 2004),尽管目前尚不清楚如何调和这些显然不和谐的基因型关联研究。

3.2.8　卷烟消耗

COMT酶活性较高(多巴胺失活程度较高)的吸烟者可能会大量吸烟,以维持大脑中理想的多巴胺水平。在日本男性中,与Val/Met和Met/Met基因型相比,*COMT* Val纯合子性与大量吸烟的更大风险相关(Tochigi et al. 2007)。在一组欧洲裔的烟草和酒精依赖的男性中,较高的MAO-A活性(更高的多巴胺失活)也与更严重的吸烟有关(Wiesbeck et al. 2006)。拥有高效转录等位基因(4-重复)的吸烟者平均每天吸烟约31 CPD,而拥有3-重复等位基因的吸烟者平均每天吸烟约24 CPD。如前所述,*MAO-A* 4-重复等位基因活性的增加与吸烟风险的降低有关(Ito et al. 2003),这可能是通过降低多巴胺水平和降低烟碱的强化,进而降低吸烟风险。

然而，拥有这种4-重复等位基因并继续吸烟的受试者，为了维持理想的多巴胺水平，可能会抽更多的CPD来补偿更高的MAO-A活性（Wiesbeck et al. 2006）。烟草烟气还含有MAO-A抑制剂harman和norharman（Herraiz and Chaparro 2005），这也可能有助于增强与吸烟相关的特性。在MAO-A 4-重复等位基因中，CPD水平越高，可能MAO-A抑制剂的暴露程度越高，部分原因是MAO-A表达/活性增加。

另一个与吸烟行为变化相关的MAO-A SNP是14外显子rs1137070（T>C），它导致MAO-A酶活性降低（Hotamisligil and Breakefield 1991）。相对于C等位基因，rs1137070的T等位基因与CPD的升高有关（McKinney et al. 2000），在rs1137070 T等位基因的人群中，这可能是由于MAO酶活性增加，从而降低了多巴胺水平。因此，在rs1137070 T等位基因的人群中，大脑中多巴胺的可用性较低，可能介导了较重的吸烟。在同一项研究中，DBH SNP rs77905（G>A）预测携带A等位基因的吸烟者的卷烟消耗量会更高（McKinney et al. 2000）。然而，当试图在更大的人群中复制这些发现时，两种SNP与CPD之间没有显著的联系（Johnstone et al. 2002）。最初的结果来自于进行的小规模有效队列抽样调查（<15%），而后续研究（Johnstone et al. 2002）抽样了总队列的73%。在人口统计学特征上，包括年龄、性别和种族，这两个亚组之间没有差异。然而，在原始样本中，DBH rs77905纯合子的比例过高，但仍与Hardy-Weinberg平衡预测的预期频率保持一致，这可能导致了A等位基因与CPD之间的正相关（McKinney et al. 2000）。与其他多巴胺代谢酶相比，有关DBH变化和吸烟行为的文献较少，这增加了解释这些不一致发现的难度。

3.2.9 烟碱依赖

COMT Met等位基因与减小吸烟风险和降低CPD有关，在烟碱依赖中的作用也得到了评估。携带一或两个Met等位基因副本的吸烟者FTND得分更高，这表明他们对烟碱的依赖性更强（Guo et al. 2007）。然而，这种联系没有经过多次比较的统计校正。

MAO-A 4-重复等位基因导致更高的转录效率，与未携带该4-重复变异的男性吸烟者相比，携带该4-重复等位基因的男性吸烟者FTND得分显著更高（Ito et al. 2003）。这表明多巴胺代谢的增加可能导致烟碱依赖的增加。携带4-重复变异的吸烟者可能会从吸烟中获得不同程度的奖励，从而导致更强的烟碱依赖。

3.2.10 戒断及对药物治疗的反应

多项研究调查了COMT Val158Met多态性与有无药物治疗的戒烟之间的关系。就自发性戒烟而言，与Val/Met和Met/Met基因型相比，COMT Val等位基因与更快的COMT活性相关，与更大程度的戒烟有关。这是基于对欧洲裔的老年吸烟者、前吸烟者和从不吸烟者的回顾性和前瞻性分析得出的结论（Omidvar et al. 2009）。

然而，在另一项研究中，德国萨尔州的老年人中，*COMT* Val158Met变异与戒烟无关（Breitling et al. 2009）。然而，这两项研究都没有评估受试者对烟碱的依赖程度。不同研究中烟碱依赖水平的差异可能导致*COMT* Val158Met基因型和戒烟成功的不一致结果。

当评估*COMT* Val158Met基因型对NRT（烟碱贴片和喷鼻剂）在戒烟成功的影响时，与拥有Met等位基因的同样使用NRT的吸烟者相比，欧洲裔吸烟者在治疗结束时戒烟成功率较低（Colilla et al . 2005; David et al. 2011; Munafò et al. 2008）。总的来说，这些结果表明，虽然Val等位基因的患者在没有药物治疗的情况下戒烟的可能性更大，但Met等位基因的患者可能受益于NRT；但是，这需要进一步验证。

3.2.11　多巴胺受体

多巴胺受体有5个亚型（D$_1$~D$_5$），是G蛋白偶联受体（G-protein coupling receptor, GPCRs）。D$_1$~D$_5$受体亚型由*DRD1~5*基因编码。*DRD*基因的变异与吸烟行为的改变有关，*DRD2*和*DRD4*的基因变异是最常见的研究对象。不同的受体亚型调节情绪、动机和行为，表明多巴胺受体变异在不同的吸烟模式中可能扮演重要角色。

3.2.12　起始

在多项研究中，编码多巴胺受体亚型4（*DRD4*）的基因变异与吸烟起始年龄有关。在*DRD4*中，3外显子存在一个常见的48 bp VNTR，其中长等位基因包含6~10个重复，短等位基因有2~5个重复。相对于*DRD4* VNTR短等位基因，*DRD4* 7-repeat等位基因与腺苷酸环化酶（一种GPCR信号中重要的效应物）偶联的效力是前者的1/3~1/2（Oak et al. 2000）。在一项评估多巴胺受体基因变异与15岁时吸烟行为之间关系的研究中，与其他基因型相比，具有*DRD4*外显子3中48 bp VNTR 7重复形式的欧洲后裔青少年更早开始吸烟（Laucht et al. 2008）。Shields等（1998）的数据支持了这些发现。数据显示，拥有一个或两个长等位基因副本（6-repeat~8-repeat）的非裔美国吸烟者在16岁之前开始吸烟的可能性高于纯合的短等位基因（2-repeat~5-repeat）的吸烟者。在具有DRD4长等位基因的人群中观察到的较早开始吸烟的现象，可能是由于这一群体在青春期对新奇事物有更大的追求；然而，这种基因型寻求新奇性的联系可能仅限于男性（Laucht et al. 2005），而且并不总是被复制（Vandenbergh et al. 1997）。

3.2.13　卷烟消耗

如前所述，与短等位基因相比，*DRD4* VNTR长等位基因导致受体与腺酰环化酶偶联的效力较低（Oak et al. 2000），这可能会减少多巴胺结合后的下游信号传导。拥有长等位基因的吸烟者可能会吸烟更多，以补偿腺苷环化酶活化和下游信号通路的减少。在一项包含欧洲裔吸烟者占主导地位的研究中，拥有*DRD4*长等位基因（7-repeat）的男性与其他基因型吸烟者相比，CPD的吸烟量显著增加（Laucht et al. 2005），这表明腺苷酸环化酶活性降低可能会促进吸烟水平的升高。然而，在欧洲裔或非裔美国吸烟者中，没有发现*DRD4*长或短等位基因与CPD之间存在关联（Shields et al. 1998）。

多巴胺受体亚型基因的变异也与CPD和吸烟严重程度指数（HSI）有关，HSI是用来评估受试者醒来后多久吸烟以及CPD的数量。在欧洲裔吸烟者中，与不具有*DRD2*内含子2简单串联重复多态性（*Taq*I C）的吸烟者相比，拥有最常见的等位基因（84 bp等位基因）的人CPD更少，HSI得分更低（Vandenbergh et al. 2007）。在同一研究中，*DRD3*的变化也与CPD和HSI有关。*DRD3*中的Ser9Gly（S9G）突变通过增加D$_3$受体对多巴胺的亲和力来改变其功能（Lundstrom and Turpin 1996），该突变与较高的CPD和HSI评分有关（Vandenbergh et al. 2007）。多巴胺与含有S9G多态性的D3多巴胺受体之间的相互作用增强，可能会提升吸烟相关的增强效应，进而促进吸烟水平的提高。

少数研究评估了*DRD1*基因变异与吸烟行为之间的关系。*DRD1* rs686 A等位基因与D$_1$多巴胺受体的更大表达相关（Huang et al. 2008），这表明受体的更大可用性（可能是多巴胺的更多结合）可能促进当前吸烟者更严重的吸烟和烟碱依赖。Huang等（2008）通过对非裔美国吸烟者吸烟数量的自述评估，发现*DRD1*基因3'-UTR中rs686 SNP（G>A）的A等位基因与重度吸烟有关。相反，在欧美吸烟者中没有观察到与吸烟行为相关的基因型（Huang et al. 2008）。

3.2.14　烟碱依赖

在非裔美国吸烟者中，与它对吸烟数量的影响一致，*DRD1*基因3'-UTR中rs686 SNP（G>A）的A等位基因与更大的FTND和HSI评估烟碱依赖有关（Huang et al. 2008）。D$_2$受体密度的降低与更大的依赖性有关（Huang et al. 2009）。rs2734849的A等位基因（G>A，R490H）是一个位于C端锚蛋白重复和包含1激酶域（*ANKK1*）基因的SNP，与转录因子NF-κB的表达降低有关。反过来，这导致NF-κB调控基因的低表达，包括*DRD2*，导致大脑中D$_2$受体水平降低（Bontempi et al. 2007；Huang et al. 2009）。在非裔美国吸烟者中，rs2734849 A等位基因与烟碱依赖风险增加有关（Huang et al. 2009）。使用正电子发射断层扫描（PET）进行的动物研究表明，纹状体中*DRD2*的低水平表达增加了可卡因的摄入冲动性和自我用药，支持了D$_2$受体密度降低可能增加药物依赖易感性的观点（Dalley et al. 2007; Nader et al. 2006）。此外，氟哌啶醇对D$_2$多巴胺受体的拮抗增加了重度吸烟者的吸烟行为，而溴隐亭对D$_2$多巴胺受体的激活则与烟碱摄入量和吸烟行为的减少有关（Caskey et al. 1999, 2002）。

3.2.15　停药及对药物治疗的反应

多巴胺受体D_2 SNP *TaqI* A1（rs1800497, C>T, Q713K）可能影响戒烟的成功，这已被多项研究证实。*TaqI* A1变异在许多种群中出现频率很高，位于*DRD2*下游约10 kb的*ANKK1*编码区（Neville et al. 2004）。有证据表明这种变异降低了纹状体D_2受体的密度（Jonsson et al. 1999）；然而，这并没有在所有研究中得到重复验证（Laruelle et al. 1998）。多巴胺受体密度的降低与成瘾有关（Volkow et al. 2011），大脑中D_2受体患病率较低与小鼠动机降低有关(Trifilieff et al. 2013)。综合这些发现，拥有*TaqI* A1变体的吸烟者，其D_2受体密度较低，戒烟的动机可能较低。与此观点一致，欧洲*TaqI* A1 SNP（C>T）的患病率比那些能够较长时间（>6个月）戒烟的欧洲裔吸烟者表现出更短的戒烟尝试（<6个月），表明在rs1800497 T等位基因中成功戒烟的成功率较低（Coming et al. 1996）。然而，meta分析的结果表明，缺乏强有力的证据证明这种*TaqI* A1多态性与吸烟持久性或戒烟成功之间存在关联（Munafò et al. 2004, 2009b）。

TaqI基因型与NRT有效性之间的关联性也不一致。在具有不同种族的吸烟者中，拥有*TaqI* A1 T等位基因的女性在烟碱贴片上的戒烟率明显更高，而拥有两个C等位基因副本的女性则没有（Yudkin et al. 2004）。然而，在男性中，烟碱贴剂的有效性与基因型无关（Yudkin et al. 2004）。与这些发现相矛盾的是，研究表明，在欧洲裔女性中，拥有一个或多个*TaqI* A1 T等位基因（相对于C等位基因）与较低的烟碱贴片戒断有关（Munafò et al. 2009a）。在男性和女性的联合样本中，*TaqI* A1基因型与禁欲之间没有显著联系（Munafò et al. 2009a）。同样，在以欧洲人为主的人群中，*TaqI* A1多态性与NRT（所有剂型）的总体戒烟成功之间没有相关性（Stapleton et al. 2011）。然而，在拥有*TaqI* A1 T等位基因的受试者中，抑郁与戒烟成功之间存在相互作用，因此，即使在NRT的帮助下，之前被诊断为抑郁症的个体戒烟率也较低（Stapleton et al. 2011）。这表明受试者符合抑郁症可能无法从NRT治疗中获益的标准，并且可能是其他戒烟药物治疗的候选药物，如安非他酮或伐尼克兰。

导致多巴胺受体密度降低的遗传变异（*TaqI* A1 T等位基因）（Jonsson et al. 1999）可能会增加个体在使用安非他酮（一种多巴胺再摄取抑制剂）时再次吸烟的可能性（Warner and Shoaib 2005）。安非他酮疗效和*TaqI* A1基因型的研究已经证明，同服用安慰剂的受试者相比较（C/C），在治疗和结束后6个月随访时，服用安非他酮并且携带两个C等位基因的副本的欧洲裔吸烟者，更有可能戒烟并烟瘾降低的幅度更大（David et al. 2003, 2007 a, c）。这突出了安非他酮具有靶向治疗潜力。

如前所述，有证据表明多巴胺能遗传变异在调节戒烟成功中的作用，包括多巴胺转运体*SLC6A3* 9-重复与10-重复（Han et al. 2008; Lerman et al. 1999）、*COMT* Val158Met多态性的Val等位基因（David et al. 2011; Omidvar et al. 2009）、*DRD2 TaqI* A1（C>T）（David et al. 2007c）和*DRD4* VNTR长等位基因（Leventhal et al. 2012）。有趣的是，基于多巴胺系统中功能多态性（例如*DRD2 TaqI* SNP rs1800497，*COMT* Val158Met多态性，*DRD4*外显子3 VNTR和*SLC6A3* 3' VNTR）的综合影响，累加遗传效能评分（AGES）是欧洲裔吸烟者尝试戒烟后复发的预测指标（David et al. 2013）。较高的年龄会增加吸烟者在安慰剂上复发的风险，而在服用安非他酮的人群中未观察到这种作用，这表明在具有更高遗传复发风险（较高的AGES）的人群中，安非他酮可能是戒烟的有益治疗方法（David et al. 2013）。考虑到目前为止基因研究的可变性，以及多巴胺系统的相关性，使用年龄来预测吸烟行为和戒烟在临床上可能是有用的。与单基因关联研究相比，年龄考虑了遗传影响对吸烟的累积效应更大。

3.3 5-羟色胺能系统的遗传变异

中枢神经系统中的5-羟色胺参与调节食欲、情绪和睡眠（Halford et al. 2005; Ursin 2002）在烟碱介导的奖赏中也起着重要作用。烟碱已经被证明可以刺激大鼠额叶皮层5-羟色胺的释放（Ribeiro et al. 1993）。大鼠5-羟色胺受体的激活调节多巴胺的释放，导致中脑多巴胺能神经元的激活（Porras et al. 2002）。此外，5-羟色胺还参与情绪记忆和决策等过程的调节（Merens et al. 2007），这可能与成瘾有关。负责5-羟色胺合成和运输的酶的表达或功能的变化可能会改变5-羟色胺水平的调节和5-羟色胺介导的下游效应，包括吸烟的奖励。

3.3.1 5-羟色胺的合成

色氨酸羟化酶，由基因*TPH1*和*TPH2*编码，是负责5-羟色胺生物合成的限速酶。*TPH*的多态性可能导致5-羟色胺形成水平的变化，从而影响烟碱的增强特性和改变吸烟行为。特别是，已经研究了吸烟状态和开始吸烟与*TPH*变化之间的关系，如下所述。

3.3.2 成为吸烟者并开始吸烟的可能性

冲动与药物使用的开始有关，包括吸烟（Mitchell 2004）。在小鼠中，大脑中5-羟色胺的消耗（通过TPH敲除）与强烈的强迫和冲动行为有关（Angoa-Perez et al. 2012）。此外，位于内含子7并处于完整LD中的*TPH1* SNP rs1800532（A>C）和rs1799913（A>C）的A等位基因（Nielsen et al. 1997）都与冲动控制差有关（Mann et al. 1997; Manuck et al. 1999）。尽管尚不清楚*TPH1* SNP的功能影响，但这些结果表明，A等位基因可能与*TPH1*表达或酶活性降低有关，从而导致5-羟色胺合成降低。在欧洲裔受试者中，这些A等位基因在经常吸烟者和终生不吸烟者中更为常见（Sullivan et al. 2001），表明吸烟风险增加。在另一项研究中，相对于rs1799913 AC/CC基因型，rs1799913 A/A基因型与欧洲裔吸烟者较早开始吸烟年龄有关（Lerman et al. 2001）。rs1800532 A/A基因型也与日本裔吸烟者早期吸烟有关（Mizuno et al. 2004）。尽管支持这些发现的机制仍有待阐明，但在rs1800532和rs1799913 A等位基因的受试者中，吸烟和过早开始吸烟风险的增加可能源于5-羟色胺水平的降低和增强的冲动性。

3.3.3　5-羟色胺转运体

5-羟色胺转运蛋白由多态基因*SLC6A4/5-HTT*编码，是一种内流转运蛋白，将5-羟色胺从突触转运到突触前神经元。中枢神经系统中5-羟色胺再摄取水平降低可能会增加大脑中5-羟色胺作用的持续时间（Mathews et al. 2004）。这进而可能调节5-羟色胺受体结合的水平和/或持续时间，从而导致下游信号效应。因此，5-羟色胺转运体的基因变异在功能上影响5-羟色胺水平，可能会调节吸烟行为。

3.3.4　成为吸烟者及开始吸烟的可能性

5-HTT 5-羟色胺转运蛋白基因的一个常见多态性与*5-HTT*转录的改变有关（Heils et al. 1996）。这种在*5-HTT*启动子区域的44 bp植入（L等位基因）或缺失（S等位基因）被称为*5-HTT*-连接多态域（*5-HTTLPR*），S等位基因降低了该基因的转录，导致5-羟色胺再摄取降低（Heils et al. 1996）。与*5-HTTLPR* S等位基因相比，L等位基因在华裔和日本裔男性吸烟者中比不吸烟者中更普遍，表明L等位基因与吸烟风险增加有关（Chu et al. 2009; Ishikawa et al. 1999）。由于5-羟色胺再吸收活动增强，携带L等位基因的人大脑5-羟色胺水平可能较低。这些个体中吸烟风险的增加可能是由于吸烟导致的烟碱介导的5-羟色胺水平的提高，这可能弥补了L等位基因个体由于突触5-羟色胺再摄取更大而导致的突触5-羟色胺水平通常较低的情况。

虽然在两个亚裔人群中发现了这种联系，但一些研究没有在欧洲裔和非裔美国人群中复制出这种联系（Lerman et al. 1998; Sieminska et al. 2008）。在欧洲裔青少年中，*5-HTTLPR* S等位基因似乎增加了吸烟的风险。S/S基因型在当前吸烟的青少年中比不吸烟的青少年中更常见，在吸烟开始较早的青少年中也更常见（Gerra et al. 2005）。然而，这种基因关联可能与环境因素相互作用，包括同伴吸烟。S等位基因与吸烟之间的正相关性仅在吸烟水平较高的学校的青少年中被观察到。相反，在吸烟水平较低的学校，S等位基因与较低的吸烟水平相关（Daw et al. 2013）。这表明，S等位基因（通过减少*5-HTT*转录）所产生的5-羟色胺再摄取减少，可能与环境因素相互作用，调节青少年的吸烟风险。

3.3.5 吸烟与烟碱依赖

如前所述，与S等位基因相比，L等位基因与更大的5-HTT转录相关（Heils et al. 1996），表明拥有L等位基因的受试者5-羟色胺转运体水平高于S等位基因的受试者。5-羟色胺转运体密度越高，突触5-羟色胺水平越低，这可能会促使经常吸烟的人服用更多的CPD，从而提高大脑5-羟色胺水平，从而增加烟碱依赖的风险。Chu等（2009）在中国男性吸烟者中证实了5-HTTLPR等位基因剂量对卷烟消费和烟碱依赖的影响，其中L/L个体的卷烟消费和FTND得分最高，其次是杂合子（S/L）和S/S纯合子。然而，在欧洲吸烟者中，5-HTTLPR基因型与CPD之间没有联系（Sieminska et al. 2008; Trummer et al. 2006）。这些不一致发现的潜在原因包括种族差异（华裔和欧洲裔），5-HTTLPR等位基因频率、性别（男性和女性吸烟者）以及表型测量的噪声/弱点（Chu et al. 2009; Sieminska et al. 2008）。性别选择在研究吸烟的数量可能是一个重要的因素，因为男性吸烟的比例高于女性（2012年在美国为24% vs. 18%）（Agaku et al. 2014），因此可能存在一种性别与另一种性别相比观察到重大成果的差异可能性。此外，环境因素与基因型相互作用以调节行为结果，因此，每个研究群体特有的环境影响和/或个性特征可能会调节5-HTTLPR基因型与卷烟消费和烟碱依赖之间的关系。

3.3.6 戒烟及对药物治疗的反应

在日本男性中，5-HTTLPR S/S基因型在前吸烟者比当前吸烟者中更为普遍（Sekiguchi et al. 2012），这表明5-HTT转录水平较低，因此5-羟色胺再摄取较少可能有助于吸烟者戒烟。然而，在使用戒烟药物治疗的研究中，5-HTTLPR基因型并不能预测安慰剂的戒烟成功，而且在欧洲裔吸烟者中，5-HTTLPR基因型和烟碱贴剂治疗在戒烟方面没有观察到相互作用（David et al. 2007b, 2008）。烟碱贴片组的戒烟成功率高于安慰剂组，尽管这并不显著（David et al. 2007b）。

虽然5-HTT基因型组对NRT的戒断成功似乎没有变化，但已观察到5-HTTLPR基因型与安非他酮戒断率之间存在关联。与S/S基因型的研究对象相比，接受安非他酮辅助戒烟治疗的欧洲裔研究对象在拥有一到两个L等位基因副本的情况下表现出对安非他酮的长期戒断（与安慰剂相比）（Quaak et al. 2012）。安非他酮没有表现出强烈的5-羟色胺能效应（Gobbi et al. 2003; Kugaya et al. 2003），因此，目前尚不清楚这种关联的具体机制。

5-HTTLPR基因变异与吸烟行为之间所观察到的某些联系可能是由杏仁核活动的调节引起的。杏仁核在记忆和情绪反应的处理中起着重要作用（McGaugh 2004; Phelps 2006）。它可以影响对充满情绪的药物暗示的渴望和反应。例如，当使用功能性磁共振成像来评估杏仁核在中性、愉快或不愉快刺激下的激活情况时，与L/L受试者相比，拥有一或两个S等位基因副本的受试者在不愉快刺激下的杏仁核激活水平更高（Kobiella et al. 2011）。由于杏仁核对戒烟信息的强烈反应预示着戒烟成功的可能性增加（Jasinska et al. 2012），这在一定程度上可以解释，与当前吸烟者相比，戒烟者的5-HTTLPR S等位基因频率更高（Sekiguchi et al. 2012）。然而，考虑到5-HTT基因型并不总是预测戒烟成功（例如，在戒烟的几种药物治疗的临床试验中），似乎有可能存在额外的倾向或大脑区域5-羟色胺系统的变化有助于调节吸烟行为和戒烟的能力。

4　结论

吸烟行为是由多种不同的中枢神经系统过程介导的，而这些过程又受到调节体内烟碱水平的药代动力学参数的影响。烟碱代谢和中枢神经系统对烟碱的反应的遗传变异导致个体间吸烟行为的差异，如吸烟的开始、吸烟的数量、烟碱依赖以及是否接受药物治疗的戒烟成功。正如本章所讨论的，有广泛的遗传因素有助于调节吸烟行为。这表明，考虑到这里描述的基因组合，对吸烟者的遗传特征进行更全面的评估可能是必要的，以便在遗传变异和行为之间建立联系，或者预测吸烟者使用药物治疗戒烟的能力。识别新的遗传变异，以及已知和新的变异的功能特征，将有助于更好地理解潜在的机制，并帮助建立吸烟行为和戒烟药物治疗反应的遗传预测因子。这些信息可用于确定新的潜在治疗靶点，以及在个性化治疗中提高戒烟率。

致谢

我们感谢精神病学系成瘾研究主席、CIHR grant TMH109787、NIH grant DA 020830、成瘾与精神健康中心、加拿大创新基金会（#20289和#16014）、CAMH基金会和安大略省研究和创新部的支持。

参考文献

Agaku IT, King BA, Dube SR (2014) Centers for disease control, prevention. Current cigarette smoking among adults—United States, 2005–2012. MMWR Morb Mortal Wkly Rep 63:29–34

Al Koudsi N, Tyndale RF (2010) Hepatic CYP2B6 is altered by genetic, physiologic, and environmental factors but plays little role in nicotine metabolism. Xenobiotica 40:381–392

Al Koudsi N, Ahluwalia JS, Lin SK, Sellers EM, Tyndale RF (2009) A novel CYP2A6 allele (CYP2A6*35) resulting in an amino-acid substitution (Asn438Tyr) is associated with lower CYP2A6 activity in vivo. Pharmacogenomics J 9:274–282

Al Koudsi N, O'Loughlin J, Rodriguez D, Audrain-McGovern J, Tyndale RF (2010) The genetic aspects of nicotine metabolism and their impact on adolescent nicotine dependence. J Pediatr Biochem 1:105–123

Angoa-Perez M, Kane MJ, Briggs DI, Sykes CE, Shah MM, Francescutti DM, Rosenberg DR,

Thomas DM, Kuhn DM (2012) Genetic depletion of brain 5HT reveals a common molecular pathway mediating compulsivity and impulsivity. J Neurochem 121:974–984

Ariyoshi N, Miyamoto M, Umetsu Y, Kunitoh H, Dosaka-Akita H, Sawamura Y, Yokota J, Nemoto N, Sato K, Kamataki T (2002) Genetic polymorphism of CYP2A6 gene and tobaccoinduced lung cancer risk in male smokers. Cancer Epidemiol Biomark Prev 11:890–894

Audrain-McGovern J, Al Koudsi N, Rodriguez D, Wileyto EP, Shields PG, Tyndale RF (2007) The role of CYP2A6 in the emergence of nicotine dependence in adolescents. Pediatrics 119: e264–e274

Baker TB, Weiss RB, Bolt D, von Niederhausern A, Fiore MC, Dunn DM, Piper ME, Matsunami N, Smith SS, Coon H, McMahon WM, Scholand MB, Singh N, Hoidal JR, Kim SY, Leppert MF, Cannon DS (2009) Human neuronal acetylcholine receptor A5-A3-B4 haplotypes are associated with multiple nicotine dependence phenotypes. Nicotine Tob Res 11:785–796

Baker TB, Breslau N, Covey L, Shiffman S (2012) DSM criteria for tobacco use disorder and tobacco withdrawal: a critique and proposed revisions for DSM-5. Addiction 107:263–275

Balleine BW, Delgado MR, Hikosaka O (2007) The role of the dorsal striatum in reward and decision-making. J Neurosci 27:5–8161

Bao Z, He XY, Ding X, Prabhu S, Hong JY (2005) Metabolism of nicotine and cotinine by human cytochrome P450 2A13. Drug Metab Dispos 33:61–258

Benowitz NL (2008) Clinical pharmacology of nicotine: implications for understanding, preventing, and treating tobacco addiction. Clin Pharmacol Ther 83:41–531

Benowitz NL (2009) Pharmacology of nicotine: addiction, smoking-induced disease, and therapeutics. Annu Rev Pharmacol Toxicol 49:57–71

Benowitz NL (2010) Nicotine addiction. N Engl J Med 362:303–2295

Benowitz NL, Jacob P 3rd (1985) Nicotine renal excretion rate influences nicotine intake during cigarette smoking. J Pharmacol Exp Ther 234:5–153

Benowitz NL, Jacob P 3rd (1994) Metabolism of nicotine to cotinine studied by a dual stable isotope method. Clin Pharmacol Ther 56:93–483

Benowitz NL, Jacob P 3rd (2001) Trans-3′ -hydroxycotinine: disposition kinetics, effects and plasma levels during cigarette smoking. Br J Clin Pharmacol 51:9–53

Benowitz NL, Jacob P 3rd, Fong I, Gupta S (1994) Nicotine metabolic profile in man: comparison of cigarette smoking and transdermal nicotine. J Pharmacol Exp Ther 268:296–303

Benowitz NL, Perez-Stable EJ, Fong I, Modin G, Herrera B, Jacob P 3rd (1999) Ethnic differences in N-glucuronidation of nicotine and cotinine. J Pharmacol Exp Ther 291:203–1196

Benowitz NL, Perez-Stable EJ, Herrera B, Jacob P 3rd (2002) Slower metabolism and reduced intake of nicotine from cigarette smoking in Chinese-Americans. J Natl Cancer Inst 94:15–108

Benowitz NL, Pomerleau OF, Pomerleau CS, Jacob P 3rd (2003) Nicotine metabolite ratio as a predictor of cigarette consumption. Nicotine Tob Res 5:621–624

Benowitz NL, Lessov-Schlaggar CN, Swan GE (2008) Genetic influences in the variation in renal clearance of nicotine and cotinine. Clin Pharmacol Ther 84:243–247

Benowitz NL, Hukkanen J, Jacob P, 3rd (2009) Nicotine chemistry, metabolism, kinetics and biomarkers. Handb Exp Pharmacol 192:29–60

Benowitz NL, Dains KM, Dempsey D, Havel C, Wilson M, Jacob P 3rd (2010) Urine menthol as a biomarker of mentholated cigarette smoking. Cancer Epidemiol Biomark Prev 19:9–3013

Benowitz NL, Dains KM, Dempsey D, Wilson M, Jacob P (2011) Racial differences in the relationship between number of cigarettes smoked and nicotine and carcinogen exposure. Nicotine Tob Res 13:83–772

Benowitz NL, Renner CC, Lanier AP, Tyndale RF, Hatsukami DK, Lindgren B, Stepanov I, Watson CH, Sosnoff CS, Jacob P 3rd (2012) Exposure to nicotine and carcinogens among Southwestern Alaskan Native cigarette smokers and smokeless tobacco users. Cancer Epidemiol Biomark Prev 21:42–934

Berg JZ, von Weymarn LB, Thompson EA, Wickham KM, Weisensel NA, Hatsukami DK, Murphy SE (2010) UGT2B10 genotype influences nicotine glucuronidation, oxidation, and consumption. Cancer Epidemiol Biomark Prev 19:31–1423

Bergen AW, Javitz HS, Krasnow R, Nishita D, Michel M, Conti DV, Liu J, Lee W, Edlund CK, Hall S, Kwok PY, Benowitz NL, Baker TB, Tyndale RF, Lerman C, Swan GE (2013) Nicotinic acetylcholine receptor variation and response to smoking cessation therapies. Pharmacogenet Genomics 23:94–103

Bierut LJ, Stitzel JA, Wang JC, Hinrichs AL, Grucza RA, Xuei X, Saccone NL, Saccone SF, Bertelsen S, Fox L, Horton WJ, Breslau N, Budde J, Cloninger CR, Dick DM, Foroud T, Hatsukami D, Hesselbrock V, Johnson EO, Kramer J, Kuperman S, Madden PA, Mayo K, Nurnberger J Jr, Pomerleau O, Porjesz B, Reyes O, Schuckit M, Swan G, Tischfield JA, Edenberg HJ, Rice JP, Goate AM (2008) Variants in nicotinic receptors and risk for nicotine dependence. Am J Psychiatry 165:1163–1171

Binnington MJ, Zhu AZ, Renner CC, Lanier AP, Hatsukami DK, Benowitz NL, Tyndale RF (2012) CYP2A6 and CYP2B6 genetic variation and its association with nicotine metabolism in South Western Alaska Native people. Pharmacogenet Genomics 22:429–440

Bloom AJ, Murphy SE, Martinez M, von Weymarn LB, Bierut LJ, Goate A (2013) Effects upon in-vivo nicotine metabolism reveal functional variation in FMO3 associated with cigarette consumption. Pharmacogenet Genomics 23:62–68

Bontempi S, Fiorentini C, Busi C, Guerra N, Spano P, Missale C (2007) Identification and characterization of two nuclear factor-kappaB sites in the regulatory region of the dopamine D2 receptor. Endocrinology 148:2563–2570

Breetvelt EJ, Numans ME, Aukes MF, Hoeben W, Strengman E, Luykx JJ, Bakker SC, Kahn RS, Ophoff RA, Boks MP (2012) The association of the alpha-5 subunit of the nicotinic acetylcholine receptor gene and the brain-derived neurotrophic factor gene with different aspects of smoking behavior. Psychiatr Genet 22:96–98

Breitling LP, Dahmen N, Illig T, Rujescu D, Nitz B, Raum E, Winterer G, Rothenbacher D, Brenner H (2009) Variants in COMT and spontaneous smoking cessation: retrospective cohortanalysis of 925 cessation events. Pharmacogenet Genomics 19:657–659

Breslau N, Peterson EL (1996) Smoking cessation in young adults: age at initiation of cigarette smoking and other suspected influences. Am J Public Health 86:214–220

Brown J, Hajek P, McRobbie H, Locker J, Gillison F, McEwen A, Beard E, West R (2013) Cigarette craving and withdrawal symptoms during temporary abstinence and the effect of nicotine gum. Psychopharmacology 229:209–218

Budulac SE, Vonk JM, Postma DS, Siedlinski M, Timens W, Boezen MH (2012) Nicotinic acetylcholine receptor variants are related to smoking habits, but not directly to COPD. PLoS ONE

7:e33386

Burger D, van der Heiden I, la Porte C, van der Ende M, Groeneveld P, Richter C, Koopmans P, Kroon F, Sprenger H, Lindemans J, Schenk P, van Schaik R (2006) Interpatient variability in the pharmacokinetics of the HIV non-nucleoside reverse transcriptase inhibitor efavirenz: the effect of gender, race, and CYP2B6 polymorphism. Br J Clin Pharmacol 61:148–154

Byrd GD, Chang KM, Greene JM, deBethizy JD (1992) Evidence for urinary excretion of glucuronide conjugates of nicotine, cotinine, and trans-3'-hydroxycotinine in smokers. Drug Metabol Dispos 20:192–197

Carroll FI, Blough BE, Mascarella SW, Navarro HA, Lukas RJ, Damaj MI (2014) Bupropion and bupropion analogs as treatments for CNS disorders. Adv Pharmacol 69:177–216

Cashman JR, Park SB, Yang ZC, Wrighton SA, Jacob P 3rd, Benowitz NL (1992) Metabolism of nicotine by human liver microsomes: stereoselective formation of trans-nicotine N'-oxide. Chem Res Toxicol 5:639–646

Caskey NH, Jarvik ME, Wirshing WC (1999) The effects of dopaminergic D2 stimulation and blockade on smoking behavior. Exp Clin Psychopharmacol 7:72–78

Caskey NH, Jarvik ME, Wirshing WC, Madsen DC, Iwamoto-Schaap PN, Eisenberger NI, Huerta L, Terrace SM, Olmstead RE (2002) Modulating tobacco smoking rates by dopaminergic stimulation and blockade. Nicotine Tob Res 4:259–266

Chen J, Millar WJ (1998) Age of smoking initiation: implications for quitting. Health Rep 9:39–46 (Eng); 39–48(Fre)

Chen G, Blevins-Primeau AS, Dellinger RW, Muscat JE, Lazarus P (2007) Glucuronidation of nicotine and cotinine by UGT2B10: loss of function by the UGT2B10 Codon 67 (Asp>Tyr) polymorphism. Cancer Res 67:9024–9029

Chen X, Chen J, Williamson VS, An SS, Hettema JM, Aggen SH, Neale MC, Kendler KS (2009) Variants in nicotinic acetylcholine receptors alpha5 and alpha3 increase risks to nicotine dependence. Am J Med Genet Part B Neuropsychiatr Genet 150B:926–933

Chen G, Giambrone NE Jr, Dluzen DF, Muscat JE, Berg A, Gallagher CJ, Lazarus P (2010) Glucuronidation genotypes and nicotine metabolic phenotypes: importance of functional UGT2B10 and UGT2B17 polymorphisms. Cancer Res 70:7543–7552

Chen LS, Baker TB, Piper ME, Breslau N, Cannon DS, Doheny KF, Gogarten SM, Johnson EO, Saccone NL, Wang JC, Weiss RB, Goate AM, Bierut LJ (2012) Interplay of genetic risk factors (CHRNA5-CHRNA3-CHRNB4) and cessation treatments in smoking cessation success. Am J Psychiatry 169:735–742

Chen LS, Bloom AJ, Baker TB, Smith SS, Piper ME, Martinez M, Saccone N, Hatsukami D, Goate A, Bierut L (2014) Pharmacotherapy effects on smoking cessation vary with nicotine metabolism gene (CYP2A6). Addiction 109:128–137

Chenoweth MJ, O'Loughlin J, Sylvestre MP, Tyndale RF (2013) CYP2A6 slow nicotine metabolism is associated with increased quitting by adolescent smokers. Pharmacogenet Genomics 23:232–235

Chenoweth MJ, Zhu AZ, Sanderson Cox L, Ahluwalia JS, Benowitz NL, Tyndale RF (2014) Variation in P450 oxidoreductase (POR) A503V and flavin-containing monooxygenase (FMO)-3 E158K is associated with minor alterations in nicotine metabolism, but does not alter cigarette consumption. Pharmacogenet Genomics 24:172–176

Chu SL, Xiao D, Wang C, Jing H (2009) Association between 5-hydroxytryptamine transporter genelinked polymorphic region and smoking behavior in Chinese males. Chin Med J 122:1365–1368

Colilla S, Lerman C, Shields PG, Jepson C, Rukstalis M, Berlin J, DeMichele A, Bunin G, Strom BL, Rebbeck TR (2005) Association of catechol-O-methyltransferase with smoking cessation in two independent studies of women. Pharmacogenet Genomics 15:393–398

Comings DE, Ferry L, Bradshaw-Robinson S, Burchette R, Chiu C, Muhleman D (1996) The dopamine D2 receptor (DRD2) gene: a genetic risk factor in smoking. Pharmacogenetics 6:73–79

Corrigall WA, Coen KM, Adamson KL (1994) Self-administered nicotine activates the mesolimbic dopamine system through the ventral tegmental area. Brain Res 653:278–284

Cui Y, Wen W, Moriarty CJ, Levine RS (2006) Risk factors and their effects on the dynamic process of smoking relapse among veteran smokers. Behav Res Ther 44:967–981

Dalley JW, Fryer TD, Brichard L, Robinson ES, Theobald DE, Laane K, Pena Y, Murphy ER, Shah Y, Probst K, Abakumova I, Aigbirhio FI, Richards HK, Hong Y, Baron JC, Everitt BJ, Robbins TW (2007) Nucleus accumbens D2/3 receptors predict trait impulsivity and cocaine reinforcement. Science 315:1267–1270

Damaj MI, Carroll FI, Eaton JB, Navarro HA, Blough BE, Mirza S, Lukas RJ, Martin BR (2004) Enantioselective effects of hydroxy metabolites of bupropion on behavior and on function of monoamine transporters and nicotinic receptors. Mol Pharmacol 66:675–682

Dani JA, Heinemann S (1996) Molecular and cellular aspects of nicotine abuse. Neuron 16:905–908

David SP, Niaura R, Papandonatos GD, Shadel WG, Burkholder GJ, Britt DM, Day A, Stumpff J, Hutchison K, Murphy M, Johnstone E, Griffiths SE, Walton RT (2003) Does the DRD2-Taq1A polymorphism influence treatment response to bupropion hydrochloride for reduction of the nicotine withdrawal syndrome? Nicotine Tob Res 5:935–942

David SP, Brown RA, Papandonatos GD, Kahler CW, Lloyd-Richardson EE, Munafò MR, Shields PG, Lerman C, Strong D, McCaffery J, Niaura R (2007a) Pharmacogenetic clinical trial of sustained-release bupropion for smoking cessation. Nicotine Tob Res 9:821–833

David SP, Munafò MR, Murphy MF, Walton RT, Johnstone EC (2007b) The serotonin transporter 5-HTTLPR polymorphism and treatment response to nicotine patch: follow-up of a randomized controlled trial. Nicotine Tob Res 9:225–231

David SP, Strong DR, Munafò MR, Brown RA, Lloyd-Richardson EE, Wileyto PE, Evins EA, Shields PG, Lerman C, Niaura R (2007c) Bupropion efficacy for smoking cessation is influenced by the DRD2 Taq1A polymorphism: analysis of pooled data from two clinical trials. Nicotine Tob Res 9:1251–1257

David SP, Johnstone EC, Murphy MF, Aveyard P, Guo B, Lerman C, Munafò MR (2008) Genetic variation in the serotonin pathway and smoking cessation with nicotine replacement therapy: new data from the Patch in Practice trial and pooled analyses. Drug Alcohol Depend 98:77–85

David SP, Johnstone EC, Churchman M, Aveyard P, Murphy MF, Munafò MR (2011) Pharmacogenetics of smoking cessation in general practice: results from the patch II and patch in practice trials. Nicotine Tob Res 13:157–167

David SP, Hamidovic A, Chen GK, Bergen AW, Wessel J, Kasberger JL, Brown WM, Petruzella S, Thacker EL, Kim Y, Nalls MA, Tranah GJ, Sung YJ, Ambrosone CB, Arnett D, Bandera EV, Becker DM, Becker L, Berndt SI, Bernstein L, Blot WJ, Broeckel U, Buxbaum SG, Caporaso N, Casey G, Chanock SJ, Deming SL, Diver WR, Eaton CB, Evans DS, Evans MK, Fornage M, Franceschini N, Harris TB, Henderson BE, Hernandez DG, Hitsman B, Hu JJ, Hunt SC,

Ingles SA, John EM, Kittles R, Kolb S, Kolonel LN, Le Marchand L, Liu Y, Lohman KK, McKnight B, Millikan RC, Murphy A, Neslund-Dudas C, Nyante S, Press M, Psaty BM, Rao DC, Redline S, Rodriguez-Gil JL, Rybicki BA, Signorello LB, Singleton AB, Smoller J, Snively B, Spring B, Stanford JL, Strom SS, Swan GE, Taylor KD, Thun MJ, Wilson AF, Witte JS, Yamamura Y, Yanek LR, Yu K, Zheng W, Ziegler RG, Zonderman AB, Jorgenson E, Haiman CA, Furberg H (2012) Genome-wide meta-analyses of smoking behaviors in African Americans. Transl Psychiatry 2:e119

David SP, Strong DR, Leventhal AM, Lancaster MA, McGeary JE, Munafò MR, Bergen AW, Swan GE, Benowitz NL, Tyndale RF, Conti DV, Brown RA, Lerman C, Niaura R (2013) Influence of a dopamine pathway additive genetic efficacy score on smoking cessation: results from two randomized clinical trials of bupropion. Addiction 108:2202–2211

Daw J, Shanahan M, Harris KM, Smolen A, Haberstick B, Boardman JD (2013) Geneticsensitivity to peer behaviors: 5HTTLPR, smoking, and alcohol consumption. J Health SocBehav 54:92–108

Dempsey D, Tutka P, Jacob P 3rd, Allen F, Schoedel K, Tyndale RF, Benowitz NL (2004) Nicotine metabolite ratio as an index of cytochrome P450 2A6 metabolic activity. Clin Pharmacol Ther 76:64–72

Di Chiara G, Tanda G, Bassareo V, Pontieri F, Acquas E, Fenu S, Cadoni C, Carboni E (1999) Drug addiction as a disorder of associative learning. Role of nucleus accumbens shell/extended amygdala dopamine. Ann N Y Acad Sci 877:461–485

Ehmer U, Vogel A, Schutte JK, Krone B, Manns MP, Strassburg CP (2004) Variation of hepatic glucuronidation: novel functional polymorphisms of the UDP-glucuronosyltransferase UGT1A4. Hepatology 39:970–977

Erlich PM, Hoffman SN, Rukstalis M, Han JJ, Chu X, Linda Kao WH, Gerhard GS, Stewart WF, Boscarino JA (2010) Nicotinic acetylcholine receptor genes on chromosome 15q25.1 are associated with nicotine and opioid dependence severity. Hum Genet 128:491–499

Faucette SR, Hawke RL, Lecluyse EL, Shord SS, Yan B, Laethem RM, Lindley CM (2000) Validation of bupropion hydroxylation as a selective marker of human cytochrome P450 2B6 catalytic activity. Drug Metab Dispos 28:1222–1230

Feng Y, Niu T, Xing H, Xu X, Chen C, Peng S, Wang L, Laird N, Xu X (2004) A common haplotype of the nicotine acetylcholine receptor alpha 4 subunit gene is associated with vulnerability to nicotine addiction in men. Am J Hum Genet 75:112–121

Ferguson CS, Miksys S, Palmour RM, Tyndale RF (2013) Ethanol self-administration and nicotine treatment induce brain levels of CYP2B6 and CYP2E1 in African green monkeys. Neuropharmacology 72:74–81

Franklin TR, Lohoff FW, Wang Z, Sciortino N, Harper D, Li Y, Jens W, Cruz J, Kampman K, Ehrman R, Berrettini W, Detre JA, O'Brien CP, Childress AR (2009) DAT genotype modulates brain and behavioral responses elicited by cigarette cues. Neuropsychopharmacology 34:717–728

Franklin TR, Wang Z, Li Y, Suh JJ, Goldman M, Lohoff FW, Cruz J, Hazan R, Jens W, Detre JA, Berrettini W, O'Brien CP, Childress AR (2011) Dopamine transporter genotype modulation of neural responses to smoking cues: confirmation in a new cohort. Addict Biol 16:308–322

Fujieda M, Yamazaki H, Saito T, Kiyotani K, Gyamfi MA, Sakurai M, Dosaka-Akita H, Sawamura Y, Yokota J, Kunitoh H, Kamataki T (2004) Evaluation of CYP2A6 genetic polymorphisms as determinants of smoking behavior and tobacco-related lung cancer risk in male Japanese smokers. Carcinogenesis 25:2451–2458

Fukami T, Nakajima M, Higashi E, Yamanaka H, McLeod HL, Yokoi T (2005) A novel CYP2A6*20 allele found in African-American population produces a truncated protein lacking enzymatic activity. Biochem Pharmacol 70:801–808

Gallego X, Molas S, Amador-Arjona A, Marks MJ, Robles N, Murtra P, Armengol L, FernandezMontes RD, Gratacos M, Pumarola M, Cabrera R, Maldonado R, Sabria J, Estivill X, Dierssen M (2012) Overexpression of the CHRNA5/A3/B4 genomic cluster in mice increases the sensitivity to nicotine and modifies its reinforcing effects. Amino Acids 43:897–909

Garrison GD, Dugan SE (2009) Varenicline: a first-line treatment option for smoking cessation.Clin Ther 31:463–491

Gerra G, Garofano L, Zaimovic A, Moi G, Branchi B, Bussandri M, Brambilla F, Donnini C(2005) Association of the serotonin transporter promoter polymorphism with smoking behavior among adolescents. Am J Med Genet Part B Neuropsychiatr Genet 135B:73–78

Giovino GA (1999) Epidemiology of tobacco use among US adolescents. Nicotine Tob Res 1:S31–S40

Glick SD, Maisonneuve IM, Kitchen BA (2002) Modulation of nicotine self-administration in rats by combination therapy with agents blocking alpha 3 beta 4 nicotinic receptors. Eur J Pharmacol 448:185–191

Gobbi G, Slater S, Boucher N, Debonnel G, Blier P (2003) Neurochemical and psychotropic effects of bupropion in healthy male subjects. J Clin Psychopharmacol 23:233–239

Greenbaum L, Kanyas K, Karni O, Merbl Y, Olender T, Horowitz A, Yakir A, Lancet D, BenAsher E, Lerer B (2006) Why do young women smoke? I. Direct and interactive effects of environment, psychological characteristics and nicotinic cholinergic receptor genes. Mol Psychiatry 11:223

Grenhoff J, Aston-Jones G, Svensson TH (1986) Nicotinic effects on the firing pattern of midbrain dopamine neurons. Acta Physiol Scand 128:351–358

Gu DF, Hinks LJ, Morton NE, Day IN (2000) The use of long PCR to confirm three common alleles at the CYP2A6 locus and the relationship between genotype and smoking habit. Ann Hum Genet 64:383–390

Guo S, da Chen F, Zhou DF, Sun HQ, Wu GY, Haile CN, Kosten TA, Kosten TR, Zhang XY (2007) Association of functional catechol O-methyl transferase (COMT) Val108Met polymorphism with smoking severity and age of smoking initiation in Chinese male smokers. Psychopharmacology 190:449–456

Halford JC, Harrold JA, Lawton CL, Blundell JE (2005) Serotonin (5-HT) drugs: effects on appetite expression and use for the treatment of obesity. Curr Drug Targets 6:201–213

Han DH, Joe KH, Na C, Lee YS (2008) Effect of genetic polymorphisms on smoking cessation: a trial of bupropion in Korean male smokers. Psychiatr Genet 18:11–16

Han S, Yang BZ, Kranzler HR, Oslin D, Anton R, Gelernter J (2011) Association of CHRNA4 polymorphisms with smoking behavior in two populations. Am J Med GenetPart B Neuropsychiatr Genet 156B:421–429

Hartz SM, Short SE, Saccone NL, Culverhouse R, Chen L, Schwantes-An TH, Coon H, Han Y, Stephens SH, Sun J, Chen X, Ducci F, Dueker N, Franceschini N, Frank J, Geller F, Gubjartsson D, Hansel NN, Jiang C, Keskitalo-Vuokko K, Liu Z, Lyytikainen LP, Michel M, Rawal R, Rosenberger A, Scheet P, Shaffer JR, Teumer A, Thompson JR, Vink JM, Vogelzangs N, Wenzlaff AS, Wheeler W, Xiao X, Yang BZ, Aggen SH, Balmforth AJ, Baumeister SE, Beaty

T, Bennett S, Bergen AW, Boyd HA, Broms U, Campbell H, Chatterjee N, Chen J, Cheng YC, Cichon S, Couper D, Cucca F, Dick DM, Foroud T, Furberg H, Giegling I, Gu F, Hall AS, Hallfors J, Han S, Hartmann AM, Hayward C, Heikkila K, Hewitt JK, Hottenga JJ, Jensen MK, Jousilahti P, Kaakinen M, Kittner SJ, Konte B, Korhonen T, Landi MT, Laatikainen T, Leppert M, Levy SM, Mathias RA, McNeil DW, Medland SE, Montgomery GW, Muley T, Murray T, Nauck M, North K, Pergadia M, Polasek O, Ramos EM, Ripatti S, Risch A, Ruczinski I, Rudan I, Salomaa V, Schlessinger D, Styrkarsdottir U, Terracciano A, Uda M, Willemsen G, Wu X, Abecasis G, Barnes K, Bickeboller H, Boerwinkle E, Boomsma DI, Caporaso N, Duan J, Edenberg HJ, Francks C, Gejman PV, Gelernter J, Grabe HJ, Hops H, Jarvelin MR, Viikari J, Kahonen M, Kendler KS, Lehtimaki T, Levinson DF, Marazita ML, Marchini J, Melbye M, Mitchell BD, Murray JC, Nothen MM, Penninx BW, Raitakari O, Rietschel M, Rujescu D, Samani NJ, Sanders AR, Schwartz AG, Shete S, Shi J, Spitz M, Stefansson K, Swan GE, Thorgeirsson T, Volzke H, Wei Q, Wichmann HE, Amos CI, Breslau N, Cannon DS, Ehringer M, Grucza R, Hatsukami D, HeathA, Johnson EO, Kaprio J, Madden P, Martin NG, Stevens VL, Stitzel JA, Weiss RB, Kraft P, Bierut LJ (2012) Increased genetic vulnerability to smoking at CHRNA5 in early-onset smokers. Arch Gen Psychiatry 69:854–860

Heatherton TF, Kozlowski LT, Frecker RC, Fagerstrom KO (1991) The fagerstrom test for nicotine dependence: a revision of the fagerstrom tolerance questionnaire. Br J Addict 86:1119–1127

Heils A, Teufel A, Petri S, Stober G, Riederer P, Bengel D, Lesch KP (1996) Allelic variation of human serotonin transporter gene expression. J Neurochem 66:2621–2624

Heinz A, Goldman D, Jones DW, Palmour R, Hommer D, Gorey JG, Lee KS, Linnoila M, Weinberger DR (2000) Genotype influences in vivo dopamine transporter availability in human striatum. Neuropsychopharmacology 22:133–139

Herraiz T, Chaparro C (2005) Human monoamine oxidase is inhibited by tobacco smoke: betacarboline alkaloids act as potent and reversible inhibitors. Biochem Biophys Res Commun 326:378–386

Herskovic JE, Rose JE, Jarvik ME (1986) Cigarette desirability and nicotine preference in smokers. Pharmacol Biochem Behav 24:171–175

Hines RN, Cashman JR, Philpot RM, Williams DE, Ziegler DM (1994) The mammalian flavincontaining monooxygenases: molecular characterization and regulation of expression. Toxicol Appl Pharmacol 125:1–6

Hinrichs AL, Murphy SE, Wang JC, Saccone S, Saccone N, Steinbach JH, Goate A, Stevens VL, Bierut LJ (2011) Common polymorphisms in FMO1 are associated with nicotine dependence. Pharmacogenet Genomics 21:397–402

Ho MK, Tyndale RF (2007) Overview of the pharmacogenomics of cigarette smoking. Pharmacogenomics J 7:81–98

Ho MK, Faseru B, Choi WS, Nollen NL, Mayo MS, Thomas JL, Okuyemi KS, Ahluwalia JS, Benowitz NL, Tyndale RF (2009a) Utility and relationships of biomarkers of smoking in African-American light smokers. Cancer Epidemiol Biomark Prev 18:3426–3434

Ho MK, Mwenifumbo JC, Al Koudsi N, Okuyemi KS, Ahluwalia JS, Benowitz NL, Tyndale RF (2009b) Association of nicotine metabolite ratio and CYP2A6 genotype with smoking cessation treatment in African-American light smokers. Clin Pharmacol Ther 85:635–643

Hotamisligil GS, Breakefield XO (1991) Human monoamine oxidase A gene determines levels of enzyme activity. Am J Hum Genet 49:383–392

Huang W, Ma JZ, Payne TJ, Beuten J, Dupont RT, Li MD (2008) Significant association of DRD1 with nicotine dependence. Hum Genet 123:133–140

Huang W, Payne TJ, Ma JZ, Beuten J, Dupont RT, Inohara N, Li MD (2009) Significant association of ANKK1 and detection of a functional polymorphism with nicotine dependence in an African-American sample. Neuropsychopharmacology 34:319–330

Ikemoto S, Qin M, Liu ZH (2006) Primary reinforcing effects of nicotine are triggered from multiple regions both inside and outside the ventral tegmental area. J Neurosci 26:723–730

Ishikawa H, Ohtsuki T, Ishiguro H, Yamakawa-Kobayashi K, Endo K, Lin YL, Yanagi H, Tsuchiya S, Kawata K, Hamaguchi H, Arinami T (1999) Association between serotonin transporter gene polymorphism and smoking among Japanese males. Cancer Epidemiol Biomark Prev 8:831–833

Ito H, Hamajima N, Matsuo K, Okuma K, Sato S, Ueda R, Tajima K (2003) Monoamine oxidase polymorphisms and smoking behaviour in Japanese. Pharmacogenetics 13:73–79

Jalas JR, Hecht SS, Murphy SE (2005) Cytochrome P450 enzymes as catalysts of metabolism of 4-(methylnitrosamino)-1-(3-pyridyl)-1-butanone, a tobacco specific carcinogen. Chem Res Toxicol 18:95–110

Janes AC, Smoller JW, David SP, Frederick BD, Haddad S, Basu A, Fava M, Evins AE, Kaufman MJ (2012) Association between CHRNA5 genetic variation at rs16969968 and brain reactivity to smoking images in nicotine dependent women. Drug Alcohol Depend 120:7–13

Jarvik ME, Madsen DC, Olmstead RE, Iwamoto-Schaap PN, Elins JL, Benowitz NL (2000) Nicotine blood levels and subjective craving for cigarettes. Pharmacol Biochem Behav 66:553–558

Jasinska AJ, Chua HF, Ho SS, Polk TA, Rozek LS, Strecher VJ (2012) Amygdala response to smoking-cessation messages mediates the effects of serotonin transporter gene variation on quitting. NeuroImage 60:766–773

Jia Y, Yamazaki Y, Nakauchi S, Ito K, Sumikawa K (2010) Nicotine facilitates long-term potentiation induction in oriens-lacunosum moleculare cells via Ca2+ entry through nonalpha7 nicotinic acetylcholine receptors. Eur J Neurosci 31:463–476

Jin Y, Chen D, Hu Y, Guo S, Sun H, Lu A, Zhang X, Li L (2006) Association between monoamine oxidase gene polymorphisms and smoking behaviour in Chinese males. Int J Neuropsychopharmacol 9:557–564

Johnstone EC, Clark TG, Griffiths SE, Murphy MF, Walton RT (2002) Polymorphisms in dopamine metabolic enzymes and tobacco consumption in smokers: seeking confirmation of the association in a follow-up study. Pharmacogenetics 12:585–587

Johnstone E, Benowitz N, Cargill A, Jacob R, Hinks L, Day I, Murphy M, Walton R (2006) Determinants of the rate of nicotine metabolism and effects on smoking behavior. Clin Pharmacol Ther 80:319–330

Jonsson EG, Nothen MM, Grunhage F, Farde L, Nakashima Y, Propping P, Sedvall GC (1999) Polymorphisms in the dopamine D2 receptor gene and their relationships to striatal dopamine receptor density of healthy volunteers. Mol Psychiatry 4:290–296

Kaivosaari S, Toivonen P, Hesse LM, Koskinen M, Court MH, Finel M (2007) Nicotine glucuronidation and the human UDP-glucuronosyltransferase UGT2B10. Mol Pharmacol 72:761–768

Kang AM, Palmatier MA, Kidd KK (1999) Global variation of a 40-bp VNTR in the 3′-untranslated region of the dopamine transporter gene (SLC6A3). Biol Psychiatry 46:151–160

Kapoor M, Wang JC, Bertelsen S, Bucholz K, Budde JP, Hinrichs A, Agrawal A, Brooks A, Chorlian D, Dick D, Hesselbrock V, Foroud T, Kramer J, Kuperman S, Manz N, Nurnberger J Jr, Porjesz B, Rice J, Tischfield J, Xuei X, Schuckit M, Edenberg HJ, Bierut LJ, Goate AM (2012) Variants located upstream of CHRNB4 on chromosome 15q25.1 are associated with age at onset of daily smoking and habitual smoking. PLoS ONE 7:e33513

Karp I, O'Loughlin J, Hanley J, Tyndale RF, Paradis G (2006) Risk factors for tobacco dependence in adolescent smokers. Tob Control 15:199–204

King DP, Paciga S, Pickering E, Benowitz NL, Bierut LJ, Conti DV, Kaprio J, Lerman C, Park PW (2012) Smoking cessation pharmacogenetics: analysis of varenicline and bupropion in placebo-controlled clinical trials. Neuropsychopharmacology 37:641–650

Kirchheiner J, Klein C, Meineke I, Sasse J, Zanger UM, Murdter TE, Roots I, Brockmoller J (2003) Bupropion and 4-OH-bupropion pharmacokinetics in relation to genetic polymorphisms in CYP2B6. Pharmacogenetics 13:619–626

Kobiella A, Reimold M, Ulshofer DE, Ikonomidou VN, Vollmert C, Vollstadt-Klein S, Rietschel M, Reischl G, Heinz A, Smolka MN (2011) How the serotonin transporter 5-HTTLPR polymorphism influences amygdala function: the roles of in vivo serotonin transporterexpression and amygdala structure. Transl Psychiatry 1:e37

Koopmans JR, Slutske WS, Heath AC, Neale MC, Boomsma DI (1999) The genetics of smoking initiation and quantity smoked in Dutch adolescent and young adult twins. Behav Genet 29:383–393

Kubota T, Nakajima-Taniguchi C, Fukuda T, Funamoto M, Maeda M, Tange E, Ueki R, Kawashima K, Hara H, Fujio Y, Azuma J (2006) CYP2A6 polymorphisms are associated with nicotine dependence and influence withdrawal symptoms in smoking cessation. Pharmacogenomics J 6:115–119

Kugaya A, Seneca NM, Snyder PJ, Williams SA, Malison RT, Baldwin RM, Seibyl JP, Innis RB (2003) Changes in human in vivo serotonin and dopamine transporter availabilities during chronic antidepressant administration. Neuropsychopharmacology 28:413–420

Lachman HM, Papolos DF, Saito T, Yu YM, Szumlanski CL, Weinshilboum RM (1996) Human catechol-O-methyltransferase pharmacogenetics: description of a functional polymorphism and its potential application to neuropsychiatric disorders. Pharmacogenetics 6:243–250

Lang T, Klein K, Fischer J, Nussler AK, Neuhaus P, Hofmann U, Eichelbaum M, Schwab M, Zanger UM (2001) Extensive genetic polymorphism in the human CYP2B6 gene with impact on expression and function in human liver. Pharmacogenetics 11:399–415

Laruelle M, Gelernter J, Innis RB (1998) D2 receptors binding potential is not affected by Taq1 polymorphism at the D2 receptor gene. Mol psychiatry 3:261–265

Laucht M, Becker K, El-Faddagh M, Hohm E, Schmidt MH (2005) Association of the DRD4 exon III polymorphism with smoking in fifteen-year-olds: a mediating role for novelty seeking? J Am Acad Child Adolesc Psychiatry 44:477–484

Laucht M, Becker K, Frank J, Schmidt MH, Esser G, Treutlein J, Skowronek MH, Schumann G (2008) Genetic variation in dopamine pathways differentially associated with smoking progression in adolescence. J Am Acad Child Adolesc Psychiatry 47:673–681

Lea RA, Dickson S, Benowitz NL (2006) Within-subject variation of the salivary 3HC/COT ratio in regular daily smokers: prospects for estimating CYP2A6 enzyme activity in large-scale surveys of nicotine metabolic rate. J Anal Toxicol 30:386–389

Learned-Coughlin SM, Bergstrom M, Savitcheva I, Ascher J, Schmith VD, Langstrom B (2003) In vivo activity of bupropion at the human dopamine transporter as measured by positron emission tomography. Biol Psychiatry 54:800–805

Lee AM, Jepson C, Hoffmann E, Epstein L, Hawk LW, Lerman C, Tyndale RF (2007a) CY-P2B6 genotype alters abstinence rates in a bupropion smoking cessation trial. Biol Psychiatry62:635–641

Lee AM, Jepson C, Shields PG, Benowitz N, Lerman C, Tyndale RF (2007b) CYP2B6 genotype does not alter nicotine metabolism, plasma levels, or abstinence with nicotine replacement therapy. Cancer Epidemiol Biomark Prev 16:1312–1314

Lerman C, Shields PG, Audrain J, Main D, Cobb B, Boyd NR, Caporaso N (1998) The role of the serotonin transporter gene in cigarette smoking. Cancer Epidemiol Biomark Prev 7:253–255

Lerman C, Caporaso NE, Audrain J, Main D, Bowman ED, Lockshin B, Boyd NR, Shields PG (1999) Evidence suggesting the role of specific genetic factors in cigarette smoking. HealthPsychol 18:14–20

Lerman C, Caporaso NE, Bush A, Zheng YL, Audrain J, Main D, Shields PG (2001) Tryptophan hydroxylase gene variant and smoking behavior. Am J Med Genet 105:518–520

Lerman C, Shields PG, Wileyto EP, Audrain J, Pinto A, Hawk L, Krishnan S, Niaura R, Epstein L (2002) Pharmacogenetic investigation of smoking cessation treatment. Pharmacogenetics12:627–634

Lerman C, Tyndale R, Patterson F, Wileyto EP, Shields PG, Pinto A, Benowitz N (2006) Nicotine metabolite ratio predicts efficacy of transdermal nicotine for smoking cessation. Clin Pharmacol Ther 79:600–608

Lerman C, Schnoll RA, Hawk LW, Cinciripini P, George TP, Wileyto EP, Swan GE, Benowitz NL, Heitjan DF, Tyndale RF (2015) A randomized placebo-controlled trial to test a genetically-informed biomarker for personalizing treatment for tobacco dependence. Lancet Respir Med (in press)

Lessov-Schlaggar CN, Benowitz NL, Jacob P, Swan GE (2009) Genetic influences on individual differences in nicotine glucuronidation. Twin Res Hum Genet 12:507–513

Leventhal AM, David SP, Brightman M, Strong D, McGeary JE, Brown RA, Lloyd-Richardson EE, Munafò M, Uhl GR, Niaura R (2012) Dopamine D4 receptor gene variation moderates the efficacy of bupropion for smoking cessation. Pharmacogenomics J 12:86–92

Levi M, Dempsey DA, Benowitz NL, Sheiner LB (2007) Population pharmacokinetics of nicotine and its metabolites I. Model development. J Pharmacokinet Pharmacodyn 34:5–21

Ling D, Niu T, Feng Y, Xing H, Xu X (2004) Association between polymorphism of the dopamine transporter gene and early smoking onset: an interaction risk on nicotine dependence. J Hum Genet 49:35–39

Liu JZ, Tozzi F, Waterworth DM, Pillai SG, Muglia P, Middleton L, Berrettini W, Knouff CW, Yuan X, Waeber G, Vollenweider P, Preisig M, Wareham NJ, Zhao JH, Loos RJ, Barroso I, Khaw KT, Grundy S, Barter P, Mahley R, Kesaniemi A, McPherson R, Vincent JB, Strauss J, Kennedy JL, Farmer A, McGuffin P, Day R, Matthews K, Bakke P, Gulsvik A, Lucae S, Ising M, Brueckl T, Horstmann S, Wichmann HE, Rawal R, Dahmen N, Lamina C, Polasek O, Zgaga L, Huffman J, Campbell S, Kooner J, Chambers JC, Burnett MS, Devaney JM, Pichard AD, Kent KM, Satler L, Lindsay JM, Waksman R, Epstein S, Wilson JF, Wild SH, Campbell H, Vitart V, Reilly MP, Li M, Qu L, Wilensky R, Matthai W, Hakonarson HH, Rader

DJ, Franke A, Wittig M, Schafer A, Uda M, Terracciano A, Xiao X, Busonero F, Scheet P, Schlessinger D, St Clair D, Rujescu D, Abecasis GR, Grabe HJ, Teumer A, Volzke H, Petersmann A, John U, Rudan I, Hayward C, Wright AF, Kolcic I, Wright BJ, Thompson JR, Balmforth AJ, Hall AS, Samani NJ, Anderson CA, Ahmad T, Mathew CG, Parkes M, Satsangi J, Caulfield M, Munroe PB, Farrall M, Dominiczak A, Worthington J, Thomson W, Eyre S, Barton A, Francks C, Marchini J (2010) Meta-analysis and imputation refines the association of 15q25 with smoking quantity. Nat Genet 42:436–440

Liu T, David SP, Tyndale RF, Wang H, Zhou Q, Ding P, He YH, Yu XQ, Chen W, Crump C, Wen XZ, Chen WQ (2011) Associations of CYP2A6 genotype with smoking behaviors in southern China. Addiction 106:985–994

Liu L, Zhao-Shea R, McIntosh JM, Gardner PD, Tapper AR (2012) Nicotine persistently activates ventral tegmental area dopaminergic neurons via nicotinic acetylcholine receptors containing alpha4 and alpha6 subunits. Mol Pharmacol 81:541–548

Lundstrom K, Turpin MP (1996) Proposed schizophrenia-related gene polymorphism: expression of the Ser9Gly mutant human dopamine D3 receptor with the Semliki Forest virus system. Biochem Biophys Res Commun 225:1068–1072

Malaiyandi V, Sellers EM, Tyndale RF (2005) Implications of CYP2A6 genetic variation for smoking behaviors and nicotine dependence. Clin Pharmacol Ther 77:145–158

Malaiyandi V, Goodz SD, Sellers EM, Tyndale RF (2006a) CYP2A6 genotype, phenotype, and the use of nicotine metabolites as biomarkers during ad libitum smoking. Cancer Epidemiol Biomark Prev 15:1812–1819

Malaiyandi V, Lerman C, Benowitz NL, Jepson C, Patterson F, Tyndale RF (2006b) Impact of CYP2A6 genotype on pretreatment smoking behaviour and nicotine levels from and usage of nicotine replacement therapy. Mol Psychiatry 11:400–409

Mann JJ, Malone KM, Nielsen DA, Goldman D, Erdos J, Gelernter J (1997) Possible association of a polymorphism of the tryptophan hydroxylase gene with suicidal behavior in depressed patients. Am J Psychiatry 154:1451–1453

Manuck SB, Flory JD, Ferrell RE, Dent KM, Mann JJ, Muldoon MF (1999) Aggression and anger-related traits associated with a polymorphism of the tryptophan hydroxylase gene. Biol Psychiatry 45:603–614

Marks MJ (2013) Genetic matters: thirty years of progress using mouse models in nicotinic research. Biochem Pharmacol 86:1105–1113

Marubio LM, Gardier AM, Durier S, David D, Klink R, Arroyo-Jimenez MM, McIntosh JM, Rossi F, Champtiaux N, Zoli M, Changeux JP (2003) Effects of nicotine in the dopaminergic system of mice lacking the alpha4 subunit of neuronal nicotinic acetylcholine receptors. Eur J Neurosci 17:1329–1337

Mathews TA, Fedele DE, Coppelli FM, Avila AM, Murphy DL, Andrews AM (2004) Gene dosedependent alterations in extraneuronal serotonin but not dopamine in mice with reduced serotonin transporter expression. J Neurosci Methods 140:169–181

McGaugh JL (2004) The amygdala modulates the consolidation of memories of emotionally arousing experiences. Annu Rev Neurosci 27:1–28

McKinney EF, Walton RT, Yudkin P, Fuller A, Haldar NA, Mant D, Murphy M, Welsh KI, Marshall SE (2000) Association between polymorphisms in dopamine metabolic enzymes and tobacco consumption in smokers. Pharmacogenetics 10:483–491

McMorrow MJ, Foxx RM (1983) Nicotine's role in smoking: an analysis of nicotine regulation. Psychol Bull 93:302–327

Meiser J, Weindl D, Hiller K (2013) Complexity of dopamine metabolism. Cell Commun Signal: CCS 11:34

Merens W, Willem Van der Does AJ, Spinhoven P (2007) The effects of serotonin manipulations on emotional information processing and mood. J Affect Disord 103:43–62

Messina ES, Tyndale RF, Sellers EM (1997) A major role for CYP2A6 in nicotine C-oxidation by human liver microsomes. J Pharmacol Exp Ther 282:1608–1614

Miksys S, Lerman C, Shields PG, Mash DC, Tyndale RF (2003) Smoking, alcoholism and genetic polymorphisms alter CYP2B6 levels in human brain. Neuropharmacology 45:122–132

Mitchell SH (2004) Measuring impulsivity and modeling its association with cigarette smoking. Behav Cogn Neurosci Rev 3:261–275

Mizuno S, Ito H, Hamajima N, Tamakoshi A, Hirose K, Tajima K (2004) Association between smoking habits and tryptophan hydroxylase gene C218A polymorphism among the Japanese population. J Epidemiol 14:94–99

Mooney ME, Li ZZ, Murphy SE, Pentel PR, Le C, Hatsukami DK (2008) Stability of the nicotine metabolite ratio in ad libitum and reducing smokers. Cancer Epidemiol Biomark Prev 17:1396–1400

Mori A, Maruo Y, Iwai M, Sato H, Takeuchi Y (2005) UDP-glucuronosyltransferase 1A4 polymorphisms in a Japanese population and kinetics of clozapine glucuronidation. Drug Metab Dispos 33:672–675

Munafò M, Clark T, Johnstone E, Murphy M, Walton R (2004) The genetic basis for smoking behavior: a systematic review and meta-analysis. Nicotine Tob Res 6:583–597

Munafò MR, Johnstone EC, Guo B, Murphy MF, Aveyard P (2008) Association of COMT Val108/158Met genotype with smoking cessation. Pharmacogenet Genomics 18:121–128

Munafò MR, Johnstone EC, Murphy MF, Aveyard P (2009a) Lack of association of DRD2 rs1800497 (Taq1A) polymorphism with smoking cessation in a nicotine replacement therapy randomized trial. Nicotine Tob Res 11:404–407

Munafò MR, Timpson NJ, David SP, Ebrahim S, Lawlor DA (2009b) Association of the DRD2 gene Taq1A polymorphism and smoking behavior: a meta-analysis and new data. Nicotine Tob Res 11:64–76

Munafò MR, Johnstone EC, Walther D, Uhl GR, Murphy MF, Aveyard P (2011) CHRNA3 rs1051730 genotype and short-term smoking cessation. Nicotine Tob Res 13:982–988

Munafò MR, Timofeeva MN, Morris RW, Prieto-Merino D, Sattar N, Brennan P, Johnstone EC, Relton C, Johnson PC, Walther D, Whincup PH, Casas JP, Uhl GR, Vineis P, Padmanabhan S, Jefferis BJ, Amuzu A, Riboli E, Upton MN, Aveyard P, Ebrahim S, Hingorani AD, Watt G, Palmer TM, Timpson NJ, Group ES, Davey Smith G (2012) Association between genetic variants on chromosome 15q25 locus and objective measures of tobacco exposure. J Natl Cancer Inst 104:740–748

Mwenifumbo JC, Sellers EM, Tyndale RF (2007) Nicotine metabolism and CYP2A6 activity in a population of black African descent: impact of gender and light smoking. Drug Alcohol Depend 89:24–33

Mwenifumbo JC, Al Koudsi N, Ho MK, Zhou Q, Hoffmann EB, Sellers EM, Tyndale RF (2008) Novel and established CYP2A6 alleles impair in vivo nicotine metabolism in a population of Black African descent. Hum Mutat 29:679–688

Mwenifumbo JC, Zhou Q, Benowitz NL, Sellers EM, Tyndale RF (2010) New CYP2A6 gene deletion and conversion variants in a population of Black African descent. Pharmacogenomics 11:189–198

Nader MA, Morgan D, Gage HD, Nader SH, Calhoun TL, Buchheimer N, Ehrenkaufer R, Mach RH (2006) PET imaging of dopamine D2 receptors during chronic cocaine self-administration in monkeys. Nat Neurosci 9:1050–1056

Nakajima M, Yokoi T (2005) Interindividual variability in nicotine metabolism: C-oxidation and glucuronidation. Drug Metab Pharmacokinet 20:227–235

Nakajima M, Yamamoto T, Nunoya K, Yokoi T, Nagashima K, Inoue K, Funae Y, Shimada N, Kamataki T, Kuroiwa Y (1996) Characterization of CYP2A6 involved in 3'-hydroxylation of cotinine in human liver microsomes. J Pharmacol Exp Ther 277:1010–1015

Nakajima M, Fukami T, Yamanaka H, Higashi E, Sakai H, Yoshida R, Kwon JT, McLeod HL, Yokoi T (2006) Comprehensive evaluation of variability in nicotine metabolism and CYP2A6 polymorphic alleles in four ethnic populations. Clin Pharmacol Ther 80:282–297

Nakamura Y, Koyama K, Matsushima M (1998) VNTR (variable number of tandem repeat) sequences as transcriptional, translational, or functional regulators. J Hum Genet 43:149–152

Nedic G, Nikolac M, Borovecki F, Hajnsek S, Muck-Seler D, Pivac N (2010) Association study of a functional catechol-O-methyltransferase polymorphism and smoking in healthy Caucasian subjects. Neurosci Lett 473:216–219

Neville MJ, Johnstone EC, Walton RT (2004) Identification and characterization of ANKK1: a novel kinase gene closely linked to DRD2 on chromosome band 11q23.1. Hum Mutat 23:540–545

Nielsen DA, Jenkins GL, Stefanisko KM, Jefferson KK, Goldman D (1997) Sequence, splice site and population frequency distribution analyses of the polymorphic human tryptophan hydroxylase intron 7. Brain Res Mol Brain Res 45:145–148

Norregaard J, Tonnesen P, Petersen L (1993) Predictors and reasons for relapse in smoking cessation with nicotine and placebo patches. Prev Med 22:261–271

O'Loughlin J, Paradis G, Kim W, DiFranza J, Meshefedjian G, McMillan-Davey E, Wong S, Hanley J, Tyndale RF (2004) Genetically decreased CYP2A6 and the risk of tobacco dependence: a prospective study of novice smokers. Tob Control 13:422–428

Oak JN, Oldenhof J, Van Tol HH (2000) The dopamine D(4) receptor: one decade of research. Eur J Pharmacol 405:303–327

Omidvar M, Stolk L, Uitterlinden AG, Hofman A, Van Duijn CM, Tiemeier H (2009) The effect of catechol-O-methyltransferase Met/Val functional polymorphism on smoking cessation: retrospective and prospective analyses in a cohort study. Pharmacogenet Genomics 19:45–51

Patterson F, Schnoll RA, Wileyto EP, Pinto A, Epstein LH, Shields PG, Hawk LW, Tyndale RF, Benowitz N, Lerman C (2008) Toward personalized therapy for smoking cessation: a randomized placebo-controlled trial of bupropion. Clin Pharmacol Ther 84:320–325

Phelps EA (2006) Emotion and cognition: insights from studies of the human amygdala. Annu Rev Psychol 57:27–53

Pianezza ML, Sellers EM, Tyndale RF (1998) Nicotine metabolism defect reduces smoking. Nature 393:750

Picciotto MR, Zoli M, Rimondini R, Lena C, Marubio LM, Pich EM, Fuxe K, Changeux JP (1998) Acetylcholine receptors containing the beta2 subunit are involved in the reinforcing properties of nicotine. Nature 391:173–177

Pomerleau OF, Pomerleau CS, Namenek RJ (1998) Early experiences with tobacco among women smokers, ex-smokers, and never-smokers. Addiction 93:595–599

Porras G, Di Matteo V, Fracasso C, Lucas G, De Deurwaerdere P, Caccia S, Esposito E, Spampinato U (2002) 5-HT2A and 5-HT2C/2B receptor subtypes modulate dopamine release induced in vivo by amphetamine and morphine in both the rat nucleus accumbens and striatum. Neuropsychopharmacology 26:311–324

Quaak M, van Schayck CP, Postma DS, Wagena EJ, van Schooten FJ (2012) Genetic variants in the serotonin transporter influence the efficacy of bupropion and nortriptyline in smoking cessation. Addiction 107:178–187

Rao Y, Hoffmann E, Zia M, Bodin L, Zeman M, Sellers EM, Tyndale RF (2000) Duplications and defects in the CYP2A6 gene: identification, genotyping, and in vivo effects on smoking. Mol Pharmacol 58:747–755

Ribeiro EB, Bettiker RL, Bogdanov M, Wurtman RJ (1993) Effects of systemic nicotine on serotonin release in rat brain. Brain Res 621:311–318

Ring HZ, Valdes AM, Nishita DM, Prasad S, Jacob P 3rd, Tyndale RF, Swan GE, Benowitz NL (2007) Gene-gene interactions between CYP2B6 and CYP2A6 in nicotine metabolism. Pharmacogenet Genomics 17:1007–1015

Rubinstein ML, Benowitz NL, Auerback GM, Moscicki AB (2008) Rate of nicotine metabolism and withdrawal symptoms in adolescent light smokers. Pediatrics 122:e643–e647

Rubinstein ML, Shiffman S, Rait MA, Benowitz NL (2013) Race, gender, and nicotine metabolism in adolescent smokers. Nicotine Tob Res 15:1311–1315

Sabol SZ, Hu S, Hamer D (1998) A functional polymorphism in the monoamine oxidase A gene promoter. Hum Genet 103:273–279

Scherer G, Engl J, Urban M, Gilch G, Janket D, Riedel K (2007) Relationship between machined-erived smoke yields and biomarkers in cigarette smokers in Germany. Regul Toxicol Pharmacol 47:171–183

Schnoll RA, Patterson F, Wileyto EP, Tyndale RF, Benowitz N, Lerman C (2009) Nicotine metabolic rate predicts successful smoking cessation with transdermal nicotine: a validation study. Pharmacol Biochem Behav 92:6–11

Schnoll RA, George TP, Hawk L, Cinciripini P, Wileyto P, Tyndale RF (2014) The relationship between the nicotine metabolite ratio and three self-report measures of nicotine dependence across sex and race. Psychopharmacology

Schoedel KA, Hoffmann EB, Rao Y, Sellers EM, Tyndale RF (2004) Ethnic variation in CYP2A6 and association of genetically slow nicotine metabolism and smoking in adult Caucasians. Pharmacogenetics 14:615–626

Sekiguchi F, Ando D, Yamakita M, Yamagata Z (2012) An association between the serotonin transporter gene promoter polymorphism and smoking cessation among Japanese males. Asia Pac J Public Health 24:288–295

Shields PG, Lerman C, Audrain J, Bowman ED, Main D, Boyd NR, Caporaso NE (1998) Dopamine D4 receptors and the risk of cigarette smoking in African-Americans and Caucasians. Cancer Epidemiol Biomark Prev 7:453–458

Sieminska A, Buczkowski K, Jassem E, Tkacz E (2008) Lack of association between serotonin transporter gene polymorphism 5-HTTLPR and smoking among Polish population: a casecontrol study. BMC Med Genet 9:76

Sieminska A, Buczkowski K, Jassem E, Niedoszytko M, Tkacz E (2009) Influences of polymorphic variants of DRD2 and SLC6A3 genes, and their combinations on smoking in Polish population. BMC Med Genet 10:92

Silverman MA, Neale MC, Sullivan PF, Harris-Kerr C, Wormley B, Sadek H, Ma Y, Kendler KS, Straub RE (2000) Haplotypes of four novel single nucleotide polymorphisms in the nicotinic acetylcholine receptor beta2-subunit (CHRNB2) gene show no association with smoking initiation or nicotine dependence. Am J Med Genet 96:646–653

Sofuoglu M, Herman AI, Nadim H, Jatlow P (2012) Rapid nicotine clearance is associated with greater reward and heart rate increases from intravenous nicotine. Neuropsychopharmacology 37:1509–1516

St Helen G, Novalen M, Heitjan DF, Dempsey D, Jacob P 3rd, Aziziyeh A, Wing VC, George TP, Tyndale RF, Benowitz NL (2012) Reproducibility of the nicotine metabolite ratio in cigarette smokers. Cancer Epidemiol Biomark Prev 21:1105–1114

St Helen G, Jacob P 3rd, Benowitz NL (2013) Stability of the nicotine metabolite ratio in smokers of progressively reduced nicotine content cigarettes. Nicotine Tob Res 15:1939–1942

Stapleton JA, Sutherland G, O'Gara C (2007) Association between dopamine transporter genotypes and smoking cessation: a meta-analysis. Addict Biol 12:221–226

Stapleton JA, Sutherland G, O'Gara C, Spirling LI, Ball D (2011) Association between DRD2/ANKK1 Taq1A genotypes, depression and smoking cessation with nicotine replacement therapy. Pharmacogenet Genomics 21:447–453

Su T, Bao Z, Zhang QY, Smith TJ, Hong JY, Ding X (2000) Human cytochrome P450 CYP2A13: predominant expression in the respiratory tract and its high efficiency metabolic activation of a tobacco-specific carcinogen, 4-(methylnitrosamino)-1-(3-pyridyl)-1-butanone. Cancer Res 60:5074–5079

Sullivan PF, Jiang Y, Neale MC, Kendler KS, Straub RE (2001) Association of the tryptophan hydroxylase gene with smoking initiation but not progression to nicotine dependence. Am J Med Genet 105:479–484

Suriyaprom K, Tungtrongchitr R, Harnroongroj T (2013) Impact of COMT Val 108/158 Met and DRD2 Taq1B gene polymorphisms on vulnerability to cigarette smoking of Thai males. J Mol Neurosci 49:544–549

Taioli E, Wynder EL (1991) Effect of the age at which smoking begins on frequency of smoking in adulthood. N Engl J Med 325:968–969

Takami K, Saito H, Okuda M, Takano M, Inui KI (1998) Distinct characteristics of transcellular transport between nicotine and tetraethylammonium in LLC-PK1 cells. J Pharmacol Exp Ther286:676–680

Tang DW, Hello B, Mroziewicz M, Fellows LK, Tyndale RF, Dagher A (2012) Genetic variation in CYP2A6 predicts neural reactivity to smoking cues as measured using fMRI. NeuroImage 60:2136–2143

Tapper AR, McKinney SL, Nashmi R, Schwarz J, Deshpande P, Labarca C, Whiteaker P, Marks

MJ, Collins AC, Lester HA (2004) Nicotine activation of alpha4* receptors: sufficient for reward, tolerance, and sensitization. Science 306:1029–1032

Thorgeirsson TE, Geller F, Sulem P, Rafnar T, Wiste A, Magnusson KP, Manolescu A, Thorleifsson G, Stefansson H, Ingason A, Stacey SN, Bergthorsson JT, Thorlacius S, Gudmundsson J, Jonsson T, Jakobsdottir M, Saemundsdottir J, Olafsdottir O, Gudmundsson LJ, Bjornsdottir G, Kristjansson K, Skuladottir H, Isaksson HJ, Gudbjartsson T, Jones GT, Mueller T, Gottsater A, Flex A, Aben KK, de Vegt F, Mulders PF, Isla D, Vidal MJ, Asin L, Saez B, Murillo L, Blondal T, Kolbeinsson H, Stefansson JG, Hansdottir I, Runarsdottir V, Pola R, Lindblad B, van Rij AM, Dieplinger B, Haltmayer M, Mayordomo JI, Kiemeney LA, Matthiasson SE, Oskarsson H, Tyrfingsson T, Gudbjartsson DF, Gulcher JR, Jonsson S, Thorsteinsdottir U, Kong A, Stefansson K (2008) A variant associated with nicotine dependence, lung cancer and peripheral arterial disease. Nature 452:638–642

Tobacco and Genetics Consortium (2010) Genome-wide meta-analyses identify multiple loci associated with smoking behavior. Nat Genet 42:441–447

Tochigi M, Suzuki K, Kato C, Otowa T, Hibino H, Umekage T, Kato N, Sasaki T (2007) Association study of monoamine oxidase and catechol-O-methyltransferase genes with smoking behavior. Pharmacogenet Genomics 17:867–872

Trifilieff P, Feng B, Urizar E, Winiger V, Ward RD, Taylor KM, Martinez D, Moore H, Balsam PD, Simpson EH, Javitch JA (2013) Increasing dopamine D2 receptor expression in the adult nucleus accumbens enhances motivation. Mol Psychiatry 18:1025–1033

True WR, Heath AC, Scherrer JF, Waterman B, Goldberg J, Lin N, Eisen SA, Lyons MJ, Tsuang MT (1997) Genetic and environmental contributions to smoking. Addiction 92:1277–1287

Trummer O, Koppel H, Wascher TC, Grunbacher G, Gutjahr M, Stanger O, Ramschak-Schwarzer S, Boehm BO, Winkelmann BR, Marz W, Renner W (2006) The serotonin transporter gene polymorphism is not associated with smoking behavior. Pharmacogenomics J 6:397–400

Tsai SJ, Hong CJ, Yu YW, Chen TJ (2004) Association study of catechol-O-methyltransferase gene and dopamine D4 receptor gene polymorphisms and personality traits in healthy young chinese females. Neuropsychobiology 50:153–156

Tyndale RF, Sellers EM (2002) Genetic variation in CYP2A6-mediated nicotine metabolism alters smoking behavior. Ther Drug Monit 24:163–171

Urakami Y, Akazawa M, Saito H, Okuda M, Inui K (2002) cDNA cloning, functional characterization, and tissue distribution of an alternatively spliced variant of organic cation transporter hOCT2 predominantly expressed in the human kidney. J Am Soc Nephrol13:1703–1710

Ursin R (2002) Serotonin and sleep. Sleep Med Rev 6:55–69

van Dyck CH, Malison RT, Jacobsen LK, Seibyl JP, Staley JK, Laruelle M, Baldwin RM, Innis RB, Gelernter J (2005) Increased dopamine transporter availability associated with the 9-repeat allele of the SLC6A3 gene. J Nucl Med 46:745–751

Vandenbergh DJ, Zonderman AB, Wang J, Uhl GR, Costa PT Jr (1997) No association between novelty seeking and dopamine D4 receptor (D4DR) exon III seven repeat alleles in Baltimore Longitudinal Study of Aging participants. Mol Psychiatry 2:417–419

Vandenbergh DJ, Bennett CJ, Grant MD, Strasser AA, O'Connor R, Stauffer RL, Vogler GP, Kozlowski LT (2002) Smoking status and the human dopamine transporter variable number of tandem repeats (VNTR) polymorphism: failure to replicate and finding that never-smokers may be different. Nicotine Tob Res 4:333–340

Vandenbergh DJ, O'Connor RJ, Grant MD, Jefferson AL, Vogler GP, Strasser AA, Kozlowski LT (2007) Dopamine receptor genes (DRD2, DRD3 and DRD4) and gene-gene interactions associated with smoking-related behaviors. Addict Biol 12:106–116

VanNess SH, Owens MJ, Kilts CD (2005) The variable number of tandem repeats element in DAT1 regulates in vitro dopamine transporter density. BMC Genet 6:55

Vink JM, Willemsen G, Boomsma DI (2005) Heritability of smoking initiation and nicotine dependence. Behav Genet 35:397–406

Volkow ND, Wang GJ, Fowler JS, Tomasi D, Telang F (2011) Addiction: beyond dopamine reward circuitry. Proc Natl Acad Sci USA 108:15037–15042

Wada E, McKinnon D, Heinemann S, Patrick J, Swanson LW (1990) The distribution of mRNA encoded by a new member of the neuronal nicotinic acetylcholine receptor gene family (alpha5) in the rat central nervous system. Brain Res 526:45–53

Wang H, Tan W, Hao B, Miao X, Zhou G, He F, Lin D (2003) Substantial reduction in risk of lung adenocarcinoma associated with genetic polymorphism in CYP2A13, the most active cytochrome P450 for the metabolic activation of tobacco-specific carcinogen NNK. Cancer Res 63:8057–8061

Warner C, Shoaib M (2005) How does bupropion work as a smoking cessation aid? Addict Biol10:219–231

Wassenaar CA, Dong Q, Wei Q, Amos CI, Spitz MR, Tyndale RF (2011) Relationship between CYP2A6 and CHRNA5-CHRNA3-CHRNB4 variation and smoking behaviors and lung cancer risk. J Natl Cancer Inst 103:1342–1346

Wellman RJ, Savageau JA, Godiwala S, Savageau N, Friedman K, Hazelton J, Difranza JR (2006) A comparison of the hooked on nicotine checklist and the fagerstrom test for nicotine dependence in adult smokers. Nicotine Tob Res 8:575–580

Wiesbeck GA, Wodarz N, Weijers HG, Dursteler-MacFarland KM, Wurst FM, Walter M, Boening J (2006) A functional polymorphism in the promoter region of the monoamine oxidase A gene is associated with the cigarette smoking quantity in alcohol-dependent heavy smokers. Neuropsychobiology 53:181–185

Wyen C, Hendra H, Vogel M, Hoffmann C, Knechten H, Brockmeyer NH, Bogner JR, Rockstroh J, Esser S, Jaeger H, Harrer T, Mauss S, van Lunzen J, Skoetz N, Jetter A, Groneuer C, Fatkenheuer G, Khoo SH, Egan D, Back DJ, Owen A, German Competence Network for HA (2008) Impact of CYP2B6 983T>C polymorphism on non-nucleoside reverse transcriptase inhibitor plasma concentrations in HIV-infected patients. J Antimicrob Chemother 61:914–918

Xian H, Scherrer JF, Madden PA, Lyons MJ, Tsuang M, True WR, Eisen SA (2003) The heritability of failed smoking cessation and nicotine withdrawal in twins who smoked and attempted to quit. Nicotine Tob Res 5:245–254

Yamanaka H, Nakajima M, Nishimura K, Yoshida R, Fukami T, Katoh M, Yokoi T (2004) Metabolic profile of nicotine in subjects whose CYP2A6 gene is deleted. Eur J Pharm Sci 22:419–425

Yamazaki H, Inoue K, Hashimoto M, Shimada T (1999) Roles of CYP2A6 and CYP2B6 in nicotine C-oxidation by human liver microsomes. Arch Toxicol 73:65–70

Yoon H, Cho HY, Yoo HD, Kim SM, Lee YB (2013) Influences of organic cation transporter polymorphisms on the population pharmacokinetics of metformin in healthy subjects. AAPS J

15:571–580

Young SN, Leyton M (2002) The role of serotonin in human mood and social interaction. Insight from altered tryptophan levels. Pharmacol Biochem Behav 71:857–865

Yudkin P, Munafò M, Hey K, Roberts S, Welch S, Johnstone E, Murphy M, Griffiths S, Walton R (2004) Effectiveness of nicotine patches in relation to genotype in women versus men: randomised controlled trial. BMJ 328:989–990

Zevin S, Schaner ME, Giacomini KM (1998) Nicotine transport in a human choriocarcinoma cell line (JAR). J Pharm Sci 87:702–706

Zhou X, Nonnemaker J, Sherrill B, Gilsenan AW, Coste F, West R (2009) Attempts to quit smoking and relapse: factors associated with success or failure from the ATTEMPT cohort study. Addict Behav 34:365–373

Zhu AZ, Cox LS, Nollen N, Faseru B, Okuyemi KS, Ahluwalia JS, Benowitz NL, Tyndale RF (2012) CYP2B6 and bupropion's smoking-cessation pharmacology: the role of hydroxybupropion. Clin Pharmacol Ther 92:771–777

Zhu AZ, Binnington MJ, Renner CC, Lanier AP, Hatsukami DK, Stepanov I, Watson CH, Sosnoff CS, Benowitz NL, Tyndale RF (2013a) Alaska Native smokers and smokeless tobacco users with slower CYP2A6 activity have lower tobacco consumption, lower tobacco-specific nitrosamine exposure and lower tobacco-specific nitrosamine bioactivation. Carcinogenesis 34:93–101

Zhu AZ, Renner CC, Hatsukami DK, Swan GE, Lerman C, Benowitz NL, Tyndale RF (2013b) The ability of plasma cotinine to predict nicotine and carcinogen exposure is altered by differences in CYP2A6: the influence of genetics, race, and sex. Cancer Epidemiol Biomark Prev 22:708–718

Zhu AZ, Zhou Q, Cox LS, Ahluwalia JS, Benowitz NL, Tyndale RF (2013c) Variation in trans-3′-hydroxycotinine glucuronidation does not alter the nicotine metabolite ratio or nicotine intake. PLoS ONE 8:e70938

Zhu AZ, Zhou Q, Cox LS, David SP, Ahluwalia JS, Benowitz NL, Tyndale RF (2014) Association of CHRNA5-A3-B4 SNP rs2036527 with smoking cessation therapy response in AfricanAmerican smokers. Clin Pharmacol Ther 96:256–265

大脑区域异质性、神经递质交互协同烟碱对记忆功能的影响

Edward D. Levin, Brandon J. Hall and Amir H. Rezvani

摘　要　许多研究已证明烟碱乙酰胆碱受体与记忆功能密切相关，这些受体起到的准确作用取决于相关受体的亚型、结构定位、与构成认知基础的神经系统其他部分相互作用以及认知功能的特定区域。烟碱激动剂可以明显改善学习、记忆和注意力。海马体内的烟碱受体受到来源于中隔和对角带投射的类胆碱能调控。在放射臂迷宫实验中，向小鼠的海马体背部或腹部注射α7或α4β2烟碱拮抗剂则小鼠产生记忆缺失。在脑部边缘系统的其他部分也有烟碱受体的胆碱能神经调控作用。在基地外侧杏仁核和前丘脑内，也发现了α7和α4β2烟碱拮抗剂具有类似的记忆缺失效果。有趣的是，当α7和α4β2受体拮抗剂联合使用时，在这些边缘区域没有发现记忆缺失效果。α7和α4β2烟碱受体在这些边缘区域和皮层区域的特殊表达模式能够解释这种非加和性，但是需要深入研究确定这种现象的原因。在边缘系统中的烟碱受体机制在各种神经系统失调引起的认知障碍中起重要作用，包括阿尔茨海默病和精神分裂症。阿尔茨海默病导致海马体中烟碱受体密度急剧下降，最显著的是影响α4β2受体表达。在精神分裂症患者中，发现α7烟碱受体表达异常，这似乎是该疾病对认知障碍的关键作用。长期的烟碱暴露，例如常见的烟草使用，可导致边缘系统中烟碱受体密度升高。这种效应的出现似乎与受体拮抗剂使用后的受体脱敏有关。关于烟碱受体脱敏与激活在认知改善中的作用，仍然存在一些

E. D. Levin(✉), B. J. Hall, A. H. Rezvani

Department of Psychiatry and Behavioral Sciences, Duke University Medical Center, Box #104790, Durham, NC 27710, USA

e-mail: edlevin@duke.edu

© Springer International Publishing Switzerland 2015

D. J. K. Balfour and M. R. Munafò (eds.), *The Neurobiology and Genetics of Nicotine and Tobacco*, Current Topics inBehavioral Neurosciences 23, DOI 10.1007/978-3-319-13665-3_4

悬而未决的问题。

　　关键词　烟碱的，记忆力，海马体，杏仁体，丘脑，5-羟色胺能，多巴胺能，谷氨酰胺能

1　引言

　　大脑是一个具有多种多样神经元、多种类型胶质细胞并相互连接进行交流异质性的器官。这些复杂的系统提供了强大的、有广泛适应性的行为功能。相同类型的生理组成，不管是细胞、酶或受体，在大脑中执行同样的即时生理功能。然而，在更大范围的脑部集成活动中，这些即时的生理功能可能导致完全不同的行为结果。这对于烟碱受体和认知功能来说无疑是正确的。例如，位于海马体的α4β2烟碱受体亚型（另见本书"烟碱受体、记忆力和海马体"一章）相比于位于丘脑中背核同样的受体亚型（后文详述）在记忆功能中扮演了完全不同的角色。因此，即使使用最具有选择性的烟碱系统靶向药物全身给药也会产生复杂的影响，这并不奇怪。类似于内分泌激素被带到大脑和身体其他部分，在遇到目标受体的任何地方都会产生神经活动。了解不同脑区烟碱受体的多样性，以及与认知功能有关的大脑系统中烟碱胆碱能信号与相关神经递质系能不同相互作用的差异，对于正确认识烟碱参与认知的复杂机制具有重要意义。这将有助于理解疾病如何使这些系统出错并导致认知障碍，以及我们如何能迅速开发出有效的烟碱疗法。

　　烟碱和其他烟碱配体已被证明可以改善记忆力并能有效修复记忆功能障碍。然而，这些效应的明确神经机制尚待阐明。在治疗认知功能障碍药物的开发过程中，烟碱受体亚型的参与受到了主要关注，因为这决定了药物如何具有特定靶向性。然而，受体激活的扩展效应，不同的解剖定位以及与其他神经环路组成的复杂交互作用可能也非常重要。在过去的25年中，我们研究了烟碱系统和记忆功能之间复杂的解剖学和药理学的相互作用。本章回顾了这些工作。

2　烟碱受体的激活和脱敏

　　许多烟碱受体在受到刺激后脱敏非常迅速。因此，烟碱激动剂通过潜在的烟碱受体脱敏作用也可以作为纯粹的烟碱拮抗剂来使用。烟碱受体激活、脱敏以及在认知功能障碍中的相互作用近来受到关注（Buccafusco et al. 2009; Picciotto et al. 2008）。辨别烟碱受体激活与失活的相对效应，由于烟碱配体的存在而变得复杂，就像所有能改善认知能力的药物一样，拥有非线性的剂量效应曲线，低剂量到中剂量可以有效提高认知，而高剂量则不但不能甚至导致认知功能损伤。在这种倒J型剂量效应函数下，拮抗剂联合给药逆转了烟碱激动剂引起的认知改善，并不能证明是激动剂的刺激作用导致了认知改善。考虑到激动剂也会使烟碱受体脱敏，

而且通常最大的激动剂有效剂量是通过拮抗剂联合用药来测试的，拮抗剂本身能够通过阻断激动剂刺激作用或通过增加受体失活效果，使脱敏作用超过最大有效失活程度来逆转激动剂诱导的认知改善。

我们发现急性给药α4β2烟碱脱敏剂sazetidine-A可以显著减轻由于使用毒蕈碱胆碱能拮抗剂东莨菪碱或NMDA谷氨酸拮抗剂地佐环平（MK-801）引起的注意力损伤（Rezvani et al. 2011）。长期注射sazetidine-A也能显著减轻地唑西平引起的注意力损伤（Rezvani et al. 2012）。然而，sazetidine-A确实具有短暂的局部激动剂作用，其导致注意力改善的原因可能是由于对烟碱受体α4β2的持续脱敏作用，因为，地佐环平诱导的注意力损伤在服用α4β2受体的选择性拮抗剂二氢-β-刺桐啶碱（DHβE）后也得到类似的逆转（Levin et al. 2013）。受体脱敏与单纯的激动剂作用在记忆功能方面的相关重要性尚待深入研究。然而，我们发现，在放射迷宫实验中全身给予低剂量的非选择性烟碱受体拮抗剂美加明可以改善大鼠在实验中的记忆能力，这可为前面提到的作用机制提供支持（Levin et al. 1993）。

3 不同脑区与记忆有关的烟碱受体

通常来说，在神经行为功能尤其是认知功能方面，烟碱受体在大脑的不同区域起到不同作用（见本书"烟碱受体与注意力""烟碱受体、记忆力和海马体""戒烟与神经认知：对戒烟与复吸的意义"三章）。烟碱拮抗剂注射到动物的特定脑区后对动物的认知和行为能力考察，可用于识别烟碱受体在认知功能的各个方面所起的特定作用。研究最深入的认知领域是工作记忆。

3.1 边缘系统

海马体是大脑中被广泛认为与记忆功能密切相关的结构（Aggleton and Pearce 2001）。尤其是来自于从中隔和对角带到海马齿状回的胆碱能神经支配对记忆功能有重要作用。海马体中的烟碱受体和毒蕈碱胆碱受体都参与记忆功能（Bymaster et al. 1993）。在烟碱受体家族中，海马体中的α7和α4β2烟碱受体与记忆功能密切相关。在放射迷宫实验中，无论对大鼠大脑海马体的腹部或背部注射α7受体选择性拮抗剂甲基牛扁碱（MLA）和α4β2受体拮抗剂DhβE，大鼠的工作记忆能力均有明显损伤（图1）（Arthur and Levin 2002; Felix and Levin 1997; Levin et al. 2002）。有趣的是，海马体中同时注射MLA和DhβE没有出现累加效应。这可能是与α7和α4β2烟碱受体处于细胞中的特定位置以及海马体回路的特定表达方式有关。需要深入研究产生这种差异的具体原因。全身用药的烟碱疗法能有效地修复海马体腹部注射DhβE引起的记忆力损伤（Bancroft and Levin 2000）。相反，同样全身用药烟碱没有发现可以修复海马体腹部注射MLA引起的记忆力损伤。可能是大脑中α7受体在工作记忆功能方面具有特别重要的作用（Bettany and Levin 2001）。氯氮平全身给药（一种本身具有遗忘效应的治疗方法）表明可以有效降低大鼠海马体注射DhβE导致的记忆力损伤（Pocivavsek et al. 2006）。

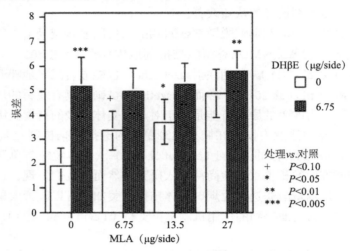

图1　16臂放射迷宫实验中大鼠海马体腹部注射甲基牛扁碱和DhβE阻断α7和α4β2烟碱受
体工作记忆误差效应(Levin et al. 2002)

　　杏仁核是边缘系统中的另一个重要组织。杏仁核一直被认为是处理情感功能的中心。放射性迷宫实验中，大鼠基底外侧杏仁核（BLA）局部注射MLA和DhβE均可导致工作记忆功能的明显损伤（图2）。有趣的是在基底外侧杏仁核中α4β2和α7拮抗剂联合作用可以减弱彼此的效果（Addy et al. 2003）。

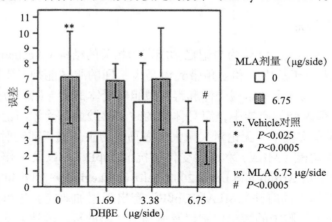

图2　16臂放射迷宫实验中大鼠脑部基底外侧杏仁核注射甲基牛扁碱和DhβE阻断α7和
α4β2烟碱受体工作记忆误差效应（Addy et al. 2003）

3.2 额叶皮质

额叶皮质对记忆的参与一直是研究的热点，研究已表明该区域参与维持准确记忆功能（Steckler et al. 1998）。使用类似的在边缘系统中局部注射烟碱受体拮抗剂的方法已验证额叶皮质的烟碱受体参与了记忆功能。

海马体或杏仁核局部注射同样的剂量α7和α4β2烟碱拮抗剂MLA和DHβE可以有效地损害工作记忆，但是内侧额叶皮质注射拮抗剂则不会损伤记忆能力（Levin et al. 2009）。内侧额叶皮质局部注射DhβE会显著加强全身用药氯氮平的遗忘效应（Levin et al. 2009）。另外一个研究看到了反向相互作用，DhβE明显降低了氯氮平全身用药的遗忘效应（Pocivavsek et al. 2006）。在额叶皮质和海马体在记忆功能神经回路中的不同作用可能说明了在上述两个脑区中烟碱受体亚型阻断的效果是不同的。

3.3 丘脑

丘脑是大脑皮层不同部分、边缘系统、脑干之间连接的十字路口。有趣的是放射迷宫实验中，在大鼠丘脑背内侧核急性局部注射DhβE，可显著改善大鼠的工作记忆功能（图3）（Cannady et al. 2009）。这种记忆力改善可以通过同时注射α7拮抗剂MLA逆转，但是在丘脑背内侧核单独注射MLA则未发现对记忆功能产生影响。丘脑背内侧核长期注射DhβE，效果很像急性注射，可以明显改善工作记忆功能。这种改善可以通过长期全身注射烟碱逆转。可能的原因是注射一定剂量的烟碱可以竞争性地克服DhβE的拮抗作用，或者是烟碱诱导的脱敏作用使丘脑背内侧核的DhβE受体的活性，降低到记忆功能的最佳水平之下。

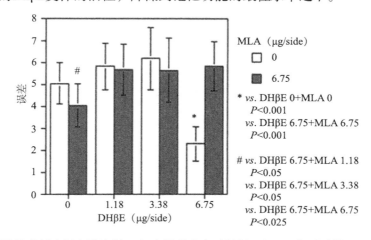

图3　丘脑核背部中间急性注射DhβE和甲基牛扁碱阻断α7和α4β2烟碱受体，16臂放射迷宫大鼠工作记忆误差效应（Cannady et al. 2009）

缰核是上丘脑中的一个结构，位于丘脑的背内侧表层，用于端脑和脑干的连接（Sutherland 1980）。缰核是大脑中烟碱受体密度最高的区域（Clarke et al. 1985）。此外，缰核中还有很多烟碱受体的亚型（Mulle et al. 1991）。放射迷宫实验中，缰核长期注射美加明（一种非选择性烟碱受体通道阻断剂），严重损害大鼠的空间记忆。急性全身注射烟碱可逆转这种空间记忆损伤。鉴于美加明是烟碱受体的非竞争性拮抗剂，急性注射烟碱带来的逆转效果可能是由于与缰核相比大脑其他区域处于活跃状态的结果。

3.4　脑干

从脑干产生的单胺物质（多巴胺、去甲肾上腺素、5-羟色胺）通过神经元大量投射到端脑。烟碱作用与多巴胺能神经元、黑质体、腹侧被盖区特别相关。因为这些区域是通过脑桥核和背外侧被盖核的胆碱能投射所支配，烟碱受体在这些连接中起关键作用。放射性迷宫实验中，大鼠腹侧被盖区或黑质体（Levin et al. 1994）注射非选择性拮抗剂美加明（Levin et al.1994）可有效损伤工作记忆功能。胆碱投射到这些区域，尤其是包含烟碱受体的区域，可能是烟碱-多巴胺能相互作用和认知功能的回路关键部位。然而，烟碱与海马多巴胺神经支配相互作用可能是另一个关键区域（见下文）。

4　烟碱与其他神经递质受体系统相互作用与记忆的关系

4.1　乙酰胆碱

烟碱受体只是胆碱能受体家族的两种主要亚型之一，另一个重要的胆碱能受体亚型是毒蕈碱受体。典型的非选择性毒蕈碱拮抗剂为东莨菪碱，东莨菪碱是一种经典的引起健忘症的物质。低剂量的东莨菪碱和美加明在工作记忆损伤方面具有相互增强作用（Levin et al.1989b）。α4β2烟碱受体脱敏剂sazetidine-A可显著逆转东莨菪碱诱导的大鼠注意力障碍（Rezvani et al. 2011）。sazetidine-A对记忆功能的影响还有待检验。

4.2　多巴胺

D_1和D_2多巴胺受体与烟碱相互作用似乎在影响记忆功能方面起重要作用（Levin and Rose 1995）。烟碱与D_1多巴胺受体相互作用似乎与参考记忆功能有更多相关性。16臂放射迷宫实验中，大鼠长期全身注射烟碱可阻断给药D_1拮抗剂SCH-23390参考记忆改善，并加重了给药D_1受体激动剂dihydrexidine后引起的记忆功能损伤。工作记忆能力则未见影响（Levin et al. 1996b）。

D_2多巴胺受体与烟碱受体相互作用则与工作记忆能力更相关。放射迷宫实验中，大鼠全身给药D$_2$多巴胺受体激动剂喹吡罗可逆转高剂量给药通用烟碱拮抗剂美加明引起的工作记忆损伤（Levin et al. 1989a）。同时，发现D$_2$多巴胺受体拮抗剂雷氯必利和氟哌啶醇可增强工作记忆损伤，过程中使用低于阈值剂量的美加明，为烟碱受体和D$_2$多巴胺受体的相互作用提供了支撑（McGurk et al. 1989a, b）。海马体可能是D$_2$-烟碱相互作用于工作记忆功能的关键位点。放射迷宫实验中，我们发现大鼠海马体急性注射D$_2$多巴胺受体拮抗剂雷氯必利损伤工作记忆，而注射D$_2$多巴胺受体激动剂喹吡罗可改善记忆力（Wilkerson and Levin 1999）。我们也发现海马体注射喹吡罗明显减弱由于注射α4β2烟碱受体拮抗剂DhβE引起的工作记忆损伤（未发表的数据资料）。

4.3　5-羟色胺

大脑中的5-羟色胺激活系统在记忆力方面也与烟碱受体系统相互作用。烟碱诱导的工作记忆改善会被同时服用5-羟色胺5HT$_2$拮抗剂酮色林所阻断（Levin et al. 2005）。注意力功能也是如此，酮色林可阻断烟碱逆转地佐环平引起的注意力损伤（Rezvani et al. 2005）。5HT$_2$与烟碱相互作用也可以解释氯氮平阻断烟碱逆转地佐环平诱导的注意力损伤时大量给药5HT2对氯氮平起拮抗效应（Rezvani et al. 2008）。

4.4　谷氨酸盐和γ-氨基丁酸

谷氨酸和γ-氨基丁酸是分布最广泛的神经系统兴奋剂和抑制剂，已被证明与烟碱相互作用可以影响记忆功能。16臂放射迷宫实验中,使用地佐环平（MK-801）阻塞NMDA谷氨酸盐受体可导致大鼠工作记忆和参照记忆损伤（Levin et al. 1998; Timofeeva and Levin 2008）。这些损伤大部分可以通过同时注射烟碱进行逆转。海马体腹部局部注射地佐环平，控制注射剂量不造成记忆损伤，这时烟碱的功效从改善记忆转变为损伤记忆（Levin et al. 2003）。相同剂量的地佐环平注射至杏仁核则明显损伤记忆功能，可通过全身烟碱用药进行逆转（May-Simera and Levin 2003）。大鼠注射去甲肾上腺素受体α2拮抗剂咪唑嗪可阻断烟碱逆转的地佐环平诱导的记忆损伤作用（Timofeeva and Levin 2008）。

烟碱和γ-氨基丁酸之间的相互作用也非常重要。急性给药烟碱可以逆转高剂量（1 mg/kg）巴氯芬（一种γ-氨基丁酸-β受体激动剂）导致的工作记忆损伤。

有趣的是，低剂量的巴氯芬（0.25 mg/kg）给药可明显改善记忆功能作用，与烟碱诱导的改善没有叠加性。事实上低剂量的巴氯芬诱导的记忆改善可阻断烟碱诱导的记忆功能改善（Levin et al. 2004）。

5　复杂的相互作用在烟碱疗法中的重要性

作用于烟碱和烟碱受体的药物被用来尝试治疗认知功能障碍，常见是用于阿尔茨海默病、精神分裂症、多动症（ADHD）。由于这些疗法的用药是全身给药，因此烟碱散布于大脑各个组织，包括那些烟碱受体可能对认知功能和记忆力改善起到反作用的脑组织。许多类型的认知障碍中，不同脑区的烟碱受体的数量和功能性都受到破坏，这表明烟碱受体在认知功能中起到决定性作用。最后，这些认知损伤综合征患者通常还患有其他病症，因此烟碱疗法往往还伴随使用其他药物，我们必须注意到烟碱疗法与其他神经递质疗法的药物之间的相互作用。

5.1　阿尔茨海默病及与老化相关的认知损伤

阿尔茨海默病患者的大脑中发现烟碱受体密度急剧下降，特别是在海马体和额叶皮层（Court et al. 2001; London et al. 1989; Perry et al. 1986）。相反，在丘脑部位的烟碱受体则往往不受影响。在轻度至中度的阿尔茨海默病患者中烟碱疗法可显著改善认知功能（White and Levin 1999）。另外，在老化相关记忆障碍（AAMI）和轻度认知损伤（MCI）患者中，烟碱贴片发现可以明显改善认知能力（White and Levin 2004; Newhouse et al. 2012）。

5.2　精神分裂症

精神分裂症的特征是α7烟碱受体异常导致认知功能严重受损（Leonard et al. 1996; Martin et al. 2004）。绝大多数精神分裂症患者吸烟（Ripoll et al. 2004）。有迹象表明，他们使用烟草作为部分自我治疗的一种形式。烟碱贴片疗法已被证明可有效提高精神分裂症患者的注意力和记忆力（Levin et al. 1996c）。

精神分裂症患者同时也使用抗精神分裂症药物，其中许多在多巴胺D_2、5-羟色胺$5HT_2$和组胺H1受体有拮抗作用等（Schotte et al. 1993）。这些受体可能与烟碱疗法相互作用。我们也的确发现了烟碱与相关记忆功能的药物抗精神病药物氟哌啶醇和氯氮平有相互作用，即烟碱逆转了上述药物的疗效（Levin et al. 1996c）。许多治疗精神分裂症药物，尤其是非典型抗精神病药物，可阻断$5HT_2$受体。这种效果似乎可以阻断烟碱诱导的认知功能改善。综上所述，$5HT_2$受体拮抗剂酮色林给药大鼠后，可明显阻断烟碱诱导的工作记忆改善效果（Levin et al. 2005）。因此，在测试精神分裂症患者烟碱药物疗法对认知功能改善效果时，重要的是充分考虑到抗精神分裂症药物与烟碱的相互作用，以及它们是如何阻断烟碱诱导的认知功能改善。

5.3 多动症（ADHD）

多动症是最常见的儿童和青少年认知障碍疾病，同时，越来越多的成年人被诊断出多动症后遗症。患有多动症的人吸烟的比例大约是正常人的两倍（Pomer-leau et al. 1995）。与精神分裂症相比，有证据表明多动症患者可通过吸烟自愈，尽管这是一种不健康的治疗方法（Newhouse et al. 2004）。烟碱贴片疗法已证明可有效提升多动症患者的认知功能（Levin et al. 1996a）。烟碱疗法和饮酒疗法相互结合可影响多巴胺和去甲肾上腺素系统，为了治疗多动症取得更好的疗效，这种新的烟碱疗法需要更全面的评估。

6 结论和进一步研究需要

显然，烟碱受体，甚至是相同的受体亚型，在大脑中的不同部位对记忆功能起到的作用也不同。由于大脑是异质性的通信器官，结构上不同的受体在许多特定的行为功能上能够起到相同的调节作用已属不寻常，更何况记忆的复杂的功能。另外，大脑复杂回路的另一个结果是，烟碱乙酰胆碱系统与其他神经递质系统相互作用于记忆功能。除了非常复杂之外，对烟碱疗法的发展有什么看法？首先，相同的烟碱受体在结构上存在的不同亚型说明即使高度选择性的药物也会有复合效应及副作用，特别是这些亚型被系统地分配到大脑的各个组织。另外，这些药物治疗方法是针对神经功能障碍患者的，神经功能障碍疾病在病理上的差异性在烟碱疗法及其副作用中起到决定作用。例如，额叶皮质烟碱受体缺乏患者相比于海马体或丘脑烟碱受体缺乏患者对烟碱疗法会有不同的反应。

用于治疗方面，烟碱疗法与其他神经系统相互作用呈现出机遇和审慎并存的局面。须谨慎的是采用多重用药治疗很可能存在多种治疗靶点的问题，例如，随着精神分裂症治疗，烟碱治疗可能导致认知功能紊乱。目前还没有烟碱治疗可以对抗精神病的明确假说。因此，烟碱和抗精神病药物一起用于治疗认知功能障碍疾病。使用的许多不同抗精神疾病药物会产生不同的精神影响。有些药物对多巴胺有影响，有些激活5-羟色胺，有些产生去甲肾上腺激素、激活组胺以及激活其他受体。某些疗效如阻断5-羟色胺$5HT_2$受体的药物似乎抵消了烟碱药物改善认知功能包括记忆力和注意力的作用效果。其他类型的包含烟碱药物的多药治疗如治疗高血压的肾上腺素β-抑制剂可导致认知功能损伤。在临床研究烟碱药物的药效时，充分考虑与何种药物同时使用是非常重要的。

致谢

科研基金来源于国家药物滥用研究所、国立精神卫生研究所、美国国家卫生基金会、阿尔茨海默病协会、雅培制药、阿斯利康制药、塔格塞普特制药，菲利普·莫里斯（美国）提供了无限制资助。

参考文献

Addy NA, Nakijama A, Levin ED (2003) Nicotinic mechanisms of memory: effects of acute local DHβE and MLA infusions in the basolateral amygdala. Cogn Brain Res 16:51–57

Aggleton JP, Pearce JM (2001) Neural systems underlying episodic memory: insights from animal research. Philos Trans R Soc Lond B Biol Sci 356:1467–1482

Arthur D, Levin ED (2002) Chronic inhibition of alpha4beta2 nicotinic receptors in the ventral hippocampus of rats: Impacts on memory and nicotine response. Psychopharmacology 160:140–145

Bancroft A, Levin ED (2000) Ventral hippocampal α4β2 nicotinic receptors and chronic nicotine effects on memory. Neuropharmacology 39:2770–2778

Bettany JH, Levin ED (2001) Ventral hippocampal α7 nicotinic receptor blockade and chronic nicotine effects on memory performance in the radial-arm maze. Pharmacol Biochem Behav 70:467–474

Buccafusco JJ, Brach JW, Terry AV (2009) Desensitization of nicotinic acetylcholine receptors as a strategy for drug development. J Pharmacol Exp Ther 328:364–370

Bymaster FP, Heath I, Hendrix JC, Shannon HE (1993) Comparative behavioral and neurochemical activities of cholinergic antagonists in rats. J Pharmacol Exp Ther 267:16–24

Cannady R, Weir R, Wee B, Gotschlich E, Kolia N, Lau E, Brotherton J, Levin ED (2009) Nicotinic antagonist effects in the mediodorsal thalamic nucleus: regional heterogeneity of nicotinic receptor involvement in cognitive function. Biochem Pharmacol 78:788–794

Clarke PB, Schwartz RD, Paul SM, Pert CB, Pert A (1985) Nicotinic binding in rat brain: autoradiographic comparison of [3H]acetylcholine, [3H]nicotine, and [125I]-alpha-bungarotoxin. J Neurosci 5:1307–1315

Court J, Martin-Ruiz C, Piggott M, Sperden D, Griffiths M, Perry E (2001) Nicotinic receptor abnormalities in Alzheimer's disease. Biol Psychiatry 49:175–184

Felix R, Levin ED (1997) Nicotinic antagonist administration into the ventral hippocampus and spatial working memory in rats. Neuroscience 81:1009–1017

Leonard S, Adams C, Breese CR, Adler LE, Bickford P, Byerley W, Coon H, Griffith JM, Miller C, Myles-Worsley M, Nagamoto HT, Rollins Y, Stevens KE, Waldo M, Freedman R (1996) Nicotinic receptor function in schizophrenia. Schizophrenia Bull 22:431–445

Levin ED, Bettegowda C, Weaver T, Christopher NC (1998) Nicotine-dizocilpine interactions and working and reference memory performance of rats in the radial-arm maze. Pharmacol Biochem Behav 61:335–340

Levin ED, Bradley A, Addy N, Sigurani N (2002) Hippocampal α7 and α4β2 nicotinic receptors and working memory. Neuroscience 109:757–765

Levin ED, Briggs SJ, Christopher NC, Auman JT (1994) Working memory performance and cholinergic effects in the ventral tegmental area and substantia nigra. Brain Res 657:165–170

Levin ED, Briggs SJ, Christopher NC, Rose JE (1993) Chronic nicotinic stimulation and blockade effects on working memory. Behav Pharmacol 4:179–182

Levin ED, Cauley M, Rezvani AH (2013) Improvement of attentional function with antagonism of nicotinic receptors in female rats. Eur J Pharmacol 702:269–274

Levin ED, Conners CK, Sparrow E, Hinton SC, Erhardt D, Meck WH, Rose JE, March J (1996a) Nicotine effects on adults with attention-deficit/hyperactivity disorder. Psychopharmacology 123:55–63

Levin ED, Kim P, Meray R (1996b) Chronic nicotine working and reference memory effects in the 16-arm radial maze: interactions with D1 agonist and antagonist drugs. Psychopharmacology 127:25–30

Levin ED, Icenogle L, Farzad A (2005) Ketanserin attenuates nicotine-induced working memory improvement in rats. Pharmacol Biochem Behav 82:289–292

Levin ED, McGurk SR, Rose JE, Butcher LL (1989a) Reversal of a mecamylamine-induced cognitive deficit with the D2 agonist, LY 171555. Pharmacol Biochem Behav 33:919–922

Levin ED, McGurk SR, South D, Butcher LL (1989b) Effects of combined muscarinic and nicotinic blockade on choice accuracy in the radial-arm maze. Behav Neural Biol 51:270–277

Levin ED, Perkins A, Brotherton T, Qazi M, Berez C, Montalvo-Ortiz J, Davis K, Williams P, Christopher NC (2009) Chronic underactivity of medial frontal cortical β2-containing nicotinic receptors increases clozapine-induced working memory impairment in female rats. Prog Neuropsychopharmacol Biol Psychiatry 33:296–302

Levin ED, Rose JE (1995) Acute and chronic nicotinic interactions with dopamine systems and working memory performance. Ann N Y Acad Sci 757:245–252

Levin ED, Sledge D, Baruah A, Addy NA (2003) Ventral hippocampal NMDA blockade and nicotinic effects on memory function. Brain Res Bull 61:489–495

Levin ED, Weber E, Icenogle L (2004) Baclofen interactions with nicotine in rats: effects on memory. Pharmacol Biochem Behav 79:343–348

Levin ED, Wilson W, Rose JE, McEvoy J (1996c) Nicotine-haloperidol interactions and cognitive performance in schizophrenics. Neuropsychopharmacology 15:429–436

London ED, Ball MJ, Waller SB (1989) Nicotinic binding sites in cerebral cortex and hippocampus in Alzheimer's disease. Neurochem Res 14:745–750

Martin LF, Kem WR, Freedman R (2004) Alpha-7 nicotinic receptor agonists: potential new candidates for the treatment of schizophrenia. Psychopharmacology 174:54–64

May-Simera H, Levin ED (2003) NMDA systems in the amygdala and piriform cortex and nicotinic effects on memory function. Cogn Brain Res 17:475–483

McGurk SR, Levin ED, Butcher LL (1989a) Nicotinic-dopaminergic relationships and radial-arm maze performance in rats. Behav Neural Biol 52:78–86

McGurk SR, Levin ED, Butcher LL (1989b) Radial-arm maze performance in rats is impaired by a combination of nicotinic-cholinergic and D2 dopaminergic antagonist drugs. Psychopharmacology 99:371–373

Mulle C, Vidal C, Benoit P, Changeux JP (1991) Existence of different subtypes of nicotinic acetylcholine receptors in the rat habenulo-interpeduncular system. J Neurosci 11:2588–2597

Newhouse P, Singh A, Potter A (2004) Nicotine and nicotinic receptor involvement in neuropsychiatric disorders. Curr Top Med Chem 4:267–282

Newhouse PA, Kellar K, Aisen P, White H, Wesnes K, Coderre E, Pfaff A, Wilkins H, Howard D, Levin ED (2012) Transdermal nicotine treatment of mild cognitive impairment: a six-month double-blind pilot clinical trial. Neurology 78:91–101

Perry EK, Perry RH, Smith CJ, Purohit D, Bonham J, Dick DJ, Candy JM, Edwardson JA, Fairbairn A (1986) Cholinergic receptors in cognitive disorders. Can J Neurol Sci 13:521–527

Picciotto MR, Addy NA, Mineur YS, Brunzell DH (2008) It is not "either/or": activation and desensitization of nicotinic acetylcholine receptors both contribute to behaviors related to nicotine addiction and mood. Prog Neurobiol 84:329–342

Pocivavsek A, Icenogle L, Levin ED (2006) Hippocampal α7 and α4β2 nicotinic receptors and clozapine effects on memory. Psychopharmacology 188:596–604

Pomerleau OF, Downey KK, Stelson FW, Pomerleau CS (1995) Cigarette smoking in adult patients diagnosed with attention deficit hyperactivity disorder. J Subst Abuse 7:373–378

Rezvani AH, Caldwell DP, Levin ED (2005) Nicotinic-serotonergic drug interactions and attentional performance in rats. Psychopharmacology 179:521–528

Rezvani AH, Cauley M, Sexton H, Xiao X, Brown ML, Paige MA, McDowell BE, Kellar KL, Levin ED (2011) Sazetidine-A, a selective α4β2 nicotinic acetylcholine receptor desensitizing agent reverses dizocilpine and scopolamine-induced attentional impairments in rats. Psychopharmacology 215:621–630

Rezvani AH, Cauley M, Xiao Y, Kellar KJ, Levin ED (2012) Effects of chronic sazetidine-A, a selective β2* nicotinic receptor desensitizing agent on pharmacologically-induced impaired sustained attention in rats. Psychopharmacology 222:269–276

Rezvani AH, Kholdebarin E, Dawson E, Levin ED (2008) Nicotine and clozapine effects on attentional performance impaired by the NMDA antagonist dizocilpine in female rats. Int J Neuropsychopharmacol 11:63–70

Ripoll N, Bronnec M, Bourin M (2004) Nicotinic receptors and schizophrenia. Curr Med Res Opin 20:1057–1074

Sanders D, Simkiss D, Braddy D, Baccus S, Morton T, Cannady R, Weaver N, Rose JE, Levin ED (2010) Nicotinic receptors in the habenula: importance for memory. Neuroscience 166:386–390

Schotte A, Janssen PF, Megens AA, Leysen JE (1993) Occupancy of central neurotransmitter receptors by risperidone, clozapine and haloperidol, measured ex vivo by quantitative autoradiography. Brain Res 631:191–202

Steckler T, Drinkenburg WH, Sahgal A, Aggleton JP (1998) Recognition memory in rats–II. Neuroanatomical substrates. Prog Neurobiol 54:313–332

Sutherland RJ (1980) The dorsal diencephalic conduction system: a review of the anatomy and functions of the habenular complex. Neurosci Biobehav Rev 6:1–13

Timofeeva OA, Levin ED (2008) Idazoxan blocks the nicotine-induced reversal of the memory impairment caused by the NMDA glutamate receptor antagonist dizocilpine. Pharmacol Biochem Behav 90:372–381

White HK, Levin ED (1999) Four-week nicotine skin patch treatment effects on cognitive performance in Alzheimer's disease. Psychopharmacology 143:158–165

White HK, Levin ED (2004) Chronic transdermal nicotine patch treatment effects on cognitive performance in age-associated memory impairment. Psychopharmacology 171:465–471

Wilkerson A, Levin ED (1999) Ventral hippocampal dopamine D1 and D2 systems and spatial working memory in rats. Neuroscience 89:743–749

烟碱受体与注意力

Britta Hahn

摘　要　烟碱乙酰胆碱受体（nAChR）激动剂对多种注意力功能问题具有改善作用，因此可能具有用于阿尔茨海默病或精神分裂症等疾病治疗的潜力。为此，这些效应背后的神经作用机制一直是人体和临床前期模型实验研究的重点。非选择性nAChR受体激动剂烟碱的注意力增强效应可在非吸烟人群和实验动物中观测到，这表明吸烟者获得的益处远高于逆转的戒断缺陷。最终目的是开发出一种更具有选择性的nAChR亚型，具有精确匹配改善认知障碍并最小化不良效果的作用。迄今为止，大量的作用于脑部nAChR亚型的化合物在临床中被检验。为了帮助精确定位更多与注意力有关的具有选择性的关键受体亚型，研究旨在确定次级神经递质系统，烟碱刺激后具有调控增强注意力的作用。证据表明，去甲肾上腺素和谷氨酸盐，而不是多巴胺释放，是关键的介质。因此，具有注意力增强效果的nAChR药物可以减轻神经系统对烟碱的依赖。神经影像学研究表明，nAChR激动剂通过注意力活动中的增强激活、降低激活和增强灭活效应对多个脑系统发挥作用。这些证据支撑了不同的中枢机制影响不同的注意力功能这个概念，与此一致的另一个实事是nAChR可与多个脑区和神经系统相互作用。将要面临的挑战是不仅使用直接激动剂特性，还应用正变构调节和低剂量拮抗效应，在nAChR亚型在最佳区域完成调节特定的注意力功能。

关键词　烟碱乙酰胆碱受体，注意力，烟碱，亚型，动物模型，神经影像

B. Hahn(✉)
Maryland Psychiatric Research Center, University of Maryland School of Medicine, Baltimore, MD, USA
e-mail: bhahn@mprc.umaryland.edu

© Springer International Publishing Switzerland 2015
D. J. K. Balfour and M. R. Munafò (eds.), *The Neurobiology and Genetics of Nicotine and Tobacco*, Current Topics in Behavioral Neurosciences 23, DOI 10.1007/978-3-319-13665-3_5

1　引言

　　过去半个世纪，大量的证据表明烟碱对认知的表现能具有有益效果。这些效果包括运动功能增强、感官处理能力、警觉、注意力、记忆力（Heishman et al. 1994, 2010）。人类文学中，影响注意力功能的报道出奇地一致（Stolerman et al. 1995; Newhouse et al. 2004; Heishman et al. 2010），更高认知操作的促进在一定程度上可能次要于注意力领域的基本功能的增强。许多研究中关于烟碱和其他烟碱乙酰胆碱受体（nAChR）激动剂具有注意力增强效应的描述都集中在行为能力和神经元水平。这些研究关注的兴趣点主要是可应用于临床中治疗认知功能障碍的潜力，特别是那些已经证明的nAChR功能减退导致的轻度认知功能障碍、阿尔茨海默病、精神分裂症、多动症（ADHD）等。注意力损伤是阿尔茨海默病的早期症状，因此乙酰胆碱缺陷是一种病理学特征（Kendziorra et al. 2011; Perry et al. 2000; Terriere et al. 2008; Nordberg et al. 1992, 1995; O'Brien et al. 2007; Pimlott et al. 2004）。早期研究表明局部给药烟碱可以减轻阿尔茨海默病患者的注意力缺陷问题（White and Levin 1999; Sahakian et al. 1989; Jones et al. 1992），这导致人们认为患者可能从nAChR受体激动剂治疗中获益（Levin and Rezvani 2002; Singh et al. 2004）。对于烟碱给药治疗精神分裂症（Martin et al. 2004; Adams and Stevens 2007; Freedman et al. 1997; Leonard et al. 2002; Petrovsky et al. 2010）和多动症（Levin et al. 1996; Lerman et al. 2001）导致的注意力缺陷也存在类似的争论。药物开发已经开始转向投入针对治疗这些功能紊乱疾病选择性更强的nAChR激动剂工作中（Haydar and Dunlop 2010; Radek et al. 2010; Wallace et al. 2011a; Hurst et al. 2013）。因此，进一步了解调节这些效应的神经药理学底物具有广泛的临床意义，并对可能开发更有效的化合物有所帮助。

　　本章旨在回顾神经药理学机制、神经解剖学、神经系统介质等方面由nAChR激动剂调节的注意力功能研究。具体考虑的问题是nAChR亚型和次级神经递质系统，特别是nAChR激动剂对注意力功能的影响、nAChR活化与脱敏的关系、脑电图标志物、大脑区域和神经网络调节。人体和动物实验均将被考虑在内，如果可能的话还将进行直接的比较。

2　消除混淆

　　对于nAChR激动剂的临床应用而言，一个关键的问题是该方法的效果与未受损伤的人相比是否确实可以改善认知功能，还是仅仅逆转了由于吸烟导致的缺陷。大多数关于吸烟或烟碱的早期研究都是针对吸烟者被剥夺烟草4小时以上后的效果（Heishman et al. 1994），这样有足够的时间来诱导由于烟草剥夺带来的认知功能损伤（Hatsukami et al. 1989; Snyder et al. 1989）。在可通过烟碱持续提供增强疗效的那些方面，对于疗效的报道中，研究方法更可能是采用吸烟者剥夺烟草而不是非吸烟者（Heishman et al. 1994），用以支撑烟碱除了逆转戒断之外无益处的观点。然而，最近的研究旨在解决的问题是应用更严格的方法重复展现烟碱在健康领域中改善记忆功能的效果，并且对不吸烟者不造成损伤（Heishman et al. 2010）。

对于初次接触烟碱的人，烟碱往往会产生破坏性的负面效果，这导致非吸烟者很难展现出烟碱可以频繁地提升注意力或其他功能的增强效果。研究表明，对非吸烟者使用烟碱贴片、口香糖、鼻用喷雾等报告的负面生理效应包括头晕、恶心、心率加快、血压升高、手部稳定性损伤、警觉性和精力充沛性自述分数较低，以及负面效果分值较高所反映的厌恶反应，如头晕、神经过敏、紧张、头脑思维混乱、镇静状态、烦躁不安（Heishman et al. 1993; Perkins et al. 1994; Heishman and Henningfield 2000; Griesar et al. 2002）。这些影响有时伴随着烟碱引起的认知功能障碍（Heishman et al. 1990; Heishman and Henningfield 2000）。从而有种可能性是，在不吸烟受试者中烟碱的不同疗效会掩盖认知功能增强的效应，这说明在非吸烟人群中烟碱的疗效难度更大。因此，已成功证明在非吸烟者中展现烟碱的增强效果的研究特点是使用小剂量（Foulds et al. 1996），或者通过预先给予额外的烟碱剂量，以促进对任何不良和潜在的破坏性副作用的急性耐受性。事实上，已证明的急性耐受性实验在2 h内4次使用烟碱鼻腔雾剂后达到厌恶效应。随着对不良效果耐受性发展的同时，烟碱对短期认知记忆功能的提高开始变强（Perkins et al. 1994）。同一个研究中，吸烟者对不良副作用的耐受性要远高于非吸烟者，这表明对不良副作用的耐受性具有持久性。与此观点一致，在非吸烟者重复使用烟碱口香糖8天后，也观察到了对不良副作用的耐受性（Heishman and Henningfield 2000）。

3　区分注意力功能与其他认知功能

一般来说，很难区分烟碱提高表现效果的不同方面。举个最基本的例子，我们很难将感觉或运动功能的促进与注意力、学习和记忆的改善或更高的认知控制功能分开。根据临界闪烁融合任务的评估，烟碱持续地增加手指敲击率和感觉处理速度(Heishman et al. 1994)。这两种效应都可以解释在任何认知范式中反应时间的加快。此外，基础的心理生理增益和对低噪声感觉信号的处理可能会导致更强、更准确的皮层表征被提出，通过减少对处理资源的竞争，使更高功能更有效地参与(Mahncke et al. 2006; Adcock et al. 2009)。脑电图记录中也有证据表明烟碱增强了早期感觉整合过程(见下文9.1)，这可能以一种自下而上的方式提高注意力。同样，对基本注意功能(如警惕性和处理速度)的促进也可能促进更高的注意功能(如注意选择或注意控制过程)以及超出注意域的功能。

关于烟碱在学习和记忆任务中的有益影响是否可能仅次于对注意力功能的影响，一直有很多讨论，因为注意是记忆表现的必要途径。支持这一观点的是，当受试者在呈现单词列表之前吸烟时，他们的回忆得到了改善，但当他们在列表呈现后的保留时间内吸烟时，他们的回忆却没有得到改善(Peeke and Peeke 1984)。因此，改进可能是由于编码过程中注意力的增加，而不是记忆力的增强。其他研究确实报告了获得烟碱后的记忆改善(Mangan and Golding 1983; Colrain et al. 1992; Warburton et al. 1992a)，但这取决于演示后刺激排练的机会，因此可能反映了在记忆保留期间对编码材料的注意力增强(Rusted and Warburton 1992)。在另一项研究中，烟碱诱发的改善主要发生在长单词列表的末尾，此时人们对所呈现材料的注意力可能是最集中的(Warburton et al. 1992b)。此外，改善主要体现在明确指示受试者记住输入材料的那些方面(Andersson and Hockey 1977)，也就是注意力集中的方面。这些发现表明，烟碱对注意力功能的影响对人类学习和记忆模式的表现有重大影响，尽管临床前研究的证据也表明了主要的记忆效应(Kenney and Gould 2008)。

4　最受影响的注意力类型

烟碱增强注意力的效果比增强记忆力的效果更稳定可靠，尽管这个说法存在局限性。因此，在过去的几十年里，大多数的人群实验测试了改善注意力的效果，然而，在研究学习和记忆的时候产生了更为复杂的结果（Stolerman et al. 1995; Newhouse et al. 2004）。在注意力的研究中，有益效果的一致性取决于所采用的不同的摄入模式。烟碱可稳定提高警觉性并检测到直接的刺激性（Koelega 1993; Mancuso et al. 1999, 2001）。1993年的一篇关于精神振奋药物疗效的综述指出，大多数调查警觉性项目的研究中均报道了烟碱具有明显的改善效果（Koelega 1993）。最积极的发现是烟碱可提高快速视觉信息处理（RVIP）任务，研究任务的内容是连续监控一系列快速出现的数字，答出数字中连续出现的三个奇数或偶数。吸烟或摄入烟碱可改善鉴别能力，降低响应时间延迟，预防随时间出现的机能衰减，疗效不仅限于戒断的吸烟者（Wesnes and Warburton 1984; Revell 1988; Warburton and Arnall 1994; Warburton and Mancuso 1998; Foulds et al. 1996; Juliano et al. 2011; Gilbert et al. 2005）。烟碱增强受试者快速视觉信息处理任务中的敏感性可能是由于其具有许多突出的特点。快速视觉信息处理要求对高速信号（100/min）的快速处理能力，这需要增加工作记忆功能而具有跨领域信息整合能力。这些高强度的处理能力要求不间断的一直持续，因此，繁重的集中注意力功能是通过疲劳和过载机制维持的（Parasuraman et al. 1987）。已有研究报道了烟碱通过选择性的增加目标物质的释放速度实现提高鉴别能力和缩短反应时间的效果（Foulds et al. 1996）。有报道表明，烟碱增强的效果会随时间的增加而衰减（Wesnes and Warburton 1984），这可能对警觉性和注意力持久性产生影响，尽管随着时间的推移更快的脑部处理信息的速度也可以通过降低信息量和释放更高级的处理程序进行维持。然而，受试者必须观察时钟的秒针并检测秒针运动中发生的短暂停顿的Mackworth's连续时钟测试也发现了烟碱可以改善受试者的成绩（Mackworth 1950）。在超过80 min的测试环节中摄入烟碱药片可以显著降低受刺激后的敏感度衰减（通过辨别假警示信号检验），同时不影响测试初期表现（Wesnes et al. 1983）。上述烟碱疗效不能有效解释对任务处理速度的影响。

研究结果没有采用传统的观察警惕性或持续的注意力的研究模式，是由于烟碱可以轻易增强警惕性和注意力这个观点已被认可。上述任务中的维持对刺激性或其他简单的操作均有改善作用（Bates et al. 1995; Levin et al. 1998; Spilich et al. 1992; Williams 1980; Parrott and Craig 1992; Mancuso et al. 2001）。与此相反，少有证据表明烟碱改善注意力的治疗方案会增加注意力方面的负担（Mancuso et al. 1999; Parrott and Craig 1992; Foulds et al. 1996; Poltavski and Petros 2006）。同样地，动物研究也支持烟碱和其他烟碱受体激动剂在低剂量用药条件下具有可检测到的改善注意力的效果（Grilly et al. 2000; Hahn et al. 2002b, 2003; Grottick et al. 2003），然而当面临有差异性的任务时，烟碱的改善效果则比较难以展现（Turchi et al. 1995, 1996; Bushnell et al. 1997）。

尽管没有强有力的证据支撑，一些研究依然认为烟碱具有选择性的特定地改善注意力功能，比如在增强效应方面烟碱减轻干扰物影响而使注意力集中的作用相对较大。目前的烟碱效果的研究中约有一半是关于烟碱和吸烟均可降低斯特鲁普（Stroop）效应，即识别字母颜色不一致的单词的词义而干扰了识别墨水颜色的能力（Wesnes and Warburton 1983; Provost and Woodward 1991; Hasenfratz and Battig 1992; Parrott and Craig 1992; Foulds et al. 1996; Poltavski and Petros 2006; Domier et al. 2007）。烟碱还可以降低加纳（Garner）效应，即刺激物变化引发了思考过程，干扰到与刺激物有关的思考过程（Waters 1998）。此外，引入感知错误选择刺激物可以有助于揭示烟碱和其他烟碱激动剂对人类、非灵长类动物和啮齿动物某项机能的增强效应（Grobe et al. 1998; Hahn and Stolerman 2002; Hahn et al. 2002b; Howe et al. 2010; Prendergast et al. 1998）。降低不相关刺激物的干扰能够反映注意力过滤功能或注意力控制功能得到增强。增强过滤效应的间接证据可从以下发现中推断出：损害了受试者没有试图记住的材料的附带记忆，而注意力可能也没有被引导到这些材料上，同时提高了受试者对材料的回忆能力（Andersson and Hockey 1977）。这一发现说明，烟碱增强了注意力并把它分配给了需要注意的材料而不需要注意的材料则增强了把它们过滤掉的能力。

一些有限的证据表明，烟碱可能影响注意力的控制成分，即可协调注意力资源的分配。在波斯纳型（Posner-type）隐蔽定向任务中，次要目标刺激物在被识别为有用、无用或未知后的响应时间可被测量。在无效提示的实验中，注意力必须从一种状态中解脱出来，重新分配到目标刺激物位置的另一种状态。消耗在无效提示上的反应时间被称作有效效应。据报道烟碱和吸烟可以降低人类、猕猴、大鼠的有效效应（Witte et al. 1997; Murphy and Klein 1998; Phillips et al. 2000; Stewart et al. 2001），并因此出现了在以前从未注意到的领域加强了对刺激物的感官识别。这能够反映控制注意力的过程，也是注意力范围的扩大（Bentley et al. 2004），或增加了感觉的维度。

影响注意力控制方面的其他证据来自于小鼠内外空间反转设置转移任务实验。在该实验中，小鼠选择两个不同质地和气味的碗中的一个，这表明质地和气味这两个因素有一个是可以引诱小鼠的。在可引诱小鼠的因素中对质地或气味进行反转，这也造成对小鼠的吸引力的反转。为了进行同一维度内的转变，新的气味或材质将被引入。维度外反转则要对刺激特征类型进行反转，即大鼠现在不得不对气味集中注意力而不是对材质，反之亦然。烟碱短期高剂量暴露或经过反复预暴露，则促进了同一纬度或维度外的反转，这对注意力资源的控制和分配提供了有益的影响（Allison and Shoaib 2013）。然而，其他低级别的调节也不能完全排除，如警报效应。

总而言之，有大量的证据表明只需要简单的操作步骤，烟碱诱导的注意力改善即可观测到明显的效果，该效能的限制因素可能是处理速度、警惕性、任务保持性。高阶功能如选择性注意力也有可能被加强，越来越多的证据表明nAChR激动剂在某些控制注意力资源分配的方面存在益处。然而，仍然很难完全排除某些低级别的调节功能发挥的影响作用。

5　啮齿动物注意力模型

在有关啮齿动物的文献中，主要使用的两种注意力研究范例是基于产生刺激的检测要求：

（1）McGaughy和Sarter（1995）开发的一种任务，即大鼠尝试通过操作两个杠杆中的适当的一个杠杆完成分辨信号和非信号。在有信号期间，持续呈现出一种变化的光源刺激；无信号期间，没有任何刺激。辨别能力可以通过信号可探测性指数结合正确的检测与假警报（命中百分比）来反映，尽管使用这种模式进行研究越来越多地受到自述命中率的限制。由于更高的试验刺激率以及操作室内灯光的不断闪烁造成试验实施过程中背景噪声不断增加，因此刺激越短，信号检测效果越差。其中一些操作导致试验模型性能随时间递减，表明模式动物增加了任务中对注意力持久性的要求。近期的研究中，在没有闪烁的室内灯光条件下开展的任务被称为SAT（持续注意力任务），在闪烁的室内灯光干扰条件下开展的任务被称为dSAT（干扰持续注意力任务）（Howe et al. 2010）。

（2）相比之下，5-选项连续反应时间任务（5-CSRTT）不需要辨别流程（非X即Y），而是依靠五个水平排列的光圈中的一个光圈随机出现的光刺激的简单检测。大鼠把鼻子戳进发光的光圈是有奖励的。注意力集中实验失败的证明是小鼠感受光刺激后定位光圈错误（如进入错误的光圈）。在这种情况下，动物很可能感知到了目标光的出现，但却没有足够的时间去扫描潜在的位置来正确定位它。正确的定位表示为产生响应的准确性的刺激呈现时发出的所有戳孔（正确和不正确）的百分比，这个检测独立于实验动物的基底反应率。注意力不集中也会导致实验中的遗漏错误，例如对光线的刺激完全没有反应。在这种情况下，模式动物很可能没有参与执行实验任务，而是"离开"了实验任务。很容易发现非特异性的药物（如镇静剂或抑制剂）作用可以增加遗漏错误，当非偶然反应与目标刺激相一致时精神运动兴奋剂的效果可以减少遗漏错误。在没有任何信号检测的需求并且时间间隔得到强化的情况下，可以观察到中等剂量烟碱作用下非特异性反应率增加的典型特征（Spealman et al. 1981; Goldberg et al. 1989; Morrison and Stephenson 1973）；因此，有必要消除这种对注意力的影响作用。响应潜伏期（如动物受到刺激后的反应速度）类似于动物对非特异性刺激或镇静剂药物作用后的敏感性。因此，除非实验中动物的响应精度提高了，否则很难解释药物引起的遗漏错误下降和响应潜伏期本质上是提高了注意力。

应用这两种模式的早期研究都未能成功地证明烟碱诱导的注意力改善作用。在第一次使用SAT的调查中，烟碱（0.09~0.88 mg/kg）和其他另外三种激动剂（洛贝林，ABT-418, A-82695）急性给药没有发现注意力改善作用（Turchi et al. 1995）。由于烟碱拮抗剂美加明可损伤信号检测能力，作者认为，nAChR在完整的动物体内处于最佳激活状态，从而阻止了急性激动剂的进一步作用。在随后的一项研究中，大剂量的烟碱（0.75 mg/kg s.c.）在第一个100个试验（大约20分钟）阻断中削弱了信号的检测，而小剂量的烟碱（0.083 mg/kg）在第二个阻断中略有改善（Bushnell et al. 1997）。类似地，nAChR激动剂ABT-418在低剂量下（0.04 mg/kg和0.13 mg/kg）即可增强假阳性大鼠的辨别能力，但是高剂量（0.39 mg/kg）则没有表现出增强能力（McGaughy et al. 1999），正如之前提到的对其他认知测量的影响因素（Levin 1992），上述研究证明了nAChR激动剂增强注意力的倒U型剂量-反应函数。这在后来的5-选项连续反应时间任务实验中得到了重复（Hahn et al. 2002b, 2003）。因此，早期增强注意力研究中遇到困难的原因可能是因为使用了高剂量。此外，在某些情况下，高剂量药物引起的天花板效应会限制注意力的进一步提升。在一项研究中（McGaughy et al. 1999），ABT-418倾向于在长期刺激下导致更强的注意力改善作用，在第一个不成功的研究中长时间刺激作用下（500 ms）基线命中率超过90%（Turchi et al. 1995）。引入对任务参数的修改以致基线降低有助于改善注意力（Howe et al. 2010）。综上所述，在SAT实验中根据不同的任务条件，nAChR激动剂的正向改善作用需要选择合适的剂量。

在第一项研究中测试了5-选项连续反应时间任务（5-CSRTT）中烟碱的含量，低剂量的烟碱（0.06 mg/kg和0.1 mg/kg）逆转了前脑损伤的大鼠基底准确性，但是在脑部没有损伤的大鼠身上没有任何改善的迹象（Muir et al. 1995）。在没有药物作用的条件下对照组大鼠的响应准确率低于70%，因此，天花板效应不是大鼠实验中缺乏改善作用的原因。在后来的研究中，只提供一种剂量的烟碱（0.1 mg/kg）的特定任务条件下，只有在第一次暴露于烟碱的情况下（Blondel et al. 1999）或仅在慢性烟碱给药数周后（Grottick and Higgins 2000），偶尔发现大鼠的响应准确率有所提升（Mirza and Stolerman 1998）。实验任务中烟碱作用于大鼠的稳定提高受限于反应延迟降低和疏忽性错误，如反应速度测定和响应率测定。

大约在同一时间，有报道表明在2-选项刺激（光刺激的位置表明得到增强）检测实验任务中烟碱诱导选择准确率有明确的改善作用（Grilly et al. 2000; Grilly 2000）。研究者对该结果与SAT实验结果进行了对比，并建议报告光源的位置，而不是光源存在与否，这可能是观察烟碱诱导的大鼠改善作用的关键。结果发现烟碱导致的内隐定向作用减弱可能与此建议一致，即可能表明了在先前没注意的位置产生刺激作用（Phillips et al. 2000; Stewart et al. 2001）。诚然，在5-CSRTT实验任务中对参数进行一点改动其目的是聚焦于对刺激物进行定位，被认为用来测定烟碱增强准确性作用更为可靠（Hahn and Stolerman 2002, 2005; Hahn et al. 2002a, b, 2003; Bizarro and Stolerman 2003; Semenova et al. 2007; Quarta et al. 2007）。在最初的著作中，大脑性能取决于一些意外发生的附加行为，如每次试验都必须通过推动食物的料斗来启动，因此试验的启动成为了一系列反应中的额外环节，试验中有可能追随错误的响应或疏忽性错误，进一步说通过5 s超时和响应抑制等基线任务能力的基本要求，在没有目标灯光的情况下表现的非一致性响应会受到惩罚。排除这些意外的附加行为可降低不同试验任务数量，这或许可为烟碱对简单刺激的影响研究"扫清道路"。

6　nAChR 激动剂长期暴露

nAChR激动剂在慢性疾病状态下，作为认知增强剂的任何治疗用途都依赖于对反复给药所追求的效果的最小耐受性或无耐受性。nAChR激动剂暴露后的脱敏现象（Gentry and Lukas 2002），特别是对于烟碱本身进行了深入研究，导致提出对烟碱使用后的有益效果产生急性耐受的提议，从而消除了烟碱的治疗潜力（Harris et al. 2004; Martin et al. 2004）。然而，情况似乎更为复杂。不同的nAChR亚基的脱敏动力学不同，由于生理浓度往往比体外实验浓度高，因此在某些情况下脱敏的效果并不明显。nAChR亚体在大脑不同区域的不同表达导致了活化和脱敏作用之间的复杂相互作用，并且改变了脑回路之间的平衡（Mansvelder et al. 2002; Wooltorton et al. 2003）。nAChR的激活和脱敏作用似乎都与nAChR激动剂的上述特征有关（Picciotto et al. 2008）。最重要的是这些相互作用是如何在我们感兴趣的行为中表现出来的。

反对烟碱引起的警觉或注意力增强效应产生急性耐受性的最明显证据来自于这样一个事实，如烟碱皮肤贴片使用数小时后，使用慢吸收传输系统这些影响是可以观察到的（Barr et al. 2008; Griesar et al. 2002; Mancuso et al. 1999; Levin et al. 1998）。这些报告包括对非吸烟者的研究。在更长的时间范围内，在持续四周的持续治疗中经烟碱皮肤贴片给药阿尔茨海默病患者降低了疏忽性错误，这为慢性耐受性的反面意见提供了证据（White and Levin 1999）。

啮齿类动物研究又进一步证明了烟碱的注意力增强效果在长期暴露条件下持续存在。通过皮下渗透泵注射烟碱28天后，相对于没有任何耐受性迹象的对照组，烟碱在SAT中增加了正确的排斥（对命中率也有微弱影响）（Rezvani et al. 2005）。在5-CSRTT试验任务中，对药物空白的大鼠注射烟碱，在每天注射0.2 mg/kg烟碱持续20天或更长时间后注意力增强效果更为明显（Grottick and Higgins 2000）。在另一项需要检测大鼠短暂的空间不变但时间不规则的视觉刺激的注意力任务中，慢性注射烟碱（每天三次，每次0.1 mg/kg）通过减少试验中的不适当反应而提高了表现，即使在给药4周后也没有耐受的迹象。耐受性出现的特征是当第一次暴露于烟碱的条件下观察到疏忽性错误增加（Nelsen and Goldstein 1972, 1973）。在实验设计不同的5-CSRTT试验任务中，这种双向模式被不断地重复（Hahn and Stolerman 2002; Stolerman et al. 2009）。在空白的大鼠中，烟碱（0.2 mg/kg）显著增加了疏忽性错误。当测试受烟碱影响的一周时间之后，在每天实验环节后注射烟碱载体或大剂量的烟碱（0.4 mg/kg）这样的背景条件下，烟碱的副作用消失，并且烟碱提高了注意力表现。这些有益效果在不同组和不同治疗时间之间没有明显差异。甚至每天暴露持续2个月以后，烟碱依然有强劲的增强效果，有证据表明，烟碱暴露后伴随着初始阶段的负面影响的快速耐受性，长期暴露下烟碱导致的注意力增强在长时间内是稳定的。

5-CSRTT试验任务中烟碱反应抑制效应导致的大鼠烟碱快速耐受性使人想起烟碱对运动的抑制作用，这种耐受作用在首次烟碱（剂量0.4 mg/kg）暴露后即可产生。即使是急性疗程也可与上述两种疗效相匹配（Hahn et al. 2002b; Clarke and Kumar 1983）。一系列的人体和动物实验也表明烟碱使用后的不良效应会迅速消失（Stolerman 1999）。如上所述，为什么在非吸烟人群中烟碱的增强注意力效果很难呈现，就是因为初始阶段摄入烟碱的破坏性副作用可能掩盖了其增强认知的作用。5-CSRTT试验任务的结果与这个假说相一致。

尽管坚持长期服用烟碱一再发现有增强注意力的作用。长期使用烟碱能够导致基线位移以致与用药前基线相比烟碱的有益效果降低了。事实上，烟碱戒断似乎会导致急剧增强的功能缺陷，如注意力出现功能性不足（Hatsukami et al. 1989; Snyder et al. 1989）。临床前研究应用严谨的对照实验和对照组可以量化这些基线位移，但没有发现对注意力造成损伤（Hahn and Stolerman 2002; Rezvani et al. 2005）。然而人们虽然使用烟碱的有效疗效尚未完全消失，但烟碱的长期用药导致基线衰减问题依然是一个值得关注的问题。

7　注意力方面的烟碱受体亚型中介效应

哺乳动物中枢神经系统中的烟碱受体是五聚体阳离子通道，并由α2~7和β2~4二级单位组成的。来源于nAChR亚型的这些二级单位的不同组合具有独特的药理学和生理学性质以及不同的神经解剖学分布（Gotti et al. 2009; Clementi et al. 2000）。绝大多数是nAChR的α/β异构体。α2，α3或α4与β2，β4的组合，α5仅能和β3完成组装，另外α6可优先和其他α/β异构体结合（Chavez-Noriega et al. 1997; Lukas et al. 1999; Boorman et al. 2000; Millar and Gotti 2009）。α7更多地组成同源低聚物（Chen and Patrick 1997）。α4β2*和α7nAChR亚型是大脑中表达最丰富的两种亚型，组成几个不受影响的子系统（Gotti et al. 2007; Seguela et al. 1993）。选择性靶向介导nAChR激动剂对注意力影响的nAChR亚型的能力可以从具有潜在临床效果中分离出预期的效果，如与依赖性相关的效果。

7.1　临床前研究

为了确定nAChR的哪些亚型可介导烟碱注意力增强效应，作为典型的非选择性nAChR激动剂，几项临床前研究的目的是通过激动剂或拮抗剂来重现这些效应，这些拮抗剂在nAChR亚型中显示不同的结合谱。

SAT试验任务中，低剂量的选择性α4β2* nAChR激动剂S38232提升了任务中视觉干扰器干扰后大鼠的命中率，在这个过程中大鼠的基线能力也受到了损伤（Howe et al. 2010）。更进一步来说，在大鼠身上的特点是注意力不集中以及低级任务诱导的大脑皮层乙酰胆碱释放较低，相对选择性的部分α4β2*激动剂ABT-089可以提高大鼠在SAT任务中的检测能力（Paolone et al. 2013）。表明烟碱的研究模式的改进主要是提高α4β2*亚型激动剂的效能，虽然在以往的任何一项研究中均未发现有益疗效。

5-CSRTT试验任务中尽管最初对烟碱对注意力的影响没有明确的解释。早期的研究是为了进行测试烟碱优先作用于特定的nAChR亚型。二氢-β-刺桐定碱（DHβE）是一种竞争性nAChR激动剂，可与α4β2、α4β4、α3β2、α2β2受体高效结合（但不能和α3β4和α7受体结合）（Harvey and Luetje 1996; Harvey et al. 1996; Chavez-Noriega et al. 1997）。甲基牛扁碱（MLA）是nAChR亚型α7的竞争性拮抗剂（Macallan et al. 1988; Decker et al. 1995; Davies et al. 1999），同时也可阻断α6*受体（Salminen et al. 2005）。在单剂量相互作用研究中采用了最初版本的5-CSRTT研究任务，是DHβE而不是MLA起到拮抗作用可降低对烟碱的响应延迟并增加烟碱的过早响应（Blondel et al. 2000; Grottick and Higgins 2000）。因为其他响应指数不受烟碱影响，这些关于nAChR亚型增强注意力效果的研究还没有定论。使用5-CSRTT研究任务的简化版本，研究中检测准确性和疏忽性错误，DHβE对烟碱增强注意力作用不起拮抗作用，这表明DHβE降低了预期的反应延迟，上述研究表明nAChR亚型对烟碱的刺激性有拮抗作用（Grottick et al. 2000; Stolerman et al. 1997）。然而，一项针对成年大鼠的研究使用了1 h版本的5-CSRTT，报道烟碱降低了准确性和遗漏误差以及时间任务的响应延迟，DhβE的应用可以降低烟碱的所有上述效果（Grottick et al. 2003）。研究中MLA不起任何作用，但其剂量决定了反转烟碱诱导简化版5-CSRTT任务中降低疏忽性错误的效果（Hahn et al. 2011）。这意味着nAChR α7亚体更多地参与了烟碱的作用，导致其效果比最初设计得要好，与此研究相一致，在α7亚体基因敲除的大鼠中进行5-CSRTT任务则建议应用α7亚体（Young et al. 2004; Hoyle et al. 2006）。MLA也在以未预料到的方式调节响应准确性，下文将讨论。综上所述，可以得出一个结论，即nAChR亚体参与的注意力增强作用依赖于对烟碱受体功能的精确评价。

几个nAChR受体激动剂在原版5-CSRTT任务中已经被检测了。没有一种受测试的nAChR受体被发现可以提高响应的准确性。如上所述，通常包括烟碱。因此，没有可靠的办法来确保注意力增强效果会稳定地发生。在简化版5-CSRTT任务中，烟碱在增强响应准确性、降低疏忽性错误、降低响应延迟方面的有益效果可通过地棘蛙素来模拟（Hahn et al. 2003），地棘蛙素是一种验证过的对所有nAChR受体均有强力激活作用的激动剂，其行为效应谱与烟碱相似（Sullivan et al. 1994; Damaj et al. 1994; Gerzanich et al. 1995）。研究人员还通过应用SIB-1765F模拟了烟碱对成年大鼠注意力的影响，SIB 1765F对α4β2* nAChR亚体展现了更好的激动效果，但是对AR-R17779（一种与nAChR的α7亚型同质的选择性激动剂）无效。在简化版的5-CSRTT任务中使用AR-R17779也再次验证缺乏疗效（Hahn et al. 2003），尽管这种药物的中枢神经系统渗透率可能比最初认为的要低（Grottick et al. 2000），这也许可以解释上文提到MLA实验中发现预期疗效和应用效果之间不符的现象（Hahn et al. 2011）。事实上，部分nAChR激动剂的α7亚型和5-HT3拮抗剂RG3487（MEM3454），大剂量使用可以增加大鼠SAT任务中的命中率（Rezvani et al. 2009），逆转PCP诱导的注意力集中障碍（Wallace et al. 2011b）。SIB-1765F的研究发现α4β2*亚型参与了烟碱的注意力增强作用，这个发现与SAT任务中得到的结果相一致（Howe et al. 2010; Paolone et al. 2013）。与此相反，SIB-1553A（普遍认为是一种nAChR的β4*亚型选择性激动剂）在任何条件下的测试中均未表现出对烟碱增强作用的准确率有显著影响（Grottick et al. 2001）。

在上文描述的大鼠内外维度设定转移任务中，nAChR的α7亚型激动剂RG3487（Wallace et al. 2011b）和正向异构调节剂PNU-120596（McLean et al. 2012）可逆转PCP诱导的外维度转移损伤。与此类似，MK801诱导的注意力转移缺陷在基于放射迷宫设计的任务中也可被nAChR的α7亚型或SSR-180711，PNU-282987以及GTS-21等激动剂逆转（Jones et al. 2014）。外维度设定转移任务中烟碱对未受损动物的有益效果可被nAChR的α7亚型调节（Allison and Shoaib 2013）；然而，实验任务中使用对nAChR的α4β2*亚型有选择性的化合物则目前尚未有研究数据报道。

在SAT和5-CSRTT任务中由nAChR的α4β2*亚型参与的注意力增强作用可以与烟碱疗效中与依赖性相关的疗效进行分离这点是值得怀疑的。行为研究认为α4β2*亚型参与的调节作用是通过释放多巴胺实现的，也包括烟碱的增强作用（Tuesta et al. 2011）。然而，令人惊讶的是，缺乏α4β2*选择性或α4β2*亲和性的nAChR激动剂的自给药研究，虽然选择性α4β2*受体激动剂在注意力性能提升方面具有明显的益处，但目前尚不明确当没有其他nAChR亚型的时候，是不是只用α4β2*激动剂就足够了。另外，更进一步来说，其他仍在鉴别的nAChR亚型可能具有更大的选择性，也可能是由nAChR激动剂调节的注意力增强效果，而不是滥用相关的大脑机制。

这种分离原则上是可能的，用两个nAChR就证明了这一点，即在伏核脑区域减少使用或者终止多巴胺的释放激动剂。ABT-418可增加猴子的记忆功能，其疗效与烟碱类似，并且至少对视觉干扰造成的记忆力功能下降有增强记忆力效果（Buccafusco et al. 1995b; Prendergast et al. 1998）。但是在其他实验中ABT-418的效果与烟碱相比降低了3~4倍（Decker et al. 1994; Damaj et al. 1995）。体外研究证据表明，其释放多巴胺的效力更少，这与其未能增加烟碱敏感大鼠的自主活动量一致（Stolerman et al. unpublished observation），即多巴胺依赖效应。第二种化合物是异芳酮（isoarecolone），它同样没有运动刺激作用，与烟碱相比它的作用是在纹状体和皮质突触体中引起最大限度的多巴胺释放（Whiteaker et al. 1995）。更进一步说，不同于烟碱，异芳酮不会引起自由移动的大鼠脑部伏隔核中多巴胺浓度升高（Mirza et al. 1996），并且与是大鼠烟碱自我给药相比，异芳酮不是通过大鼠的自我给药摄入的（Shoaib 2006）。与此相反，异芳酮和烟碱一样可以降低猴子表现样本的匹配延迟能力（Buccafusco et al. 1995a）。重要的是，ABT-418和异芳酮同样在简化版的5-CSRTT任务中增强大鼠应答的准确性存在剂量相关性（Hahn et al. 2003）。对于ABT-418来说，增强效果仅限于检测的前十分钟，这与ABT-418在大鼠血液中较短的半衰期相一致（Decker et al. 1994）。上述两种化合物的疗效在疏忽性错误这项指标中与烟碱相比效果较弱，ABT-418有一定的降低响应延迟作用，而异芳酮则没有任何效果。异芳酮在这项检测指标中毫无效果，而烟碱在该项研究中诱导的响应延迟下降则表现出了多巴胺依赖性（Hahn et al. 2002a）。通过使用烟碱可以提升响应的准确性，相反对多巴胺的阻断不敏感（Hahn et al. 2002a），进一步的证据表明ABT-418和异芳酮在简化版的5-CSRTT任务中的选择性作用反映它们在多巴胺系统中的作用减弱或不起作用。然而，目前尚不清楚哪种nAChR亚型选择性地赋予了这种神经化学和行为作用，这些结果从临床的角度来看是很有前景的，应该鼓励寻找选择性靶向性增强的nAChR亚型的注意力增强功能，但不授权任何滥用这种潜力的行为。

低剂量nAChR拮抗剂的自相矛盾疗效

越来越多的研究报道了一个矛盾的结果，即低剂量的nAChR拮抗剂可以模拟激动剂的一些性能增强作用。最初的发现是在记忆力领域：在大鼠和猴子中低剂量的非选择性nAChR拮抗剂美加明具有改善工作记忆的效果（Terry et al. 1999），在大鼠学习任务中具有U型剂量-效应关系（Levin and Caldwell. 2006）。在患有ADHD的成年人中，低剂量的美加明可以改善认知记忆（Potter et al. 2009）。后来的研究中使用了低剂量并具有更强选择性的nAChR拮抗剂后还发现这种改善作用还可作用于注意力领域，这表明增强记忆力的模式可能是通过介导增强注意力实现的。小剂量的甲基牛扁碱可以提升简化版的5-CSRTT任务中大鼠的准确性（Hahn et al. 2011）。DhβE可提升大鼠SAT任务中的命中率，其效果与剂量的关系呈反比（Levin et al. 2013）。然而，大剂量的DhβE在SAT任务中没有5-CSRTT任务中呈现出的效果，甚至DHβE甚至产生小的性能障碍。反之亦然，使用未受损伤的模式动物，MLA在5-CSRTT任务中也未呈现出SAT任务中的效果，因此，验证上述现象的强有力的证据以及不同nAChR亚型的作用的特征及本质还需要做更多的研究。

低剂量的nAChR激动剂介导的功能改善作用机制目前还是推测的。最直接的解释基于的事实倾向于nAChR激动剂暴露后的脱敏作用。nAChR激动剂的许多行为效应实际上可能是介导nAChR失活而不是打开通道（Picciotto et al. 2008; Buccafusco et al. 2009）。上述nAChR拮抗剂的作用可能是类似激动剂受体的脱敏作用（Hahn et al. 2011; Grottick and Higgins 2000; Grottick et al. 2003; Blondel et al. 2000），这种解释具有一定的局限性，或许有关于nAChR在不同方面表现出的不同作用的最佳解释。根据输入到nAChR信号定位于兴奋作用或者抑制作用，nAChR所表现的最终效应是激活或脱敏可以完全相反（Giniatullin et al. 2005）。nAChR亚型介导的神经兴奋或抑制作用表现出不同的脱敏和恢复动力学（Dani et al. 2000; Giniatullin et al. 2005）取决于大脑的不同结构、系统以及定位于接触前或接触后（Gotti et al. 2009; Alkondon and Albuquerque 2004）。因此，改变nAChR不同亚型的组合可以预期在复杂的平衡系统中产生一个独特的调节。

7.2 人类药物开发和临床实验

目前为止，开发新型nAChR激动剂来应对认知缺陷的工作主要集中于开发具有选择性的调节nAChR的α4β2*或α7亚型的化合物，α4β2*或α7亚型是大脑中表达最多的亚型（Wallace et al. 2011a; Gundisch and Eibl 2011）。以表达最广泛的nAChR亚型为靶点可能反映了一个事实，即在介导nAChR激动剂增强注意力效果方面起关键作用的系统在很大程度上仍不为人知。

　　一些nAChR的α4β2*亚型选择性激动剂治疗阿尔茨海默病、精神分裂症、ADHD（注意力不集中症）已进入临床阶段（Haydar and Dunlop 2010）。ABT-089（pozanicline）逆转莨菪碱诱导的健康成年人注意力不足，以及是否应用于治疗ADHD正在进一步评估，但是该化合物应用于阿尔茨海默病的治疗由于缺乏功效已经停止。AZD-3480（ispronicline）正在被用来治疗阿尔茨海默病和ADHD，但是在二期临床失败后不再用于治疗精神分裂症（Velligan et al. 2012）。

　　关于nAChR的α7亚型选择性激动剂的临床应用开发在关于精神分裂症相关的认知障碍的治疗方面原本占据主导地位。这是基于研究发现精神分裂症患者和其未受影响的亲属具有感知门控缺陷，另外就精神分裂症诊断本身来说，与基因多态性或接近α7亚型基因和启动子区域均相关（Freedman et al. 1997; Leonard et al. 2002; Martin et al. 2004）。具有部分α7亚型选择性的激动剂GTS-21（DMXB-A）确实可以减轻感知门控缺陷，并对精神分裂症患者的认知，特别是注意力方面的缺陷产生轻微的改善（Freedman et al. 2008; Olincy et al. 2006）。然而，通过二期临床试验来看这种效果太微弱了，微弱的感知能力提升，包括注意力增强作用，在精神分裂症患者人群中另外还发现一部分α7亚型激动剂，包括TC-5619（Lieberman et al. 2013）和托烷司琼（tropisetron）（Shiina et al. 2010; Zhang et al. 2012），RG34878则不具备上述功能（Umbricht et al. 2014）。在阿尔茨海默病和ADHD患者进行类似的实验则未发现有疗效（Haydar and Dunlop 2010）。其他几个完全或部分α7亚型激动剂也已经在阿尔茨海默病和精神分裂症的治疗中进行了评估，有一些通过了一期和二期临床试验，而另外一些则没有通过（Haydar and Dunlop 2010）。

　　总的来说，迄今开发的亚型选择性化合物的效果可能比预期的更为微弱。引人注意的是，α4β2*选择性激动剂不影响α7，且α7选择性激动剂不影响α4β2*亚型的nAChR的益处已被证明，这表明，对这两种nAChR亚型都起作用的选择性较低的化合物有望提高疗效。事实上，上述化合物都没有直接与典型的非选择性nAChR激动剂烟碱进行过比较。

　　烟碱和多种选择性nAChR激动剂同时使用的一个明显的好处是可以降低激动剂产生的副作用。有一些测试的化合物似乎符合这一标准，特别是关于副作用方面的。然而，靶向激活α4β2*或α7的新型化合物大都会影响中枢系统（Gotti et al. 2007; Seguela et al. 1993），另外也不要忽略涉及nAChR激动剂的依赖性效应的中脑多巴胺系统（Di Chiara 2000; Rose and Corrigall 1997）。据作者所知，对于nAChR其他亚型具有选择性的激动剂尚未得到临床开发。开发正变构调节剂，并不激活自身受体，与第二个调节位点结合，促进激动剂诱导的反应（Williams et al. 2011），可能有助于成功分离nAChR亚型，还可增强烟碱作用，还可以更节省自身回路动力学。无论如何，开发一个更高选择性的靶向的具有注意力增强功能的系统调节剂，需要了解神经解剖结构和负责介导这些特定方面的神经递质系统的知识以及化合物的作用行为特征。

8 作用于注意力的 nAChR 激动剂的次级神经递质系统介导效应

烟碱增强了大脑皮层和皮层下的乙酰胆碱、多巴胺、去甲肾上腺素（NA）、5-羟色胺（5-HT）、组胺、GABA、谷氨酸盐和甘氨酸的释放，上述功能是通过突触前和突触后nAChR来实现的（Lopez et al. 2001; Role and Berg 1996; MacDermott et al. 1999; Wonnacott et al. 2006; Rollema et al. 2009）。尽管有重叠，这些系统还是与nAChR各种亚型不同，通过选择性的亚型配体实现一定程度的选择性调制，关于烟碱靶向注意力增强中枢系统的证据尚显不足，但是已经取得一些进展。这些知识将鼓励对调节这些系统的nAChR亚型进行详细分析，并可能引导药物开发向更有选择性表达的亚型发展，从而实现更窄、更有针对性的效果。

一系列的系统性相互作用研究应用简版5-CSRTT任务测试了多巴胺、去甲肾上腺素、谷氨酸、5-羟色胺拮抗剂逆转烟碱引起的注意力增强作用的性能。为了区分拮抗剂之间的潜在影响，采用上述拮抗剂单独对烟碱进行作用，该研究注意了拮抗剂的使用剂量，应用的该剂量下的拮抗剂对实验动物本身的功能不会产生影响。除了D1型多巴胺受体拮抗剂SCH23390还有D2型拮抗剂雷氯必利在一定剂量下可降低烟碱作用后实验中受试动物的应答准确率，上述两种物质是已知的可轻易阻断烟碱诱导的皮层下多巴胺释放的效果（Hahn et al. 2002a）。烟碱在疏忽性错误方面的效果不受影响。然而，雷氯必利剂量相关的响应延迟作用也可被烟碱逆转，这与多巴胺是一种nAChR激动剂具有刺激作用是一致的。上述发现表明nAChR激动剂缺乏皮层下多巴胺释放功能，nAChR激动剂不具有影响响应延迟的功能，但是具有增强应答准确性的能力（Hahn et al. 2003）。同时，上述两个证据同时证明了皮层下的多巴胺释放与nAChR激动剂的注意力增强作用无关。这表明，这些影响不依赖于中枢机制的精神运动兴奋剂和烟碱依赖相关的属性。

通过对比，烟碱在5-CSRTT任务中对注意力的影响可以被β-肾上腺素受体拮抗剂逆转，β-肾上腺素受体拮抗剂的使用剂量为单独注射时对动物无影响。特别是，普萘洛尔可以阻碍烟碱在准确性和疏忽性错误中的疗效（Hahn and Stoler-man 2005），这表明去甲肾上腺素的释放是通过β-肾上腺素在作用于nAChR激动剂的注意力增强作用。α1，α2B和α2C亚型的拮抗剂哌唑嗪对烟碱增强注意力没有调节作用。类似地，烟碱增强注意力效果可通过NMDA谷氨酸受体拮抗剂CPP阻断，但是mGlu5拮抗剂MPEP没有此效果（Quarta et al. 2007）。含5-羟色胺的拮抗剂WAY-100635（5-HT1A）和SB-242084（5-HT2C）可反向调节5-CSRTT任务中大鼠的反应速度和准确率，但烟碱对响应的准确性没有影响（Quarta et al. 2012）。然而，5-HT2A拮抗剂酮色林可减弱SAT任务中长期摄入烟碱引起的识别率和正确率的提升效果（Rezvani et al. 2005）。因此，目前的证据表明，nAChR可作用于去甲肾上腺素和谷氨酸，但不是多巴胺的关键调节剂，对部分的5-HT系统也有潜在的作用。

9　介导 nAChR 激动剂作用于注意力调节效应的大规模系统

nAChR激动剂作用于神经网络活性反映出对神经传导的兴奋性和抑制性的总体变化，突触前和突触后机制以及受体活化和脱敏。大规模系统的影响效果可用网络振荡、事件相关电位（ERPs）以及大脑区域和网络的相对能量需求的变化进行测量。

9.1　人类脑电图

同步神经网络的活动可反映在特定的脑电图频段上，代表了不同的行为状态。烟碱对这些皮层生物电振荡的影响通常表现为加速电波振动，即烟碱有能力使低频段功率减小和高频段功率增大（Mansvelder et al. 2006a）。这种变化反映了刺激加强和行为激活。不同研究中报道的关于这种现象的本质有所不同。据报道，烟碱或吸烟会降低 δ 能量（Pritchard et al. 1995; Knott et al. 1999; Michel et al. 1988），增加（Michel et al. 1988）或降低（Knott et al. 1999; Pritchard et al. 1995）θ 能量，提升α能量（Knott et al. 1999; Pritchard et al. 1995; Michel et al. 1988），并将α波段内的活动移向更高的频率（Lindgren et al. 1998）。很少有报道说β波段的功率增加了（Pritchard et al. 1995 ; Knott et al. 1999）。研究结果之间的不一致可用烟碱作用于不同的脑电波波段来解释，还受到戒烟行为的影响，以及人格特征和行为状态的影响（Cinciripini 1986; Gilbert et al. 2004）。介导加速脑电波变化的nAChR亚型在很大程度上是未知的。然而，nAChR的α4β2*亚型选择性激动剂AZD3480已被报道可增加α峰和频率（Dunbar et al. 2007）。这表明nAChR的α4β2*亚型参与了上述作用。

除了一般行为激活的频谱脑电图指标外，还研究了特定注意和预注意过程中与事件相关的潜在标记物的影响。如前所述，一些研究，特别是精神分裂症相关的认知障碍，发现nAChR激动剂对前注意力阶段的反应感知门控有益处（Martin and Freedman 2007; Leiser et al. 2009）。特别是烟碱增强了健康受试者样本中P50的抑制作用（Knott et al. 2010a,b），nAChR的α7亚型选择性激动剂发现加强了精神分裂症患者的P50通道（Olincy et al. 2006; Shiina et al. 2010; Zhang et al. 2012）。临床前研究表明没有α7亚型参与感知通道的调节（Rollema et al. 2009; Schreiber et al. 2002; Radek et al. 2006; Wildeboer and Stevens 2008）。消极性错配（MMN）发生在一个重复刺激序列发生不频繁变化之后，这是另一个前注意阶段的ERP感觉整合。烟碱增强了视觉和听觉MMN的振幅（Fisher et al. 2010; Martin et al. 2009），nAChR的α4β2*亚型激动剂AZD3480被发现也有相似作用（Dunbar et al.2007）。在高级信息处理领域，功能可能受到注意力的潜在影响，据报道烟碱可以通过刺激作用来增加P300电势的振幅（Knott et al. 1999, 2011），尽管也有负面报道（Lindgren et al. 1998）。另一个可能反映注意力调节的ERP发现增强偶然发生的负向变化，这种变化在少量吸烟者的吸烟过程中发现的（Hasenfratz et al. 1989）。

9.2 人类神经影像学

在过去的十年中，研究利用多功能核磁共振影像（fMRI）测量局部血氧水平的变化（BOLD）的信号作为神经激活的指标，研究了基于神经解剖学的烟碱和其他nAChR激动剂的注意力增强作用。通过测定注意力响应任务中血氧水平信号变化，以及没有烟碱条件下注意力响应任务中血氧水平信号变化，其目的是识别烟碱作用于神经递质介导的注意力增强作用，同时还可以调节烟碱的有益功能增强作用。下述研究的结果各不相同：①区域激活增加；②区域激活减少；③区域激活增加任务挑战使其失效。

（1）引起大脑区域的激活增强作用是烟碱促进注意力增强作用的最直接的机制。早期的研究使用上文描述的RVIP任务发现在吸烟者中大剂量经皮注射烟碱增强了任务中在头骨腔壁、枕叶皮质区、丘脑、尾状核的激活作用（Lawrence et al. 2002）。RVIP任务和低需求的控制任务相比在脑部顶叶和丘脑的变化是在特定的区块。相同剂量的经皮注射烟碱研究表明在吸烟者（包含精神分裂症患者）中进行的RVIP任务和其他控制任务中存在广泛分布的增强激活作用（Hong et al. 2011）。在N-back工作记忆模型中，研究目标对于刺激的响应与之前进行的对非吸烟者给药烟碱的N测验一致（Kumari et al. 2003），给予戒烟患者伐尼克兰（varenicline）（多数情况下可作为部分激动剂作用于nAChR的α4β2*亚型）可增强任务中工作记忆的负载区域，尤其是在高负载的情况下（Loughead et al. 2010）。烟碱类似的结果在精神分裂症吸烟者中也被发现（Jacobsen et al. 2004）。以上研究的共同点是使用相对要求脑资源较高的任务模式（RVIP and N-back），尽管烟碱作用于BOLD信号在高负载条件下不是总有选择性。更进一步来说，上述研究使用的区块设计是比较了任务中休息过程中或相对停滞期的30s的时间变化的激活作用。

（2）研究报告显示烟碱降低了任务诱导的激活作用，与此相反，倾向于使用事件相关的设计，通过试验触发在更多的阶段来测定激活作用的改变。在定向视觉空间模式中，在非吸烟者中使用低剂量烟碱胶基嚼片以及戒烟志愿者中使用大剂量的烟碱皮肤贴片（Hahn et al. 2007），通过无效暗示和无暗示试验，降低额顶骨，皮层和丘脑的激活（Thiel et al. 2005; Vossel et al. 2008; Giessing et al. 2006）。这其中的一个研究（Rose et al. 2010）有证据表明，当提示正确的反应时，烟碱会增加区域激活，从而启动运动的准备过程。因此，烟碱激活作用的下降可能与特定的注意力或早期信息处理功能有关。在一个区分简单刺激检测的模式研究中，选择性注意和分散注意，经皮摄入的烟碱降低了所有任务条件下额叶、颞叶、丘脑和视觉区域的激活作用，虽然只有在刺激检测和选择性注意任务中才能看到效果（Hahn et al. 2009）。这可能表明，BOLD效应所反映的神经元机制有利于具体的注意过程，即在分散注意力任务中发挥次要作用。此外，通过精神分裂症患者给药烟碱和nAChR的α7亚型激动剂DMXB-A，皮下注射烟碱降低了抗眼跳任务引起的额叶视野激活（Ettinger et al. 2009），以及通过平滑的追踪眼球运动的任务降低海马体活性，一般在这类任务中，典型的表现为海马过度活跃（Tregellas et al. 2005, 2010）。在个体间和逐个试验的基础上，奇怪的实验引起的区域激活中烟碱的降低伴随着更大的反应速度益处（Warbrick et al. 2011）。

　　研究吸烟者时很难区分烟碱效果，因为明确知道在安慰剂条件下，烟碱戒断的有害影响会提高烟碱的性能。这同样适用于旨在研究质疑烟碱效果和旨在研究烟碱戒断影响的实验，在后一种情况下，不予戒断的状态特征是患者的行为特征和血液中的烟碱含量。因此，通过低要求的工作记忆任务研究发现整夜不吸烟与前额叶皮层背外侧活动增强有关，与之匹配的是可通过烟碱摄入降低任务诱导的激活作用。

　　降低活性伴随性能不变或性能改善的一种常见的解释是提高了功能效率。换句话说，执行认知操作需要较少的神经元参与或消耗较少的能量。用另一种刺激物哌甲酯来降低任务诱导的神经元活化发现可用同样的方式来解释（Volkow et al. 2008）。功能效率的提高可能反映出更强的自发性，从而以更少的努力和资源需求的方式执行认知操作。这种潜在机制的细胞基础尚不清楚，然而，激活的减少似乎不能反映非特异性药物对脑血流的影响或神经元反应与脑血流动力学之间的耦合。首先，观察到的活化减少并不代表绝对的变化，而是对BOLD任务诱导的一种反馈调节。其次，烟碱不会通过视运动挑战改变区域激活（Jacobsen et al. 2002; Hahn et al. 2007, 2009），这为反对特定激活作用提供了证据。最后，在其他任务条件下或大脑其他区域，有时观察到激活减少的同时在旁边的区域激活增加（Giessing et al. 2006; Hahn et al. 2007; Rose et al. 2010）。有趣的是，有一个研究（Hahn et al. 2007）在额中回中观察到的一个增强激活的例子，与反应时间呈负相关。

　　（3）认知任务挑战模式通常不仅导致大脑中负责协调该任务功能的区域被激活，同时也会导致一系列大脑区域的失活。这些区域被称为大脑静息功能的默认网络，被认为是介导与思维游荡相关的独立于任务的思维过程（Gusnard and Raichle 2001）。运用视觉空间暗示模式，一个事件相关的功能磁共振成像研究发现，烟碱经皮摄入对线索诱导激活的影响主要集中在默认网络区域（Hahn et al. 2007）。所有效应包括诱导或增强这些区域的线索诱导失活。重要的是，即使在控制烟碱血浆浓度的个体间差异的情况下，这些效应也显示出与烟碱提高成绩的效应有很强的相关性（Hahn et al. 2007），这表明对于性能增强来说，烟碱对默认网络失活的促进作用是重要的。在选择性注意力和分散注意力任务中，发现在轻度戒断的吸烟者中经皮摄入的烟碱，研究结果重复了增强默认网络失活作用（Hahn et al. 2009）。在向上跳眼任务中吸烟者和非吸烟者经皮摄入烟碱（Ettinger et al. 2009），在非吸烟精神分裂症患者平稳的眼球运动期间注射DMXB-A（Tregellas et al. 2011）。在戒烟中发现降低默认网络失活的反模式（Ashare et al. 2013），尽管也有相反的报道。一些fMRI研究表明，抑制默认网络活动通常有利于外部处理任务的表现（Polli et al. 2005; Weissman et al. 2006; Kelly et al. 2008; Buckner et al. 2008）。因此，在应对任务挑战时加强这种下调预期有助于提高绩效。有一个概念，即nAChR激动剂概念促进了内部信息处理模式向外部信息处理模式的转变通过增强默认网络失活作用从表面上看非常有效。然而，并不是所有的功能性磁共振成像研究都报告烟碱具有增强功能的效果。因此，这可能是nAChR激动剂改善注意力的几种机制之一。

10 结论

就像nAChR激动剂的促进效应一样，作用于注意力功能也是多样的，包含类似于增强早期感知的整合、警惕性、警觉，也包括选择性注意和注意力控制的过程，大脑调节这些影响的机制也是如此。鉴于nAChR在大脑中的广泛分布，以及它们与许多大脑部位和所有主要神经递质系统相互作用，这可能并不令人惊讶。因此，对不同注意力功能的影响可能是由不同的中心机制调节的，对烟碱增强注意力效应的功能神经影像学研究表明烟碱通过不同的任务环节调节这大脑的不同部位。

nAChR激动剂在临床前模型中介导的nAChR亚型的注意力增强效果似乎存在矛盾，可能与所采用的任务模式需要的注意力略有差异有关。复杂的任务要求不同的nAChR亚型之间相互影响，通过发现nAChR的α7亚型阻断可以加重烟碱诱发的类胆碱的转变和增强烟碱产生注意力增强作用即可提供例证，但是只有在任务条件下，这种现象才会被关注（Howe et al. 2010）。更进一步来说，当有清晰的证据表明，多巴胺是一种nAChR精神运动激动剂，其作用是刺激检测，本质上仍然是去甲肾上腺素和谷氨酸的调节，而不是多巴胺神经递质调节。根据任务挑战性的不同，两种形态都可以导致功能的改善。

nAChR激动剂的治疗潜力是显而易见的，在这些效应能够在临床上得到充分应用之前，还需要更多的研究。nAChR不同亚型的异质性可能允许靶向的作用于特定的大脑机制和认知功能，即可以治疗特定的疾病。针对不同nAChR亚型的结合，针对每个亚型选择最佳的受体可以得到最佳功能效果。针对特定亚型应用选择性的正变构的nAChR调节剂可以进行更为精细的药理学给药。然而，没有对有利于特定功能的靶向作用的脑系统的详细了解和调节作用的本质的精确认知，对这种特定功能的工具的开发则缺乏基础。因此，迄今为止，烟碱类化合物的注意力增强效果潜力开发只接触了一点皮毛而已。

参考文献

Adams CE, Stevens KE (2007) Evidence for a role of nicotinic acetylcholine receptors in schizophrenia. Front Biosci 12:4755–4772

Adcock RA, Dale C, Fisher M, Aldebot S, Genevsky A, Simpson GV et al (2009) When top-down meets bottom-up: auditory training enhances verbal memory in schizophrenia. Schizophr Bull 35:1132–1141

Alkondon M, Albuquerque EX (2004) The nicotinic acetylcholine receptor subtypes and their function in the hippocampus and cerebral cortex. Prog Brain Res 145:109–120

Allison C, Shoaib M (2013) Nicotine improves performance in an attentional set shifting task inrats. Neuropharmacology 64:314–320

Andersson K, Hockey GR (1977) Effects of cigarette smoking on incidental memory. Psychopharmacology 52:223–226

Arneric SP, Sullivan JP, Briggs CA, Donnelly-Roberts D, Anderson DJ, Raszkiewicz JL et al (1994) (S)-3-methyl-5-(1-methyl-2-pyrrolidinyl) isoxazole (ABT 418): a novel cholinergic ligand with cognition-enhancing and anxiolytic activities: I. In vitro characterization. J Pharmacol Exp Ther 270:310–318

Ashare RL, Valdez JN, Ruparel K, Albelda B, Hopson RD, Keefe JR et al (2013) Association of abstinence-induced alterations in working memory function and COMT genotype in smokers. Psychopharmacology 230:653–662

Barr RS, Culhane MA, Jubelt LE, Mufti RS, Dyer MA, Weiss AP et al (2008) The effects of transdermal nicotine on cognition in nonsmokers with schizophrenia and nonpsychiatric controls. Neuropsychopharmacology 33:480–490

Bates T, Mangan G, Stough C, Corballis P (1995) Smoking, processing speed and attention in a choice reaction time task. Psychopharmacology 120:209–212

Bentley P, Husain M, Dolan RJ (2004) Effects of cholinergic enhancement on visual stimulation, spatial attention, and spatial working memory. Neuron 41:969–982

Bizarro L, Stolerman IP (2003) Attentional effects of nicotine and amphetamine in rats at different levels of motivation. Psychopharmacology 170:271–277

Blondel A, Simon H, Sanger DJ, Moser P (1999) The effect of repeated nicotine administration on the performance of drug-naive rats in a five-choice serial reaction time task. Behav Pharmacol 10:665–673

Blondel A, Sanger DJ, Moser PC (2000) Characterisation of the effects of nicotine in the fivechoice serial reaction time task in rats: antagonist studies. Psychopharmacology 149:293–305

Boorman JP, Groot-Kormelink PJ, Sivilotti LG (2000) Stoichiometry of human recombinant neuronal nicotinic receptors containing the b3 subunit expressed in Xenopus oocytes. J Physiol 529:565–577

Buccafusco JJ, Jackson WJ, Gattu M, Terry AV Jr (1995a) Isoarecolone-induced enhancement of delayed matching to sample performance in monkeys: role of nicotinic receptors. Neuroreport

6:1223–1227

Buccafusco JJ, Jackson WJ, Terry AV Jr, Marsh KC, Decker MW, Arneric SP (1995b) Improvement in performance of a delayed matching-to-sample task by monkeys following ABT-418: a novel cholinergic channel activator for memory enhancement. Psychopharmacology 120:256–266

Buccafusco JJ, Beach JW, Terry AV (2009) Desensitization of nicotinic acetylcholine receptors as a strategy for drug development. J Pharmacol Exp Ther 328:364–370

Buckner RL, Andrews-Hanna JR, Schacter DL (2008) The brain's default network: anatomy, function, and relevance to disease. Ann NY Acad Sci 1124:1–38

Bushnell PJ, Oshiro WM, Padnos BK (1997) Detection of visual signals by rats: effects of chlordiazepoxide and cholinergic and adrenergic drugs on sustained attention. Psychopharmacology 134:230–241

Chavez-Noriega LE, Crona JH, Washburn MS, Urrutia A, Elliott KJ, Johnson EC (1997) Pharmacological characterization of recombinant human neuronal nicotinic acetylcholine receptors h alpha 2 beta 2, h alpha 2 beta 4, h alpha 3 beta 2, h alpha 3 beta 4, h alpha 4 beta 2, halpha 4 beta 4 and h alpha 7 expressed in Xenopus oocytes. J Pharmacol Exp Ther 280:346–356

Chen D, Patrick JW (1997) The alpha-bungarotoxin-binding nicotinic acetylcholine receptor from rat brain contains only the alpha7 subunit. J Biol Chem 272:24024–24029

Cinciripini PM (1986) The effects of smoking on electrocortical arousal in coronary prone (TypeA) and noncoronary prone (Type-B) subjects. Psychopharmacology 90:522–527

Clarke PB, Kumar R (1983) Characterization of the locomotor stimulant action of nicotine in tolerant rats. Br J Pharmacol 80:587–594

Clementi F, Fornasari D, Gotti C (2000) Neuronal nicotinic receptors, important new players in brain function. Eur J Pharmacol 393:3–10

Colrain IM, Mangan GL, Pellett OL, Bates TC (1992) Effects of post-learning smoking on memory consolidation. Psychopharmacology 108:448–451

Damaj MI, Creasy KR, Grove AD, Rosecrans JA, Martin BR (1994) Pharmacological effects of epibatidine optical enantiomers. Brain Res 664:34–40

Damaj MI, Creasy KR, Welch SP, Rosecrans JA, Aceto MD, Martin BR (1995) Comparative pharmacology of nicotine and ABT-418, a new nicotinic agonist. Psychopharmacology 120:483–490

Dani JA, Radcliffe KA, Pidoplichko VI (2000) Variations in desensitization of nicotinic acetylcholine receptors from hippocampus and midbrain dopamine areas. Eur J Pharmacol 393:31–38

Davies AR, Hardick DJ, Blagbrough IS, Potter BV, Wolstenholme AJ, Wonnacott S (1999) Characterisation of the binding of [3H]methyllycaconitine: a new radioligand for labeling alpha 7-type neuronal nicotinic acetylcholine receptors. Neuropharmacology 38:679–690

Decker MW, Brioni JD, Sullivan JP, Buckley MJ, Radek RJ, Raszkiewicz JL et al (1994) (S)-3- methyl-5-(1-methyl-2-pyrrolidinyl)isoxazole (ABT 418): a novel cholinergic ligand with cognition-enhancing and anxiolytic activities: II. In vivo characterization. J Pharmacol Exp Ther 270:319–328

Decker MW, Brioni JD, Bannon AW, Arneric SP (1995) Diversity of neuronal nicotinic acetylcholine receptors: lessons from behavior and implications for CNS therapeutics. Life Sci 56:545–570

Di Chiara G (2000) Role of dopamine in the behavioural actions of nicotine related to addiction. Eur J Pharmacol 393:295–314

Domier CP, Monterosso JR, Brody AL, Simon SL, Mendrek A, Olmstead R et al (2007) Effects of cigarette smoking and abstinence on stroop task performance. Psychopharmacology 195:1–9

Dunbar G, Boeijinga PH, Demazieres A, Cisterni C, Kuchibhatla R, Wesnes K et al (2007) Effects of TC-1734 (AZD3480), a selective neuronal nicotinic receptor agonist, on cognitive performance and the EEG of young healthy male volunteers. Psychopharmacology 191:919–929

Ettinger U, Williams SCR, Patel D, Michel TM, Nwaigwe A, Caceres A et al (2009) Effects of acute nicotine on brain function in healthy smokers and non-smokers: estimation of interindividual response heterogeneity. Neuroimage 45:549–561

Fisher DJ, Scott TL, Shah DK, Prise S, Thompson M, Knott VJ (2010) Light up and see: enhancement of the visual mismatch negativity (vMMN) by nicotine. Brain Res 1313:162–171

Foulds J, Stapleton J, Swettenham J, Bell N, McSorley K, Russell MA (1996) Cognitive performance effects of subcutaneous nicotine in smokers and never-smokers. Psychopharmacology 127:31–38

Freedman R, Coon H, MylesWorsley M, OrrUtreger A, Olincy A, Davis A et al (1997) Linkage of a neurophysiological deficit in schizophrenia to a chromosome 15 locus. Proc Natl Acad Sci USA 94:587–592

Freedman R, Olincy A, Buchanan RW, Harris JG, Gold JM, Johnson L et al (2008) Initial phase 2 trial of a nicotinic agonist in schizophrenia. Am J Psychiatry 165:1040–1047

Gentry CL, Lukas RJ (2002) Regulation of nicotinic acetylcholine receptor numbers and function by chronic nicotine exposure. Curr Drug Targets CNS Neurol Disord 1:359–385

Gerzanich V, Peng X, Wang F, Wells G, Anand R, Fletcher S et al (1995) Comparative pharmacology of epibatidine: a potent agonist for neuronal nicotinic acetylcholine receptors. Mol Pharmacol 48:774–782

Giessing C, Thiel CM, Rosler F, Fink GR (2006) The modulatory effects of nicotine on parietal cortex activity in a cued target detection task depend on cue reliability. Neuroscience 137:853–864

Gilbert DG, McClernon FJ, Rabinovich NE, Sugai C, Plath LC, Asgaard G et al (2004) Effects of quitting smoking on EEG activation and attention last for more than 31 days and are more severe with stress, dependence, DRD2 A1 allele, and depressive traits. Nicotine Tob Res 6:249–267

Gilbert DG, Izetelny A, Radtke R, Hammersley J, Rabinovich NE, Jameson TR et al (2005) Dopamine receptor (DRD2) genotype-dependent effects of nicotine on attention and distraction during rapid visual information processing. Nicotine Tob Res 7:361–379

Giniatullin R, Nistri A, Yakel JL (2005) Desensitization of nicotinic ACh receptors: shaping cholinergic signaling. Trends Neurosci 28:371–378

Goldberg SR, Risner ME, Stolerman IP, Reavill C, Garcha HS (1989) Nicotine and some related compounds: effects on schedule-controlled behaviour and discriminative properties in rats. Psychopharmacology 97:295–302

Gotti C, Moretti M, Gaimarri A, Zanardi A, Clementi F, Zoli M (2007) Heterogeneity and complexity of native brain nicotinic receptors. Biochem Pharmacol 74:1102–1111

Gotti C, Clementi F, Fornari A, Gaimarri A, Guiducci S, Manfredi I et al (2009) Structural and functional diversity of native brain neuronal nicotinic receptors. Biochem Pharmacol 78:703–711

Griesar WS, Zajdel DP, Oken BS (2002) Nicotine effects on alertness and spatial attention in nonsmokers. Nicotine Tob Res 4:185–194

Grilly DM (2000) A verification of psychostimulant-induced improvement in sustained attention in rats: effects of d-amphetamine, nicotine, and pemoline. Exp Clin Psychopharmacol 8:14–21

Grilly DM, Simon BB, Levin ED (2000) Nicotine enhances stimulus detection performance of middle- and old-aged rats: a longitudinal study. Pharmacol Biochem Behav 65:665–670

Grobe JE, Perkins KA, Goettler-Good J, Wilson A (1998) Importance of environmental distractors in the effects of nicotine on short-term memory. Exp Clin Psychopharmacol 6:209–216

Grottick AJ, Higgins GA (2000) Effect of subtype selective nicotinic compounds on attention as assessed by the five-choice serial reaction time task. Behav Brain Res 117:197–208

Grottick AJ, Trube G, Corrigall WA, Huwyler J, Malherbe P, Wyler R et al (2000) Evidence that nicotinic alpha(7) receptors are not involved in the hyperlocomotor and rewarding effects of nicotine. J Pharmacol Exp Ther 294:1112–1119

Grottick AJ, Wyler R, Higgins GA (2001) A study of the nicotinic agonist SIB-1553A on locomotion, and attention as measured by the five-choice serial reaction time task. Pharmacol Biochem Behav 70:505–513

Grottick AJ, Haman M, Wyler R, Higgins GA (2003) Reversal of a vigilance decrement in the aged rat by subtype-selective nicotinic ligands. Neuropsychopharmacology 28:880–887

Gundisch D, Eibl C (2011) Nicotinic acetylcholine receptor ligands, a patent review (2006–2011). Expert Opin Ther Pat 21:1867–1896

Gusnard DA, Raichle ME (2001) Searching for a baseline: functional imaging and the resting human brain. Nat Rev Neurosci 2:685–694

Hahn B, Stolerman IP (2002) Nicotine-induced attentional enhancement in rats: effects of chronic exposure to nicotine. Neuropsychopharmacology 27:712–722

Hahn B, Stolerman IP (2005) Modulation of nicotine-induced attentional enhancement in rats by adrenoceptor antagonists. Psychopharmacology 177:438–447

Hahn B, Shoaib M, Stolerman IP (2002a) Effects of dopamine receptor antagonists on nicotineinduced attentional enhancement. Behav Pharmacol 13:621–632

Hahn B, Shoaib M, Stolerman IP (2002b) Nicotine-induced enhancement of attention in the fivechoice serial reaction time task: the influence of task-demands. Psychopharmacology 162:129–137

Hahn B, Sharples CG, Wonnacott S, Shoaib M, Stolerman IP (2003) Attentional effects of nicotinic agonists in rats. Neuropharmacology 44:1054–1067

Hahn B, Ross TJ, Yang Y, Kim I, Huestis MA, Stein EA (2007) Nicotine enhances visuospatial attention by deactivating areas of the resting brain default network. J Neurosci 27:3477–3489

Hahn B, Ross TJ, Wolkenberg FA, Shakleya DM, Huestis MA, Stein EA (2009) Performance effects of nicotine during selective attention, divided attention, and simple stimulus detection: an fMRI study. Cereb Cortex 19:1990–2000

Hahn B, Shoaib M, Stolerman IP (2011) Selective nicotinic receptor antagonists: effects on attention and nicotine-induced attentional enhancement. Psychopharmacology 217:75–82

Harris JG, Kongs S, Allensworth D, Martin L, Tregellas J, Sullivan B et al (2004) Effects of nicotine on cognitive deficits in schizophrenia. Neuropsychopharmacology 29:1378–1385

Harvey SC, Luetje CW (1996) Determinants of competitive antagonist sensitivity on neuronal nicotinic receptor beta subunits. J Neurosci 16:3798–3806

Harvey SC, Maddox FN, Luetje CW (1996) Multiple determinants of dihydro-beta-erythroidine sensitivity on rat neuronal nicotinic receptor alpha subunits. J Neurochem 67:1953–1959

Hasenfratz M, Battig K (1992) Action profiles of smoking and caffeine: Stroop effect, EEG, and peripheral physiology. Pharmacol Biochem Behav 42:155–161

Hasenfratz M, Michel C, Nil R, Battig K (1989) Can smoking increase attention in rapid information-processing during noise—electrocortical, physiological and behavioral-effects. Psychopharmacology 98:75–80

Hatsukami D, Fletcher L, Morgan S, Keenan R, Amble P (1989) The effects of varying cigarette deprivation duration on cognitive and performance tasks. J Subst Abuse 1:407–416

Haydar SN, Dunlop J (2010) Neuronal nicotinic acetylcholine receptors—targets for the development of drugs to treat cognitive impairment associated with schizophrenia and Alzheimer's disease. Curr Top Med Chem 10:144–152

Heishman SJ, Henningfield JE (2000) Tolerance to repeated nicotine administration on performance, subjective, and physiological responses in nonsmokers. Psychopharmacology 152:321–333

Heishman SJ, Snyder FR, Henningfield JE (1990) Effect of repeated nicotine administration in nonsmokers. NIDA Res Monogr 105:314–315

Heishman SJ, Snyder FR, Henningfield JE (1993) Performance, subjective, and physiological effects of nicotine in non-smokers. Drug Alcohol Depend 34:11–18

Heishman SJ, Taylor RC, Henningfield JE (1994) Nicotine and smoking: a review of effects on human performance. Exp Clin Psychopharmacol 2:345–395

Heishman SJ, Kleykamp BA, Singleton EG (2010) Meta-analysis of the acute effects of nicotine and smoking on human performance. Psychopharmacology 210:453–469

Hong LE, Schroeder M, Ross TJ, Buchholz B, Salmeron BJ, Wonodi I et al (2011) Nicotine enhances but does not normalize visual sustained attention and the associated brain network in schizophrenia. Schizophr Bull 37:416–425

Howe WM, Ji J, Parikh V, Williams S, Mocaer E, Trocme-Thibierge C et al (2010) Enhancement of attentional performance by selective stimulation of alpha4beta2(*) nAChRs: underlying cholinergic mechanisms. Neuropsychopharmacology 35:1391–1401

Hoyle E, Genn RF, Fernandes C, Stolerman IP (2006) Impaired performance of alpha7 nicotinic receptor knockout mice in the five-choice serial reaction time task. Psychopharmacology 189:211–223

Hurst R, Rollema H, Bertrand D (2013) Nicotinic acetylcholine receptors: from basic science to therapeutics. Pharmacol Ther 137:22–54

Jacobsen LK, Gore JC, Skudlarski P, Lacadie CM, Jatlow P, Krystal JH (2002) Impact of intravenous nicotine on BOLD signal response to photic stimulation. Magn Reson Imaging 20:141–145

Jacobsen LK, D'Souza DC, Mencl WE, Pugh KR, Skudlarski P, Krystal JH (2004) Nicotine effects on brain function and functional connectivity in schizophrenia. Biol Psychiatry 55:850–858

Jones GM, Sahakian BJ, Levy R, Warburton DM, Gray JA (1992) Effects of acute subcutaneous nicotine on attention, information processing and short-term memory in Alzheimer's disease. Psychopharmacology 108:485–494

Jones KM, McDonald IM, Bourin C, Olson RE, Bristow LJ, Easton A (2014) Effect of alpha7 nicotinic acetylcholine receptor agonists on attentional set-shifting impairment in rats. Psychopharmacology 231:673–683

Juliano LM, Fucito LM, Harrell PT (2011) The Influence of nicotine dose and nicotine dose expectancy on the cognitive and subjective effects of cigarette smoking. Exp Clin Psychopharmacol 19:105–115

Kelly AM, Uddin LQ, Biswal BB, Castellanos FX, Milham MP (2008) Competition between functional brain networks mediates behavioral variability. Neuroimage 39:527–537

Kendziorra K, Wolf H, Meyer PM, Barthel H, Hesse S, Becker GA et al (2011) Decreased cerebral a4β2* nicotinic acetylcholine receptor availability in patients with mild cognitive impairment and Alzheimer's disease assessed with positron emission tomography. Eur J Nucl Med Mol Imaging 38:515–525

Kenney JW, Gould TJ (2008) Modulation of hippocampus-dependent learning and synaptic plasticity by nicotine. Mol Neurobiol 38:101–121

Knott V, Bosman M, Mahoney C, Ilivitsky V, Quirt K (1999) Transdermal nicotine: Single dose effects on mood, EEG, performance, and event-related potentials. Pharmacol Biochem Behav 63:253–261

Knott V, Millar A, Fisher D, Albert P (2010a) Effects of nicotine on the amplitude and gating of the auditory P50 and its influence by dopamine D2 receptor gene polymorphism. Neuroscience 166:145–156

Knott VJ, Fisher DJ, Millar AM (2010b) Differential effects of nicotine on P50 amplitude, its gating, and their neural sources in low and high suppressors. Neuroscience 170:816–826

Knott VJ, Millar AM, McIntosh JF, Shah DK, Fisher DJ, Blais CM et al (2011) Separate and combined effects of low dose ketamine and nicotine on behavioural and neural correlates of sustained attention. Biol Psychol 88:83–93

Koelega HS (1993) Stimulant drugs and vigilance performance: a review. Psychopharmacology 111:1–16

Kumari V, Gray JA, ffytche DH, Mitterschiffthaler MT, Das M, Zachariah E et al (2003) Cognitive effects of nicotine in humans: an fMRI study. Neuroimage 19:1002–1013

Lawrence NS, Ross TJ, Stein EA (2002) Cognitive mechanisms of nicotine on visual attention. Neuron 36:539–548

Leiser SC, Bowlby MR, Comery TA, Dunlop J (2009) A cog in cognition: how the alpha 7 nicotinic acetylcholine receptor is geared towards improving cognitive deficits. Pharmacol Ther 122:302–311

Leonard S, Gault J, Hopkins J, Logel J, Vianzon R, Short M et al (2002) Association of promoter variants in the alpha 7 nicotinic acetylcholine receptor subunit gene with an inhibitory deficit found in schizophrenia. Arch Gen Psychiatry 59:1085–1096

Lerman C, Audrain J, Tercyak K, Hawk LW Jr, Bush A, Crystal-Mansour S et al (2001) Attentiondeficit hyperactivity disorder (ADHD) symptoms and smoking patterns among participants in a smoking-cessation program. Nicotine Tob Res 3:353–359

Levin ED (1992) Nicotinic systems and cognitive function. Psychopharmacology 108:417–431 Levin ED, Caldwell DP (2006) Low-dose mecamylamine improves learning of rats in the radialarm maze repeated acquisition procedure. Neurobiol Learn Mem 86:117–122

Levin ED, Rezvani AH (2002) Nicotinic treatment for cognitive dysfunction. Curr Drug Targets CNS Neurol Disord 1:423–431

Levin ED, Conners CK, Sparrow E, Hinton SC, Erhardt D, Meck WH et al (1996) Nicotine effects on adults with attention-deficit/hyperactivity disorder. Psychopharmacology 123:55–63

Levin ED, Conners CK, Silva D, Hinton SC, Meck WH, March J et al (1998) Transdermal nicotine effects on attention. Psychopharmacology 140:135–141

Levin ED, Cauley M, Rezvani AH (2013) Improvement of attentional function with antagonism of nicotinic receptors in female rats. Eur J Pharmacol 702:269–274

Lieberman JA, Dunbar G, Segreti AC, Girgis RR, Seoane F, Beaver JS et al (2013) A randomized exploratory trial of an alpha-7 nicotinic receptor agonist (TC-5619) for cognitive enhancement in schizophrenia. Neuropsychopharmacology 38:968–975

Lindgren M, Stenberg G, Rosen I (1998) Effects of nicotine in a bimodal attention task. Neuropsychobiology 38:42–49

Lopez E, Arce C, Vicente S, Oset-Gasque MJ, Gonzalez MP (2001) Nicotinic receptors mediate the release of amino acid neurotransmitters in cultured cortical neurons. Cereb Cortex 11:158–163

Loughead J, Ray R, Wileyto EP, Ruparel K, Sanborn P, Siegel S et al (2010) Effects of the alpha 4 beta 2 partial agonist varenicline on brain activity and working memory in abstinent smokers. Biol Psychiatry 67:715–721

Lukas RJ, Changeux J-P, Le Novere N, Albuquerque EX, Balfour DJK, Berg DK et al (1999) International union of pharmacology. XX. Current status of the nomenclature for nicotinic acetylcholine receptors and their subunits. Pharmacol Rev 51:397–401

Macallan DR, Lunt GG, Wonnacott S, Swanson KL, Rapoport H, Albuquerque EX (1988) Methyllycaconitine and (+)-anatoxin-a differentiate between nicotinic receptors in vertebrate and invertebrate nervous systems. FEBS Lett 226:357–363

MacDermott AB, Role LW, Siegelbaum SA (1999) Presynaptic ionotropic receptors and the control of transmitter release. Annu Rev Neurosci 22:443–485

Mackworth NH (1950) Researches on the measurement of human performance. Medical Research Council, Special report series 268. His Majesty's stationary office, London, p 156

Mahncke HW, Bronstone A, Merzenich MM (2006) Brain plasticity and functional losses in the aged: scientific bases for a novel intervention. Reprogram Brain 157:81–109

Mancuso G, Warburton DM, Melen M, Sherwood N, Tirelli E (1999) Selective effects of nicotine on attentional processes. Psychopharmacology 146:199–204

Mancuso G, Lejeune M, Ansseau M (2001) Cigarette smoking and attention: processing speed or specific effects? Psychopharmacology 155:372–378

Mangan GL, Golding JF (1983) The effects of smoking on memory consolidation. J Psychol 115:65–77

Mansvelder HD, Keath JR, McGehee DS (2002) Synaptic mechanisms underlie nicotine-induced excitability of brain reward areas. Neuron 33:905–919

Mansvelder HD, van Aerde KI, Couey JJ, Brussaard AB (2006a) Nicotinic modulation of neuronal networks: from receptors to cognition. Psychopharmacology 184:292–305

Mansvelder HD, van Aerde KI, Couey JJ, Brussaard AB (2006b) Nicotinic modulation of neuronal networks: from receptors to cognition. Psychopharmacology 184:292–305

Martin LF, Freedman R (2007) Schizophrenia and the alpha 7 nicotinic acetylcholine receptor. Integr Neurobiol Schizophr 78:225–246

Martin LF, Kem WR, Freedman R (2004) Alpha-7 nicotinic receptor agonists: potential new candidates for the treatment of schizophrenia. Psychopharmacology 174:54–64

Martin LF, Davalos DB, Kisley MA (2009) Nicotine enhances automatic temporal processing as measured by the mismatch negativity waveform. Nicotine Tob Res 11:698–706

McGaughy J, Sarter M (1995) Behavioral vigilance in rats: task validation and effects of age, amphetamine, and benzodiazepine receptor ligands. Psychopharmacology 117:340–357

McGaughy J, Decker MW, Sarter M (1999) Enhancement of sustained attention performance by the nicotinic acetylcholine receptor agonist ABT-418 in intact but not basal forebrain-lesioned rats. Psychopharmacology 144:175–182

McLean SL, Idris NF, Grayson B, Gendle DF, Mackie C, Lesage AS et al (2012) PNU-120596, a positive allosteric modulator of alpha7 nicotinic acetylcholine receptors, reverses a sub-chronic phencyclidine-induced cognitive deficit in the attentional set-shifting task in female rats. J Psychopharmacol 26:1265–1270

Michel C, Hasenfratz M, Nil R, Battig K (1988) Cardiovascular, electrocortical, and behavioraleffects of nicotine chewing gum. Klin Wochenschr 66:72–79

Millar NS, Gotti C (2009) Diversity of vertebrate nicotinic acetylcholine receptors. Neuropharmacology 56:237–246

Mirza NR, Stolerman IP (1998) Nicotine enhances sustained attention in the rat under specific task conditions. Psychopharmacology 138:266–274

Mirza NR, Pei Q, Stolerman IP, Zetterstrom TS (1996) The nicotinic receptor agonists (−)-nicotine and isoarecolone differ in their effects on dopamine release in the nucleus accumbens. Eur J Pharmacol 295:207–210

Morrison CF, Stephenson JA (1973) Effects of stimulants on observed behaviour of rats on six operant schedules. Neuropharmacology 12:297–310

Muir JL, Everitt BJ, Robbins TW (1995) Reversal of visual attentional dysfunction following lesions of the cholinergic basal forebrain by physostigmine and nicotine but not by the 5-HT3 receptor antagonist, ondansetron. Psychopharmacology 118:82–92

Murphy FC, Klein RM (1998) The effects of nicotine on spatial and non-spatial expectancies in a covert orienting task. Neuropsychologia 36:1103–1114

Nelsen JM, Goldstein L (1972) Improvement of performance on an attention task with chronic nicotine treatment in rats. Psychopharmacology 26:347–360

Nelsen JM, Goldstein L (1973) Chronic nicotine treatment in rats. 1. Acquisition and performance of an attention task. Res Commun Chem Pathol Pharmacol 5:681–693

Newhouse PA, Potter A, Singh A (2004) Effects of nicotinic stimulation on cognitive performance. Curr Opin Pharmacol 4:36–46

Nordberg A, Alafuzoff I, Winblad B (1992) Nicotinic and muscarinic subtypes in the human brain: changes with aging and dementia. J Neurosci Res 31:103–111

Nordberg A, Lundqvist H, Hartvig P, Lilja A, Langstrom B (1995) Kinetic analysis of regional (S) (-)11C-nicotine binding in normal and Alzheimer brains—in vivo assessment using positron emission tomography. Alzheimer Dis Assoc Disord 9:21–27

O'Brien JT, Colloby SJ, Pakrasi S, Perry EK, Pimlott SL, Wyper DJ (2007) alpha4beta2 nicotinic receptor status in Alzheimer's disease using 123I-5IA-85380 single-photon-emission computed tomography. J Neurol Neurosurg Psychiatry 78:356–362

Olincy A, Harris JG, Johnson LL, Pender V, Kongs S, Allensworth D et al (2006) Proof-ofconcept trial of an alpha7 nicotinic agonist in schizophrenia. Arch Gen Psychiatry 63:630–638

Paolone G, Angelakos CC, Meyer PJ, Robinson TE, Sarter M (2013) Cholinergic control over attention in rats prone to attribute incentive salience to reward cues. J Neurosci 33:8321–8335

Parasuraman R, Warm JS, Dember WN (1987) Vigilance: taxonomy and utility. In: Mark LS, Warm JS, Houston RL (eds) Ergonomics and human factors. Springer, New York

Parrott AC, Craig D (1992) Cigarette smoking and nicotine gum (0, 2 and 4 mg): effects upon four visual attention tasks. Neuropsychobiology 25:34–43

Peeke SC, Peeke HV (1984) Attention, memory, and cigarette smoking. Psychopharmacology 84:205–216

Perkins KA, Grobe JE, Fonte C, Goettler J, Caggiula AR, Reynolds WA et al (1994) Chronic and acute tolerance to subjective, behavioral and cardiovascular effects of nicotine in humans. J Pharmacol Exp Ther 270:628–638

Perry E, Martin-Ruiz C, Lee M, Griffiths M, Johnson M, Piggott M et al (2000) Nicotinic receptor subtypes in human brain ageing, Alzheimer and Lewy body diseases. Eur J Pharmacol 393:215–222

Petrovsky N, Quednow BB, Ettinger U, Schmechtig A, Mossner R, Collier DA et al (2010) Sensorimotor gating is associated with CHRNA3 polymorphisms in schizophrenia and healthy volunteers. Neuropsychopharmacology 35:1429–1439

Phillips JM, McAlonan K, Robb WG, Brown VJ (2000) Cholinergic neurotransmission influences covert orientation of visuospatial attention in the rat. Psychopharmacology 150:112–116

Picciotto MR, Addy NA, Mineur YS, Brunzell DH (2008) It is not "either/or": activation and desensitization of nicotinic acetylcholine receptors both contribute to behaviors related to nicotine addiction and mood. Prog Neurobiol 84:329–342

Pimlott SL, Piggott M, Owens J, Greally E, Court JA, Jaros E et al (2004) Nicotinic acetylcholine receptor distribution in Alzheimer's disease, dementia with Lewy bodies, Parkinson's disease, and vascular dementia: in vitro binding study using 5-[(125)I]-A-85380. Neuropsychopharmacology 29:108–116

Polli FE, Barton JJ, Cain MS, Thakkar KN, Rauch SL, Manoach DS (2005) Rostral and dorsal anterior cingulate cortex make dissociable contributions during antisaccade error commission. Proc Natl Acad Sci USA 102:15700–15705

Poltavski DV, Petros T (2006) Effects of transdermal nicotine on attention in adult non-smokers with and without attentional deficits. Physiol Behav 87:614–624

Potter AS, Ryan KK, Newhouse PA (2009) Effects of acute ultra-low dose mecamylamine on cognition in adult attention-deficit/hyperactivity disorder (ADHD). Hum Psychopharmacol 24:309–317

Prendergast MA, Jackson WJ, Terry AV Jr, Decker MW, Arneric SP, Buccafusco JJ (1998) Central nicotinic receptor agonists ABT-418, ABT-089, and (−)-nicotine reduce distractibility in adult monkeys. Psychopharmacology 136:50–58

Pritchard WS, Robinson JH, Debethizy JD, Davis RA, Stiles MF (1995) Caffeine and smoking—subjective, performance, and psychophysiological effects. Psychophysiology 32:19–27

Provost SC, Woodward R (1991) Effects of nicotine gum on repeated administration of the Stroop test. Psychopharmacology 104:536–540

Quarta D, Naylor CG, Morris HV, Patel S, Genn RF, Stolerman IP (2007) Different effects of ionotropic and metabotropic glutamate receptor antagonists on attention and the attentional properties of nicotine. Neuropharmacology 53:421–430

Quarta D, Naylor CG, Glennon JC, Stolerman IP (2012) Serotonin antagonists in the five-choice serial reaction time task and their interactions with nicotine. Behav Pharmacol 23:143–152

Radek RJ, Miner HM, Bratcher NA, Decker MW, Gopalakrishnan M, Bitner RS (2006) Alpha(4) beta(2) nicotinic receptor stimulation contributes to the effects of nicotine in the DBA/2 mouse model of sensory gating. Psychopharmacology 187:47–55

Radek RJ, Kohlhaas KL, Rueter LE, Mohler EG (2010) Treating the cognitive deficits of schizophrenia with alpha4beta2 neuronal nicotinic receptor agonists. Curr Pharm Des 16:309–322

Revell AD (1988) Smoking and performance–a puff-by-puff analysis. Psychopharmacology 96:563–565

Rezvani AH, Caldwell DP, Levin ED (2005) Nicotinic-serotonergic drug interactions and attentional performance in rats. Psychopharmacology 179:521–528

Rezvani AH, Kholdebarin E, Brucato FH, Callahan PM, Lowe DA, Levin ED (2009) Effect of R3487/MEM3454, a novel nicotinic alpha7 receptor partial agonist and 5-HT3 antagonist on sustained attention in rats. Prog Neuropsychopharmacol Biol Psychiatry 33:269–275

Role LW, Berg DK (1996) Nicotinic receptors in the development and modulation of CNS synapses. Neuron 16:1077–1085

Rollema H, Hajos M, Seymour PA, Kozak R, Majchrzak MJ, Guanowsky V et al (2009) Preclinical pharmacology of the alpha 4 beta 2 nAChR partial agonist varenicline related to effects on reward, mood and cognition. Biochem Pharmacol 78:813–824

Rose JE, Corrigall WA (1997) Nicotine self-administration in animals and humans: similarities and differences. Psychopharmacology 130:28–40

Rose EJ, Ross TJ, Kurup PK, Stein EA (2010) Nicotine modulation of information processing is not limited to input (attention) but extends to output (intention). Psychopharmacology 209:291–302

Rusted JM, Warburton DM (1992) Facilitation of memory by post-trial administration of nicotine: evidence for an attentional explanation. Psychopharmacology 108:452–455

Sahakian B, Jones G, Levy R, Gray J, Warburton D (1989) The effects of nicotine on attention, information processing, and short- term memory in patients with dementia of the Alzheimer type. Br J Psychiatry 154:797–800

Salminen O, Whiteaker P, Grady SR, Collins AC, McIntosh JM, Marks MJ (2005) The subunit composition and pharmacology of alpha-conotoxin MII-binding nicotinic acetylcholine receptors studied by a novel membrane-binding assay. Neuropharmacology 48:696–705

Schreiber R, Dalmus M, De Vry J (2002) Effects of alpha(4)/beta(2)- and alpha(7)-nicotine acetylcholine receptor agonists on prepulse inhibition of the acoustic startle response in rats and mice. Psychopharmacology 159:248–257

Seguela P, Wadiche J, Dineley-Miller K, Dani JA, Patrick JW (1993) Molecular cloning, functional properties, and distribution of rat brain alpha 7: a nicotinic cation channel highly permeable to calcium. J Neurosci 13:596–604

Semenova S, Stolerman IP, Markou A (2007) Chronic nicotine administration improves attention while nicotine withdrawal induces performance deficits in the 5-choice serial reaction time task in rats. Pharmacol Biochem Behav 87:360–368

Shiina A, Shirayama Y, Niitsu T, Hashimoto T, Yoshida T, Hasegawa T et al (2010) A randomised, double-blind, placebo-controlled trial of tropisetron in patients with schizophrenia. Ann Gen Psychiatry 9:27

Shoaib M (2006) Effects of isoarecolone, a nicotinic receptor agonist in rodent models of nicotine dependence. Psychopharmacology 188:252–257

Singh A, Potter A, Newhouse P (2004) Nicotinic acetylcholine receptor system and neuropsychiatric disorders. IDrugs. 7:1096–1103

Snyder FR, Davis FC, Henningfield JE (1989) The tobacco withdrawal syndrome: performance decrements assessed on a computerized test battery. Drug Alcohol Depend 23:259–266

Spealman RD, Goldberg SR, Gardner ML (1981) Behavioral effects of nicotine: schedulecontrolled responding by squirrel monkeys. J Pharmacol Exp Ther 216:484–491

Spilich GJ, June L, Renner J (1992) Cigarette smoking and cognitive performance. Br J Addict 87:1313–1326

Stewart C, Burke S, Marrocco R (2001) Cholinergic modulation of covert attention in the rat. Psychopharmacology 155:210–218

Stolerman IP (1999) Inter-species consistency in the behavioural pharmacology of nicotine dependence. Behav Pharmacol 10:559–580

Stolerman IP, Mirza NR, Shoaib M (1995) Nicotine psychopharmacology: addiction, cognition and neuroadaptation. Med Res Rev 15:47–72

Stolerman IP, Chandler CJ, Garcha HS, Newton JM (1997) Selective antagonism of behavioural effects of nicotine by dihydro-beta-erythroidine in rats. Psychopharmacology 129:390–397

Stolerman IP, Naylor CG, Mesdaghinia A, Morris HV (2009) The duration of nicotine-induced attentional enhancement in the five-choice serial reaction time task: lack of long-lasting cognitive improvement. Behav Pharmacol 20:742–754

Sullivan JP, Decker MW, Brioni JD, Donnelly-Roberts D, Anderson DJ, Bannon AW et al (1994) (±)-Epibatidine elicits a diversity of in vitro and in vivo effects mediated by nicotinic acetylcholine receptors. J Pharmacol Exp Ther 271:624–631

Sweet LH, Mulligan RC, Finnerty CE, Jerskey BA, David SP, Cohen RA et al (2010) Effects of nicotine withdrawal on verbal working memory and associated brain response. Psychiatry ResNeuroimaging 183:69–74

Tani Y, Saito K, Tsuneyoshi A, Imoto M, Ohno T (1997) Nicotinic acetylcholine receptor (nACh-R) agonist-induced changes in brain monoamine turnover in mice. Psychopharmacology 129:225–232

Terriere E, Sharman M, Donaghey C, Herrmann L, Lonie J, Strachan M et al (2008) Alpha4 beta2-nicotinic receptor binding with 5-IA in Alzheimer's disease: methods of scan analysis. Neurochem Res 33:643–651

Terry AV, Buccafusco JJ, Prendergast MA (1999) Dose-specific improvements in memory-related task performance by rats and aged monkeys administered the nicotinic-cholinergic antagonist mecamylamine. Drug Dev Res 47:127–136

Thiel CM, Zilles K, Fink GR (2005) Nicotine modulates reorienting of visuospatial attention and neural activity in human parietal cortex. Neuropsychopharmacology 30:810–820

Tregellas JR, Tanabe JL, Martin LF, Freedman R (2005) fMRI of response to nicotine during a smooth pursuit eye movement task in schizophrenia. Am J Psychiatry 162:391–393

Tregellas JR, Olincy A, Johnson L, Tanabe J, Shatti S, Martin LF et al (2010) Functional magnetic resonance imaging of effects of a nicotinic agonist in Schizophrenia. Neuropsychopharmacology 35:938–942

Tregellas JR, Tanabe J, Rojas DC, Shatti S, Olincy A, Johnson L et al (2011) Effects of an alpha 7-nicotinic agonist on default network activity in schizophrenia. Biol Psychiatry 69:7–11

Tuesta LM, Fowler CD, Kenny PJ (2011) Recent advances in understanding nicotinic receptor signaling mechanisms that regulate drug self-administration behavior. Biochem Pharmacol 82:984–995

Turchi J, Holley LA, Sarter M (1995) Effects of nicotinic acetylcholine receptor ligands on behavioral vigilance in rats. Psychopharmacology 118:195–205

Turchi J, Holley LA, Sarter M (1996) Effects of benzodiazepine receptor inverse agonists and nicotine on behavioral vigilance in senescent rats. J Gerontol Ser A-Biol Sci Med Sci 51: B225–B231

Umbricht D, Keefe RS, Murray S, Lowe DA, Porter R, Garibaldi G et al (2014) A randomized, placebo-controlled study investigating the nicotinic a7 Agonist, RG3487, for cognitive deficits in schizophrenia. Neuropsychopharmacology 39:1568–1577

Velligan D, Brenner R, Sicuro F, Walling D, Riesenberg R, Sfera A et al (2012) Assessment of the effects of AZD3480 on cognitive function in patients with schizophrenia. Schizophr Res 134:59–64

Volkow ND, Fowler JS, Wang GJ, Telang F, Logan J, Wong C et al (2008) Methylphenidate decreased the amount of glucose needed by the brain to perform a cognitive task. PLoS ONE 3: e2017

Vossel S, Thiel CM, Fink GR (2008) Behavioral and neural effects of nicotine on visuospatial attentional reorienting in non-smoking subjects. Neuropsychopharmacology 33:731–738

Wallace TL, Ballard TM, Pouzet B, Riedel WJ, Wettstein JG (2011a) Drug targets for cognitive enhancement in neuropsychiatric disorders. Pharmacol Biochem Behav 99:130–145

Wallace TL, Callahan PM, Tehim A, Bertrand D, Tombaugh G, Wang SJ et al (2011b) RG3487, a novel nicotinic alpha 7 receptor partial agonist, improves cognition and sensorimotor gating in rodents. J Pharmacol Exp Ther 336:242–253

Warbrick T, Mobascher A, Brinkmeyer J, Musso F, Stoecker T, Shah NJ et al (2011) Direction and magnitude of nicotine effects on the fMRI BOLD response are related to nicotine effects on behavioral performance. Psychopharmacology 215:333–344

Warburton DM, Arnall C (1994) Improvements in performance without nicotine withdrawal. Psychopharmacology 115:539–542

Warburton DM, Mancuso G (1998) Evaluation of the information processing and mood effects of a transdermal nicotine patch. Psychopharmacology 135:305–310

Warburton DM, Rusted JM, Fowler J (1992a) A comparison of the attentional and consolidation hypotheses for the facilitation of memory by nicotine. Psychopharmacology 108:443–447

Warburton DM, Rusted JM, Muller C (1992b) Patterns of facilitation of memory by nicotine. Behav Pharmacol 3:375–378

Waters AJ (1998) The effects of smoking on performance on the Garner speeded classification task. Hum Psychopharmacol Clin Exp 13:477–491

Weissman DH, Roberts KC, Visscher KM, Woldorff MG (2006) The neural bases of momentary lapses in attention. Nat Neurosci 9:971–978

Wesnes K, Warburton DM (1983) Smoking, nicotine and human performance. Pharmacol Ther 21:189–208

Wesnes K, Warburton DM (1984) Effects of scopolamine and nicotine on human rapid information processing performance. Psychopharmacology 82:147–150

Wesnes K, Warburton DM, Matz B (1983) Effects of nicotine on stimulus sensitivity and response bias in a visual vigilance task. Neuropsychobiology 9:41–44

White HK, Levin ED (1999) Four-week nicotine skin patch treatment effects on cognitive performance in Alzheimer's disease. Psychopharmacology 143:158–165

Whiteaker P, Garcha HS, Wonnacott S, Stolerman IP (1995) Locomotor activation and dopamine release produced by nicotine and isoarecolone in rats. Br J Pharmacol 116:2097–2105

Wildeboer KM, Stevens KE (2008) Stimulation of the alpha 4 beta 2 nicotinic receptor by 5-I A-85380 improves auditory gating in DBA/2 mice. Brain Res 1224:29–36

Williams G (1980) Effects of cigarette smoking on immediate memory and performance in different kinds of smoker. Br J Psychol 71:83–90

Williams DK, Wang JY, Papke RL (2011) Positive allosteric modulators as an approach to nicotinic acetylcholine receptor-targeted therapeutics: advantages and limitations. Biochem Pharmacol 82:915–930

Witte EA, Davidson MC, Marrocco RT (1997) Effects of altering brain cholinergic activity on covert orienting of attention: comparison of monkey and human performance. Psychopharmacology 132:324–334

Wonnacott S, Barik J, Dickinson J, Jones IW (2006) Nicotinic receptors modulate transmitter cross talk in the CNS. J Mol Neurosci 30:137–140

Wooltorton JR, Pidoplichko VI, Broide RS, Dani JA (2003) Differential desensitization and distribution of nicotinic acetylcholine receptor subtypes in midbrain dopamine areas. J Neurosci 23:3176–3185

Xu JS, Mendrek A, Cohen MS, Monterosso J, Rodriguez P, Simon SL et al (2005) Brain activity in cigarette smokers performing a working memory task: effect of smoking abstinence. Biol Psychiatry 58:143–150

Young JW, Finlayson K, Spratt C, Marston HM, Crawford N, Kelly JS et al (2004) Nicotine improves sustained attention in mice: evidence for involvement of the alpha7 nicotinic acetylcholine receptor. Neuropsychopharmacology 29:891–900

Zhang XY, Liu L, Liu SW, Hong XH, Chen DC, Xiu MH et al (2012) Short-term tropisetron treatment and cognitive and P50 auditory gating deficits in schizophrenia. Am J Psychiatry 169:974–981

烟碱受体、记忆力和海马体

Munir Gunes Kutlu and Thomas J. Gould

摘　要　烟碱乙酰胆碱受体（nAChR）调节海马体的学习和记忆能力是一种神经生物学过程。另外，烟碱脱敏和上调某些特定的nAChR能够改变依赖于海马体的记忆过程。大量的研究都验证了烟碱对依赖于海马体的学习功能的影响，以及低、高亲和力nAChR在介导烟碱对海马依赖性学习和记忆的作用。这些研究表明，虽然急性烟碱通常是依赖于海马体的学习能力的认知增强剂，但长期烟碱摄入后的戒断可导致依赖于海马体的记忆功能缺陷。此外，这些研究表明，低亲和力的nAChR和高亲和力的nAChR在参与烟碱影响的海马体依赖的学习功能中的效果是不同的。本章中，我们回顾这些研究，使用全身或局部注射急性或慢性烟碱、nAChR亚结构激动剂或拮抗剂、转基因小鼠以及分子生物学技术来描述烟碱对海马依赖的学习功能的影响。

关键词　乙酰胆碱，学习，记忆力，海马体，烟碱，成瘾性

1　引言

海马体中广泛分布着烟碱乙酰胆碱受体（nAChR），其中乙酰胆碱受体亚型具有配体控制离子通道，包括突触前表达和突触后表达（Le Novere et al. 2007; Rush et al. 2002; Cordero-Erausquin et al. 2000）。烟碱受体位于不同的神经元亚型上，包括乙酰胆碱、5-羟色胺、GABA、多巴胺、去甲肾上腺素以及谷氨酸等神经细胞中（Freund et al. 1988; Fu et al. 1998; Grady et al. 1992; Radcliffe et al. 1999; Ra-

M. G. Kutlu, T. J. Gould(✉)
Temple University, 1701 N. 13th St, Weiss Hall, Philadelphia, PA 19122, USA
e-mail: tgould@temple.edu

© Springer International Publishing Switzerland 2015
D. J. K. Balfour and M. R. Munafò (eds.), *The Neurobiology and Genetics of Nicotine and Tobacco*, Current Topics in Behavioral Neurosciences 23, DOI 10.1007/978-3-319-13665-3_6

pier et al. 1990; Ribeiro et al. 1993; Rowell and Winkler 1984; Westfall et al. 1983）。这些nAChR位于GABA和谷氨酸神经细胞可以调节兴奋和抑制回路（Fabian-Fine et al. 2001; Radcliffe et al. 1999）。另外，对于同一nAChR亚型定位于突触前和突触后会导致功能差异。突触前nAChR的激活可导致神经递质释放（Araujo et al. 1988; Clarke and Reuben 1996; Fabian-Fine et al. 2001; Gray et al. 1996; Radcliffe et al. 1999; Wilkie et al. 1996; Zarei et al. 1999），突触后nAChR的激活可以导致去极化，从而导致第二信使激活（Alkondon et al. 1996; Fabian-Fine et al. 2001; Zarei et al. 1999; Kenney and Gould 2008a）。因此，nAChR可能在突触可塑性中起关键作用，并通过激活学习相关的细胞信号级联来增强记忆（Broide and Leslie 1999; Wonnacott 1997; Perry et al. 2002; Berg and Conroy 2002; Barrantes et al. 1994, 1995; Sorensen et al. 1998; Porter et al. 1999; Kenney and Gould 2008a）。重要的是，nAChR的激活可以长期增强作用（LTP）的形式直接诱导突触的可塑性，这是长期记忆形成的基础过程（He et al. 2000; Matsuyama et al. 2000; Matsuyama and Matsumoto 2003; Bliss and Collingridge 1993），LTP被认为是通过N-甲基-D-天冬氨酸（NMDA）受体介导的钙离子进入细胞内（Lynch et al. 1990; Nicoll and Malenka 1999）。LTP诱导需要同时对突触前和突触后终端的NMDA受体去极化（Bliss and Collingridge 1993）。在同时激活时，NMDA受体允许钙流入细胞内，因此导致细胞内钙水平升高，这也诱导了蛋白激活作用，mRNA合成作用以及蛋白质翻译作用发生转变（Akers et al. 1986; Klann et al. 1991; Frey et al. 1996; Nguyen et al. 1994; Frey et al. 1988; Krug et al. 1984; Otani et al. 1989）。同样，nAChR的激活也能诱导钙离子进入细胞（Karadsheh et al. 2004; McKay et al. 2007），因此，NMDA受体和nAChR可以通过类似的细胞信号级联调节学习和记忆。这些级联中，CREB依赖性基因转录，被认为是由钙流入开始触发的，这也激活了腺苷环化酶转化细胞内二磷酸腺苷（ADP）转变为环式一磷酸腺苷（cAMP）（Poser and Storm 2001）。增加cAMP浓度来激活细胞中的蛋白激酶A（PKA），在学习与记忆功能中这点是至关重要的（Abel and Nguyen 2008）。反过来，PKA磷酸化cAMP响应元素结合蛋白（CREB）导致蛋白翻译并因此形成长期记忆存储（Impey et al. 1998a; Silva et al. 1998）。此外，研究也表明，PKA可激活丝裂原活化蛋白激酶（MAPK）通路，这有助于CREB的激活（Impey et al. 1998b）。作为支撑，PKA和典型MAPK的药物抑制，细胞外信号调节蛋白激酶1/2（ERK1/2; Atkins et al. 1998; English and Sweatt 1997），发现可损害长期记忆的形成。烟碱作为一种激动剂可直接激活nAChR，从而触发上述神经元的通路，调节学习和记忆。

　　与急性烟碱不同，慢性烟碱被认为对上述受体具有脱敏作用，可导致nAChR上调（Hulihan-Giblin et al. 1990; Sharp and Beyer 1986; Marks et al. 1983; Schwartz and Kellar 1983; Marks 1999）。尽管对于区分耐受和受体上调已经有了建议（Collins et al. 1990; McCallum et al. 2000），仍然有证据表明，长期摄入烟碱导致的脱

敏和上调都可能导致身体和运动功能的耐受性受到影响（Marks et al. 1983, 1985; Robinson et al. 2006, 2007）。此外，其他人也提出了受体上调和长期烟碱暴露和戒断状态之间的关联性（Dani and Heinemann 1996; Gould et al. 2012; Wilkinson and Gould 2013）。

神经元中的nAChR是一类同源受体，包含α亚型（α7~α10）以及杂聚态受体，包含α（α2~α6）和β（β2~β4）亚型的组合（McGhee 1999; Decker et al. 1995; Hogg et al. 2003; Jones et al. 1999; Gould and Leach 2014; 另见本书"神经元烟碱受体的结构"一章）。在nAChR中，α7和α4β2*（*为可能存在的子亚型）亚型是中最常见的类型（Marks et al. 1986; Marks and Collins 1982; Orr-Urtreger et al. 1995, 1997; Perry et al. 2002; Wonnacott 1986）。它们定位于不同的特征，与烟碱结合的亲和力不同，以及表现出不同的行为结果。例如，α7亚型典型表现为对烟碱的亲和力较低，脱敏迅速。α4β2*亚型则表现为高亲和力，脱敏缓慢，受体上调持续时间更长（Olale et al. 1997; Marks et al. 1985）。低亲和力和高亲和力的nAChR在大脑中的不同位置，含有低亲和力α7亚型的nAChR主要位于海马体的颗粒状和锥体细胞以及其他边缘系统区域，如杏仁核和下丘脑（Dominguez del Toro et al. 1994; Fabian-Fine et al. 2001; Seguela et al. 1993）。另一方面，高亲和力的nAChR主要表达于齿状回和海马体的CA1亚区（Perry et al. 2002）。这些差异表明，低亲和力和高亲和力的nAChR可能在调节海马体功能方面发挥不同的作用，因此调节学习和记忆功能也潜在地发挥不同作用。

本章系统地回顾了系统给药和局部给药的现有研究文献，包括给药手法、基因敲除技术和分子生物学技术用于检验烟碱对海马依赖的学习和记忆的影响，以及低浓度和高浓度nAChR在学习和记忆方面的功能差异。

2 nAChR 在海马体依赖的学习和记忆中的作用：来源于精神药理学研究的证据

通常，在药理学研究中，具有药效的物质被用来系统性给药以影响整个神经递质系统或局部注射以限制药剂对大脑特定区域的作用。为了研究药物对学习和记忆的影响，多种行为模式被用来测试不同类型的记忆功能（例如空间、恐惧或工作记忆）。接下来的章节我们将综述全身和局部的注射烟碱激动剂和拮抗剂对海马依赖的学习和记忆的影响。

2.1　烟碱和nAChR激动剂或拮抗剂的全身效应

恐惧调节

大量研究已调研了全身注射烟碱对海马体依赖的恐惧学习效果（Davis et al. 2006; Gould 2003; Gould et al. 2004; Gould and Higgins 2003; Gould and Wehner 1999; Wehner et al. 2004）。多项研究的结果一致证明，全身给药的烟碱可急性增强海马体依赖的恐惧条件反射，但是对海马体无依赖的恐惧暗示没有作用（Gould and Higgins 2003; Gould and Wehner 1999）。然而，至少有意向研究表明，急性注射烟碱后大鼠的环境恐惧条件反射不足（Szyndler et al. 2001）。尽管不像研究报道的大鼠腹腔急性注射烟碱可以增强烟碱诱导的环境恐惧条件反射，Szyndler等（2011）开展的大鼠皮下注射烟碱，由于大鼠种类和注射剂量的差异可能导致相反的效果。这里有几个改变烟碱恐惧条件反射的可能机制。例如，烟碱可以促进情境处理，加强无条件刺激（US）的显著性，或加强情境无条件刺激的关联性。为了回答这个问题，Kenney和Gould（2008b）应用环境预暴露模式，即动物在接触环境暴露前已受到与背景环境相同的刺激。结果表明，急性烟碱促进环境学习，但是对环境无条件刺激没有直接作用。这说明，烟碱增强了情境处理能力，导致了更强的情境无条件刺激关联。

全身急性给药烟碱已被证明可以增强海马体依赖的痕迹恐惧条件反射实验（Davis and Gould 2007; Gould et al. 2004）。在痕迹条件下，海马体被认为是负责维持暗示和无条件刺激之间的间隔期间的痕迹记忆（McEchron et al. 1998）。因为烟碱在时间延迟（一个延迟条件下的非必需环节）时增强了记忆痕迹，因此急性烟碱有可能起到认知增强的作用。

尽管急性烟碱摄入被发现可以增强情境恐惧条件反射，但长期服用烟碱被证明对同一类型的学习能力没有影响（André et al. 2008; Davis et al. 2005; Portugal et al. 2012a; Portugal and Gould 2009; Raybuck and Gould 2009）。有人认为海马体的类胆碱系统通过脱敏和上调nAChR来适应长期烟碱摄入（Dani and Heinemann 1996; Gould et al. 2012; Marks et al. 1993; Wilkinson and Gould 2013）。即使长期烟碱摄入没有效果，大量研究表明戒断烟碱摄入导致海马体依赖的学习能力缺陷，但不影响不依赖于海马体的学习能力（Davis et al. 2005; Kenney et al. 2011; Portugal et al. 2012a）。戒断效应的神经生物学机制依然是未知的，然而，烟碱戒断后的可能情况是上调后的nAChR重新敏感，这可以导致胆碱能系统超敏并导致烟碱戒断引起的海马体依赖的学习和记忆相关缺陷。作为上述论点的支撑，Wilkinson和Gould（2013）发现，烟碱摄入随后戒断则对学习和记忆能力有很强的增强效果。这表明当烟碱不再可用时，上调并脱敏nAChR可能恢复功能。当烟碱重新摄入时，产生更大的活性。一般来说，戒断效应会随着时间的推移而消失（Hughes 2007）。

例如，Gould等（2012）发现小鼠的烟碱戒断障碍持续了四天，这与海马体的nAChR上调的时间过程呈现关联性。这些结果支撑了海马体的nAChR上调可导致在烟碱戒断相关的缺陷在学习和记忆的作用这个观点。尽管nAChR上调也包含在烟碱戒断的过程中，但也同时证明了在长期摄入烟碱期间可能有不同的神经生物学基础从而产生了对烟碱的耐药性。例如，Portugal等（2012a）研究表明近亲品系的小鼠具有烟碱摄入增强效果的耐受性，而其中一些近亲品系的小鼠则表现出了烟碱戒断后情境恐惧反射缺陷。重要的是，Gould等（2014a）研究表明在情境恐惧实验中产生烟碱耐受后还发生了nAChR上调和戒断缺陷。同样，在同一项研究中耐受性的产生依赖于长期的烟碱摄入，说明nAChR脱敏可能介导了耐受性的作用。总之，这些结果表明，虽然nAChR上调有助于戒断效应，对烟碱认知效应的耐受性的发展可能是独立于上述机制。

恐惧记忆的获取过程与恐惧记忆的消除过程相似，也被认为是一种新的学习方式（Konorski 1967）。在消除期间，提出了一个预刺激配合无条件刺激的方案，缺少无条件刺激的目的是消除刺激的条件反射（CR）。当提示消失时，线索被反复单独呈现；在背景消失条件下，模式动物处在缺少无条件刺激的背景环境中一段时间。研究表明，消退学习是在特定的环境下发生的（Bouton 2004; Bouton et al. 2006），换句话说，消退记忆是在兴奋信号消退的特定的环境中发生的，因此，如果模式动物被给予了背景消退之外的线索，则条件反射再次出现，这种现象被称为更新（Bouton and Bolles 1979; Bouton and King 1983）。有证据表明，海马体在消退记忆和语境特异性方面也起着重要作用（Corcoran et al. 2005; Hobin et al. 2006; Ji and Maren 2007）。鉴于烟碱可调节海马体依赖的学习和记忆，几项研究调查了烟碱消退的影响。例如，Elias等（2010）研究表明急性烟碱增强消退恐惧线索只在烟碱给药期间获得性和消退性损伤线索消退时才会跟随消退。此外，同样的研究发现，在恐惧消退期间使用烟碱会阻碍恐惧消退反应的恢复，而在获得过程中都使用了烟碱消退增强更新。上述研究结果的重要性在于展现了烟碱调节的海马体控制的消退学习和特定背景清除。最近，Kutlu和Gould（2014）研究了清除期间的急性烟碱作用于环境恐惧清除效果。来自于该研究的结果表明通过增强环境恐惧记忆的检索能力急性烟碱摄入消退期间可损伤环境恐惧消退。尽管这些结果似乎与之前研究的烟碱增强线索消退的结果相矛盾，Kutlu和Gould（2014）进一步分析了Elias等（2010）的研究结果，揭示了Elias等也发现在首个消退环节中即可损伤环境消退。总之，当中断情境消退时，急性烟碱摄入的消退期间只能增强线索消退。另一方面，如果在训练和消退过程中，使用急性烟碱摄入，增强情境记忆可能会干扰线索消退。

除了研究烟碱急性消失的影响，Tian等（2008）研究了预先长期烟碱摄入后对暗示和情境恐惧消失的影响。这项研究的结果表明，在大鼠中，先前的慢性烟碱治疗削弱了恐惧消退，但不影响情境恐惧调节作用的消失。然而，同样的研究也表明长期的烟碱摄入增强了情境恐惧消退的记忆。重要的是，该研究中最后一次的烟碱注射后的两周进行了采集和消除环节。因此Tian等（2008）研究结果可能是归因于烟碱戒断的影响，而不是慢性烟碱摄入的效果。连同研究急性烟碱消除影响，上述研究结果表明，急性和慢性烟碱摄入可能对暗示和情境恐惧消退有不同的影响。然而，关于长期烟碱摄入以及长期烟碱摄入后戒断的消退作用需要更多的研究来得到一个更为具有实质内容的结论。

如前所述，虽然在学习功能中nAChR与NMDA受体相互作用，但仅仅对nAChR的激活支持学习功能是不够的，而对于烟碱作用于依赖海马体的学习能力来说激活nAChR是必需的。作为支撑上述结论，大量研究结果表明，全身注射非特异性nAChR拮抗剂美加明对情境恐惧条件反射没有效果（Feiro and Gould 2005; Gould and Higgins 2003; Gould and Wehner 1999）。然而，NMDA受体拮抗剂MK801可导致情境恐惧条件反射能力的严重受损（Gould et al. 2002），全身注射美加明配合阈下剂量的MK801可破坏情境恐惧学习能力（Gould and Lewis 2005）。由此可推论，NMDA受体和nAChR在海马依赖的恐惧记忆形成过程中相互作用。因此，有种可能性是额外激活nAChR可导致更多的钙进入细胞，这改变了参与学习和记忆过程的细胞信号传递。

美加明对正常的学习功能没有作用，但是已被证明可以消除烟碱诱导的情境恐惧条件反射增强效果，这说明nAChR对于烟碱作用于学习和记忆是必要的（Gould and Higgins 2003）。同时，尽管海马体中有很多低亲和力和高亲和力nA-ChR，有证据表明烟碱作用于海马依赖学习主要通过高亲和力的nAChR调节。例如，Davis和Gould（Davis and Gould 2006；Davis 2007）发现，全身剂量的高亲和力的nAChR亚型α4β2*和DhβE阻断了急性烟碱对情境恐惧条件反射的增强作用，而对线索恐惧和基线情境恐惧的调节没有效果。有趣的是，同样的研究表明，一种选择性nAChR的α7亚型拮抗剂甲基牛扁碱（MLA）对于烟碱作用的情境恐惧调节没有效果。这项研究表明大量的nAChR的α4β2*亚型参与了烟碱急性摄入情境恐惧调节增强。这与nAChR的α4β2*亚型调节学习能力相符合，Karadsheh和Colleagues（2004）发现烟碱可以通过激活高亲和力的nAChR增加钙离子流入细胞。因此，烟碱对海马体的影响可能是通过调节高亲和力的nAChR来增加细胞钙离子流入进一步改变细胞信号传导。

关于急性烟碱对空间记忆影响的报道多种多样。在水迷宫实验中急性摄入烟碱有证据表明增强了空间学习能力（Abdulla et al. 1996; Sharifzadeh et al. 2005）。也有研究表明烟碱对空间记忆没有影响（Attaway et al. 1999），并且烟碱摄入会引起空间记忆缺陷（Bernal et al. 1999）。然而，由于这些研究使用的方法不同，因此很统一烟碱摄入剂量、注射方法、种类和品系。也有一些研究检验了慢性烟碱摄入对空间学习的影响。当有证据表明长期服用烟碱可改善空间工作记忆时（Socci et al. 1995; Abdulla et al. 1996; Bernal et al. 1999），另一些研究也会发现长期服用烟碱（10天）会损害空间记忆的获取和保存（Scerri et al. 2006）。然而，这种差异可以用研究中采用不同的慢性烟碱给药方法来解释。例如，Scerri等（2006）使用持续烟碱摄入模式，另一些研究（Socci et al. 1995; Abdulla et al. 1996; Bernal et al. 1999）则发现增强空间学习能力需要使用烟碱重复注射。因为烟碱在动物体内的代谢时间很短（Matta et al. 2007），有可能重复注射并不能模拟人类长期使用烟草的情形。因此，反复注射烟碱可能反映的是急性或亚慢性烟碱作用于空间学习的效果。

工作记忆是暂时保存在线信息的认知过程，工作记忆是空间学习的必要组成部分（Awh and Jonides 2001）。在放射性迷宫实验中研究急性烟碱摄入作用于工作记忆的影响的结果也是多种多样的。大多数的研究结果表明对空间工作记忆有增强作用（Levin et al. 1997, 1998, 2003, 2005a; Levin and Torry 1996; Addy and Levin 2002），也有一些研究表明急性烟碱摄入对工作记忆没有效果（Kholdebarin et al. 2007; Arthur and Levin 2002）。此外，Levin和Torry（1996）发现在放射迷宫实验中烟碱诱导的增强作用对老年大鼠有效，而对年轻大鼠无效。与这些报道类似，在放射迷宫实验中，有报道使用慢性烟碱摄入可增强空间工作记忆（Levin and Torry 1996; Levin et al. 1990, 1993a, b, 1999），也有报道说毫无效果（Bancroft and Levin 2000; Bettany and Levin 2001）。有趣的是，Levin等（1992）报道了在长期摄入烟碱后即使戒断了仍然可以增强空间工作记忆，这就表明慢性烟碱对空间工作记忆的影响在烟碱给药停止后仍然存在。总之，看起来急性摄入烟碱对空间工作记忆的影响可能依赖于其他因素例如年龄等。此外，慢性烟碱摄入具有增强空间工作记忆的能力，这表明慢性烟碱不会产生耐受性，因为它对增强空间工作记忆有效果。

nAChR和NMDA受体之间的相互作用也可能调控空间工作记忆。有几项研究调查了NMDA受体激活和烟碱以及工作记忆之间的关系。例如，急性摄入烟碱可以逆转NMDA受体拮抗剂地佐环平（Levin et al. 1998）和氯胺酮（Rushforth et al. 2011）摄入引起的工作记忆损伤。上述研究表明，在情境恐惧条件反射中，nAChR与NMDA受体相互作用，调节NMDA参与空间工作记忆功能的活性。烟碱似乎可以通过作用于低亲和力的nAChR受体α7亚型对空间工作记忆能力产生影响。例如，有证据证明地佐环平可增加α7受体与海马体的结合力，同时这一效应可由慢性烟碱摄入进行逆转（Levin et al. 2005b）。同时，Castner等（2011）证明了对灵长类动物全身注射nAChR受体α7亚型激动剂AZD0328可提高工作记忆，并且存在剂量依赖关系。因此，上述研究结果表明，NMDA受体活性缺失，海马体中低亲和力的nAChR受体α7亚型可以补偿NMDA缺失，维持正常的空间工作记忆。此外，与NMDA受体的功能协同，nAChR受体α7亚型可以产生增强空间工作记忆的额外效果。

2.2 大脑中烟碱对学习和记忆影响的有关区域：来源于直接注射研究的证据

2.2.1 情境和痕迹恐惧条件作用

如上文讨论的，全身注射烟碱和nAChR激动剂/拮抗剂表明，烟碱影响海马体依赖的学习和记忆是通过海马体中的高亲和力nAChR实现的。然而，包含了海马体的不同亚区和海马体与其他脑区的相互作用对于学习和记忆的重要性，通过全身注射烟碱的方法是无法明确的。因此，一些研究调查了nAChR在海马体学习的作用，使用了在海马体不同亚区以及其他相关脑区如前额皮质（PFC）局部注射烟碱和nAChR激动剂或拮抗剂的方法。

与使用烟碱系统给药的研究结果一致，Davis等（2007）发现急性烟碱注射到海马体背侧可产生剂量依赖性增强情境恐惧条件作用。这种效果可被全身注射高亲和力的nAChR拮抗剂DhβE逆转，但是全身注射nAChR受体α7亚型选择性拮抗剂MLA则没有效果。此外，DhβE注射海马体背部时可逆转全身注射烟碱的增强作用。这些研究结果增加了证据的体量，表明烟碱作用于海马体的过程是通过高亲和力的nAChR。另外，直接在海马体背部注射烟碱发现可以逆转NMDA拮抗剂MK801引起的情境恐惧学习缺陷，全身注射烟碱还可以逆转海马体背部直接注射另一种NMDA受体拮抗剂DL-2-氨基-5-磷酰基戊酸酯（APV, Andre et al. 2011）所引起的损伤。这支持了NMDA受体功能可以通过海马体背部的nAChR激活来补偿的结论。最终，Kenney等（2012a）研究表明，海马体腹部注射烟碱可以损伤情境恐惧调节能力，通过海马体腹部注射nAChR受体α7亚型特异性拮抗剂MLA可以逆转这个效果。同时，上述研究结果也表明了，海马体的背部和腹部亚区在功能上竞争产生一种行为响应，这与其他研究一致表明，海马体背部更多地参与了情境和空间信息处理，而海马体腹部则可能更多地参与了焦虑（Fanselow and Dong 2010）。因此，当全身注射烟碱可能促进了海马体背部的处理功能，而海马体腹部局部注射烟碱则促进了产生焦虑的过程，并进而损伤学习和记忆能力。由于事实上烟碱对低亲和力的nAChR脱敏更快，因此这些受体相对于高亲和力的受体就表现为低亲和力（Alkondon et al. 2000），有可能全身注射低剂量的烟碱即可激活高亲和力的nAChR，而激活低亲和力的nAChR则需要更高剂量的烟碱。因此，烟碱诱导的情境和痕迹恐惧调节增强作用可能通过注射低剂量的全身烟碱实现，而不是通过注射高剂量的烟碱来激活低亲和力的nAChR受体来实现，注射高剂量的烟碱会干扰学习能力，同时这个发现也可以解释在以前的研究中发现的烟碱作用的倒U型曲线（Gould and Higgins 2003）。

Davis和Could（2009）与全身注射研究同时进行的研究还发现海马体背部长期注射烟碱后戒断可导致情境恐惧调节损伤，而同样的实验注射在丘脑或皮质则没有任何影响。此外，研究表明全身长期烟碱注射的小鼠在海马体背部直接注射高亲和力nAChR拮抗剂DhβE在情境（Davis and Gould 2009）和追踪（Raybuck and Gould 2009）恐惧调节中表现出戒断缺陷。相反，在海马体背部注射nAChR受体α7亚型特异性拮抗剂MLA则对追踪恐惧调节没有任何影响（Raybuck and Gould 2009）。上述研究进一步证实了海马体中的高亲和力的nAChR受体α4β2*亚型是烟碱戒断引起的认知症状的基础。

尽管情境和痕迹恐惧调节任务均依赖于海马体的活性，但PFC对于痕迹恐惧调节依然是必要的。例如，在类似情境恐惧调节的痕迹恐惧调节任务中，直接在海马体背部注射烟碱可增强追踪恐惧调节，相反，直接在海马体腹部注射烟碱则会损伤追踪调节能力（Raybuck and Gould 2010）。这个证据表明与情境恐惧调节不同，PFC对痕迹恐惧调节有效果（Knight et al. 2004; Runyan et al. 2004）。为了支撑这一观点，Raybuck和Gould（2010）发现PFC中部注射烟碱可增强痕迹恐惧调节，但是对情境恐惧和线索恐惧调节没有作用。此外，同样的研究表明，在烟碱成瘾的小鼠海马体背部注射高亲和力的nAChR拮抗剂DhβE可损伤痕迹恐惧调节能力，但是对情境恐惧和线索恐惧则没有任何影响。Raybuck和Gould（2010）研究也发现在海马体腹部注射MLA和DhβE对任何形式的恐惧调节均未产生影响。最终，在烟碱成瘾的小鼠的PFC中部注射MLA和DhβE均可增强痕迹恐惧调节，而对情境恐惧调节没有效果。因为，nAChR激动剂和拮抗剂注射在PFC的腹部正中位置对痕迹恐惧调节均有类似效果，烟碱在痕迹恐惧调节中的效果可能与PFC脱敏有关。总之，上述研究结果补充到文献中说明了与情境恐惧调节不同，痕迹恐惧调节需要PFC和海马体的共同参与。这一结论并不令人惊讶，因为痕迹恐惧调节需要在线索和无刺激响应（US）的时间间隔期间保持对线索响应的活性，而情境恐惧调节则不需要这些。虽然如此，高亲和力的nAChR对烟碱在情境恐惧调节和痕迹恐惧调节中依然具有作用。

2.2.2 空间学习和工作记忆

烟碱直接注射研究进一步阐明了低亲和力和高亲和力nAChR在空间学习和工作记忆中的作用。例如，研究表明，海马体腹部急性注射DhβE和MLA可损伤空间工作记忆（Levin et al. 2002），然而另一项研究表明，在海马体腹部长期注射DhβE，但是不注射MLA，可干扰空间工作记忆（Pocivavsek et al. 2006）。另外，一些研究考察了nAChR拮抗作用和烟碱诱导的工作记忆缺陷之间的相互作用（Bancroft and Levin 2000; Bettany and Levin 2001）。这些研究结果表明长期烟碱摄入诱导的空间工作记忆缺陷可以通过海马体腹部局部注射DhβE逆转，但是注射MLA没有效果。有趣的是，这些研究结果表明nAChR的α4β2和α7亚型可能都参与了空间工作记忆，但是只有nAChR的α4β2亚型对于该类型的记忆起到重要作用。此外，与前文提到的研究结果对比表明，海马体背部对于烟碱作用于情境恐惧记忆是非常重要的部位，而海马体腹部主导了烟碱对空间学习和记忆的作用。

　　然而，来源于直接注射低亲和力和高亲和力的nAChR拮抗剂的研究结果表明（Pocivavsek et al. 2006; Bancroft and Levin 2000; Bettany and Levin 2001）似乎与全身注射nAChR拮抗剂或激动剂的研究结果相矛盾，研究结果表明低亲和力的nAChR调节空间学习（Levin et al. 2005b; Castner et al. 2011）。这表明除海马以外的大脑其他区域，可能通过nAChR在调节空间学习和记忆能力中起到不同作用。

3　nAChR 在海马体依赖的学习和记忆中的作用：来源于基因敲除研究的证据

3.1　情境恐惧和痕迹恐惧调节

　　如上所述，nAChR在海马体和PFC中在常规的情境恐惧调节和痕迹恐惧调节起到调节作用，烟碱诱导的不同类型的恐惧记忆调节均依赖于不同的大脑分区和学习任务。重要的是，使用转基因小鼠进行的研究，也被称为基因敲除（KO）小鼠，这些小鼠缺乏某种特定的nAChR，因此可以进一步明确特定的nAChR亚型作用于烟碱诱导的海马体依赖的学习和记忆，因为基因敲除技术比药物拮抗作用更具有特异性。例如，与药理学操作的研究结果相一致，研究表明α7亚型基因敲除小鼠表现出了正常的情境恐惧和线索恐惧调节，并且在情境恐惧学习中也具有烟碱诱导的急性增强和戒断缺陷（Davis and Gould 2007; Paylor et al. 1998; Wehner et al. 2004; Portugal et al. 2008）。此外，Wehner等（2004）发现在缺乏nAChR的β3和β4亚型的小鼠中，也具有正常的情境恐惧调节和急性烟碱增强情境恐惧。有趣的是，某些nAChR亚型在线索恐惧调节中表现出了性别差异。例如，Semenova等（2012）发现雄性β4亚型基因敲除小鼠具有线索恐惧调节缺陷，而雌性则没有。最近，Lotfipour等（2013）研究表明nAChR的α2亚型基因敲除小鼠表现出正常的情境恐惧调节，但是烟碱摄入对于情境恐惧或痕迹恐惧调节没有效果。

　　同时，与上文引用的药理学研究结果一致，基因敲除小鼠研究表明nAChR的β2亚型在烟碱参与的情境恐惧调节作用中起重要作用。β2亚型基因敲除小鼠相比于野生型对照动物在情境恐惧调节任务中没有表现出急性烟碱摄入后的增强作用（Davis and Gould 2007），也没有表现出烟碱戒断后的损伤（Portugal et al. 2008）。上述两项情境恐惧调节研究中未见使用生理盐水处理β2亚型基因敲除小鼠。然而，另一项研究发现，β2亚型基因敲除小鼠表现出微弱的情境恐惧调节缺陷（Wehner et al. 2004）。有趣的是，Caldarone等（2000）发现β2亚型在情境恐惧调节和线索恐惧调节起到的作用取决于年龄因素。例如，年轻β2亚型基因敲除小鼠表现出正常的情境恐惧调节和线索恐惧调节能力，老年β2亚型基因敲除小鼠在上述两种学习任务中表现出了缺陷。然而，也有证据表明，老年大鼠和猴子的海马体丧失了和NMDA的结合能力，而海马体激活胆碱乙酰转移酶（ChAT）水平的能力无明显变化（Wenk et al. 1991）。NMDA受体和nAChR的调节过程类似（Gould and Lewis 2005; Andre et al. 2011）；这就说明与年龄相关的NMDA受体功能下降是导致β2亚型基因敲除小鼠学习缺陷的原因，因为，在β2亚型基因敲除小鼠身上缺乏用nAChR补偿年龄相关的NMDA受体含量变化的能力。

使用基因敲除小鼠的大量研究表明，含有β2亚型的nAChR对于烟碱诱导的痕迹恐惧调节能力是必需的。这些研究表明，nAChR的α2，α7和β2亚型基因敲除动物表现出正常的痕迹恐惧调节功能，而β2亚型基因敲除小鼠则未表现出急性烟碱注射后的痕迹恐惧增强作用（Davis and Gould 2007; Lotfipour et al. 2013）。与上述研究结果一致，Raybuck和Gould（2009）发现全身DhβE给药诱发的戒断缺陷在β2亚型基因敲除小鼠中未表现。总之，上述研究支持了药理学研究的结论，含有nAChR的β2亚型对于烟碱作用于海马体依赖的情境恐惧调节和痕迹恐惧调节是必需的。

3.2 空间学习

与大量相关文献研究基因敲除鼠的海马体依赖恐惧调节不同，仅有少量研究使用基因修饰小鼠研究了不同nAChR亚型在空间学习能力中的作用。其中的一项研究表明在巴恩斯迷宫实验中，迷宫中有多个圆形的洞只有一个洞通向逃生箱，β4基因敲除小鼠未发现空间学习缺陷（Semenova et al. 2012）。可是，与野生对照组相比，这些动物使用空间搜索策略，使用的是额外的迷宫线索，而不是在错误中连续尝试的策略。这就表明，β4基因敲除小鼠有微弱的空间学习障碍。此外，α7基因敲除小鼠与相应的野生型大鼠在巴恩斯迷宫和MWM任务中未表现出区别（Azzopardi et al. 2013; Paylor et al. 1998）。总而言之，这些研究结果与药理学研究结果一致，高亲和力的nAChR参与了空间记忆（Levin et al. 2002; Pocivavsek et al. 2006）。然而，缺乏应用α7基因敲除小鼠与前文结论的研究报道相矛盾，即在海马体腹部注射α7亚型的nAChR激动剂可以提高空间学习能力以及直接注射α7亚型nAChR拮抗剂MLA可以导致空间学习障碍的结论（Levin et al. 2002）。

4 烟碱作用于学习和记忆的细胞信号传导反应

了解烟碱调节的海马体依赖学习能力至关重要的一点是通过识别nAChR结合激活的细胞信号传导。如前所述，nAChR和NMDA受体以一种使nAChR促进和替代NMDA受体活性的方式相互作用。这只有在nAChR可以激活与NMDA相关的类似细胞信号传导，在活性诱导的可塑性条件下才可能实现。如前所述，通过

NMDA受体激活的钙离子内流可以激活下游细胞信号传导，这些传导已被确定为海马体的可塑性和学习能力的关键（Fanselow et al. 1994; Gould et al. 2002; Huerta et al. 2000; Morris et al. 1986; Nakazawa et al. 2002; Place et al. 2012; Tonegawa et al. 1996; Tsien et al. 1996; English and Sweatt 1997; Platenik et al. 2000; Poser and Storm 2001）。特别是，nAChR和NMDA受体活化导致的钙流入触发了PKA激活，转而直接或间接通过ERK 1/2磷酸化作用（Impey et al. 1998b）激活了CREB（Impey et al. 1998a; Silva et al. 1998）。几项研究开展了PKA和ERK1/2激活和海马体依赖的学习功能之间的关联（Abel and Nguyen 2008; Abel et al. 1997; Atkins et al. 1998; Bernabeu et al. 1997）。烟碱作用于海马体依赖的学习功能也包含了PKA和ERK1/2的激活。作为支撑，有证据表明阈下值剂量的PKA（Gould et al. 2014b）或ERK1/2（Raybuck et al. 2007）抑制剂可以彻底消除烟碱诱导的情境恐惧调节能力。换句话说，当烟碱诱导的PKA和ERK 1/2含量上升被阻断后，烟碱作用于情境恐惧调节的急性作用就消失了。此外，Gould等（2014b）发现烟碱摄入改变了PKA和ERK1/2作用于海马体的速度，这表明烟碱调节了海马体依赖的记忆的固有模式。有趣的是，Gould等（2014b）研究还表明烟碱作用于海马体背部提升了学习功能诱导的PKA和ERK1/2活性，但是在海马体腹部则没有效果，这补充了烟碱作用于海马体依赖的学习功能是由海马背部调节的观点。综上所述，这些研究结果表明烟碱通过促进和改变参与记忆形成的蛋白的激活模式增强海马体依赖的学习功能。

　　烟碱会改变形成正常记忆功能的细胞信号传导，同时也激活了正常情况下不会被激活的独特途径。例如，Kenney（2010）发现，学习功能中烟碱的摄入会在海马体背部提升含有β2亚型的nAChR介导的c-Jun N-terminal kinase-1（*Jnk1*）表达，但是海马体腹部的*Jnk1*则没有效果。*Jnk1*磷酸化染色体微管关联蛋白（Bjorkblom et al. 2005）并激活转录因子，例如JUN家族的ATF-2和ELK-1（Bogoyevitch and Kobe 2006; Gupta et al. 1996），这是一种调节过程和突触信号加强（Li et al. 2007; Sananbenesi et al. 2002; Strekalova et al. 2003）。此外，类似的研究表明，没有情境恐惧调节训练的情况下摄入烟碱，或者小鼠在未摄入烟碱的条件下开展情境恐惧调节训练，则未观察到*Jnk1*活性的提升。Kenney等（2010）也发现在情境恐惧记忆巩固过程中，*Jnk1*抑制损害了情景恐惧条件作用的烟碱增强。与此研究结果一致，Kenney等（2012b）研究表明，在学习功能中摄入烟碱导致海马体中*Jnk1*表达增加与*Jnk1*启动子的CREB磷酸化有关。有趣的是，Kenney等（2012b）研究还显示在β2亚型基因敲除小鼠中，*Jnk1*启动子中*Jnk1*激活和CREB磷酸化同时缺失，这说明烟碱特定作用的细胞信号与含有β2亚型的高亲和力的nAChR有关，例如，nAChR的α4β2亚型。因此，研究烟碱摄入导致的动物CREB磷酸化，转为导致海马体背部*Jnk1*转录的增加。上述研究结果表明了PKA和ERK1/2活化在烟碱增强海马体依赖的学习功能中的作用。上述结果表明，急性烟碱摄入还需要激活其他蛋白质以凸显其具有认知增强功能特征。

5 动物未成年期间烟碱对海马体依赖学习和记忆的影响

烟碱对于海马体依赖学习能力的影响研究多集中于成年动物。然而，青少年动物大脑和成年动物大脑的响应对于烟碱作用有所不同。例如，发现青春期大鼠对烟碱的奖赏作用更为敏感（Kota et al. 2009; Shram and Le 2010; Torres et al. 2008）。此外，几项针对大鼠的研究表明，青少年大鼠对烟碱的代谢速度比成年快（O'Dell et al. 2006; Trauth et al. 2000），与成年大鼠相比烟碱会导致青少年大鼠的nAChR持续升高（Abreu-Villaca et al. 2003; Trauth et al. 1999）。有一些正在开展的研究表明，烟碱暴露对于海马体依赖的学习能力发育有影响。例如，Spaeth（2010）发现幼年期烟碱长期暴露在成年后的训练中表现出了情境恐惧记忆缺陷。使用更全面的方法，Portuga等（2012b）研究了烟碱摄入急性、慢性和戒断三种模式下，烟碱对青春期前、青少年和成年期小鼠的情境恐惧调节能力的影响。该研究的结果表明，与成年小鼠相比，青少年小鼠中急性烟碱摄入的情境恐惧记忆增强效果更好，而24小时烟碱戒断效果青少年小鼠要弱于成年小鼠。此外，动物在青春期和青春期前接受长期的烟碱暴露的动物与在成年期接受吸烟暴露的行为训练及测试的动物相比，在成年期接受行为训练和测试时，均表现出了情境恐惧调节缺陷。

如上所述，先前的研究已表明，烟碱摄入后成年大鼠CREB活性升高（Walters et al. 2005），烟碱和学习相互作用可增加*Jnk1*启动子区域的CREB磷酸化（Kenney et al. 2012b）。因此，烟碱对于幼年和成年小鼠的作用不同，可能反映在不同时期大鼠海马体中CREB的差异上。Portugal等（2012b）检测了长期摄入烟碱戒断24小时后基因转录因素对海马体中CREB的影响，结果表明幼年大鼠相对于用盐水处理过的幼鼠和烟碱或用盐处理过的成年鼠长期烟碱摄入再戒断CREB降低。这结果与之前的报道一致，该报告显示了由于青少年大鼠长期接触烟碱而导致海马体产生了与年龄相关的转变（Polesskaya et al. 2007）。总之，对于学习和记忆能力来说，青春期是一个对烟碱增强更加敏感的时期，然而青春期烟碱暴露可能会改变海马体的发育，导致成年后认知缺陷。

6 烟碱对海马体依赖学习的影响：来源于人体实验的证据

关于烟碱作用于大脑中nAChR的规律的人体实验和动物实验有几个相似之处。如上所述，长期的烟碱摄入与高亲和力的含有β2亚型的nAChR上调有关（Hulihan-Giblin et al. 1990; Sharp and Beyer 1986; Marks et al. 1983; Schwartz and Kellar 1983; Marks 1999）。类似地，尸检研究显示，nAChR的α4β2亚型在长期吸烟者的大脑中与非吸烟者相比密度更高（Benwell et al. 1988; Breese et al. 1997）。同时，有证据表明，nAChR的α4β2亚型密度在非吸烟者和戒烟两个月以上的曾经吸烟者没有差别(Breese et al. 1997)。此外，Brody等(2013)使用人体正电子发射体成像(PET)扫描发现，在戒烟治疗期间，nAChR的α4β2亚型在PFC、脑干、小脑等部位密度下降,在治疗结束时戒烟志愿者比不戒烟的人减少得更多。同样地,Staley等(2006)研究表明nAChR的α4β2亚型密度在吸烟者的小脑和脑干部位相比于近期（ 6.8天± 1.9天 ）刚戒烟的吸烟者更高，另外，nAChR的α4β2亚型密度与戒烟的天数和渴求吸烟的程度有关系。总之，这些结果表明，类似于直接给药烟碱的啮齿动物研究，吸烟也提升了人脑含有高亲和力的β2亚型的nAChR密度，这种提升在戒断期间会持续一段时间，并随时间的增加回到基线，这表明了人体在长期摄入烟碱后，不论急性和长期还戒断烟碱所表现出的认知差异和动物研究结果类似。

尽管可能在人类和动物大脑中nAChR调节之间有明显的相似之处，但目前只有少数研究关注于人类烟碱依赖与海马依赖学习和记忆的关系。例如，虽然在啮齿类动物研究中，结果表明关于海马体依赖的学习能力中nAChR提升和戒断障碍之间存在关系，但是在人类中，nAChR的α4β2亚型改变与海马体依赖的学习能力的改变之间的关系还未开展研究。然而，大量研究表明戒断行为与认知变化有关 (Jacobsen et al. 2005; Mendrek et al. 2006; Myers et al. 2008; Patterson et al. 2009, 2010)。此外，有证据表明，应用简短的视觉空间记忆测试修正任务和降低任务相关的颞叶激活方法，研究发现人体胎儿期烟碱暴露会导致视觉空间记忆的缺陷 (Jacobsen et al. 2006)。有趣的是，有证据表明，使用延迟响应任务检测吸烟者的空间工作记忆与不吸烟的对照组相比受到损伤（ Park et al. 2000 ）。总的来说，这些研究结果表明烟碱戒断可能会影响人类海马体依赖的学习和记忆的表现，但是关于人类nAChR上调和认知改变之间的关系还需要更多的研究。

7　结论

烟碱是一种nAChR直接激动剂，转变了海马体依赖的学习和记忆形成的基础过程。大量的研究考察了nAChR活化和烟碱摄入对于情境恐惧和痕迹恐惧调节、空间学习和工作记忆任务中所起的作用。这些研究结果表明，急性摄入烟碱对于海马体依赖的学习和记忆有认知增强作用。然而，长期烟碱摄入时海马体可以通过受体脱敏来适应烟碱，因此烟碱的效果就下降了。尽管急性烟碱摄入具有认知增强作用，但是停止长期服用烟碱则会导致认知障碍。戒断效应与神经的关联还是未知的；然而，研究表明nAChR上调可能是一个影响因素。

烟碱对海马体依赖的学习和记忆的作用受各种因素影响和调节。使用全身和局部用药研究的证据以及基因修饰小鼠研究的结果一致表明高亲和力的nAChR在烟碱急性摄入，长期摄入和长期摄入烟碱后的戒断研究中，对于海马体依赖的多种学习起到重要作用。重要的是，大量研究表明nAChR是通过激活类似于细胞信号传导实现的，包括NMDA受体适应性调节以及烟碱作用的其他特殊途径促进海马体依赖的学习和记忆。最后，年龄似乎是决定烟碱作用的一个关键因素。虽然烟碱在青少年时期是一种更强的认知增强剂，但这个年龄段的动物受长期烟碱摄入戒断的损害较小；然而，青少年时期长期接触烟碱可能会改变成年后的认知功能。这些研究结果表明，青少年时期是烟碱成瘾的一个关键发展阶段。总之，掌握不同nAChR的参与情况和细胞信号传导以及烟碱暴露时间长短的影响，急性烟碱暴露的年龄影响，长期烟碱暴露对学习和记忆的影响，开发更好的药理学和行为学工具调节与nAChR的变化相关的认知变化至关重要。

致谢

本研究的经费来源于国家药物滥用研究所（T.J.G., DA017949）。

参考文献

Abdulla FA, Bradbury E, Calaminici MR et al (1996) Relationship between up-regulation of nicotine binding sites in rat brain and delayed cognitive enhancement observed after chronic or acute nicotinic receptor stimulation. Psychopharmacology 124:323–331

Abel T, Nguyen PV (2008) Regulation of hippocampus-dependent memory by cyclic AMPdependent protein kinase. Prog Brain Res 169:97–115

Abel T, Nguyen PV, Barad M, Deuel TA, Kandel ER, Bourtchouladze R (1997) Genetic demonstration of a role for PKA in the late phase of LTP and in hippocampus-based long-term memory. Cell 88:615–626

Abreu-Villaca Y, Seidler FJ, Qiao D, Tate CA, Cousins MM, Thillai I, Slotkin TA (2003) Short-term adolescent nicotine exposure has immediate and persistent effects on cholinergic systems: critical periods, patterns of exposure, dose thresholds. Neuropsychopharmacology 28:1935–1949

Addy N, Levin ED (2002) Nicotine interactions with haloperidol, clozapine and risperidone and working memory function in rats. Neuropsychopharmacology 27:534–541

Akers RF, Lovinger DM, Colley PA, Linden DJ, Routtenberg A (1986) Translocation of protein kinase C activity may mediate hippocampal long-term potentiation. Science 231:587–589

Alkondon M, Pereira EF, Albuquerque EX (1996) Mapping the location of functional nicotinic and gamma-aminobutyric acid A receptors on hippocampal neurons. J Pharmacol Exp Ther 279:1491–1506

Alkondon M, Braga MF, Pereira EF, Maelicke A, Albuquerque EX (2000) Alpha7 nicotinic acetylcholine receptors and modulation of gabaergic synaptic transmission in the hippocampus. Eur J Pharmacol 393:59–67

André JM, Gulick D, Portugal GS, Gould TJ (2008) Nicotine withdrawal disrupts both foreground and background contextual fear conditioning but not pre-pulse inhibition of the acoustic startle response in C57BL/6 mice. Behav Brain Res 190:174–181

Andre JM, Leach PT, Gould TJ (2011) Nicotine ameliorates NMDA receptor antagonist-induced deficits in contextual fear conditioning through highaffinity nicotinic acetylcholine receptors in the hippocampus. Neuropharmacology 60:617–625

Araujo DM, Lapchak PA, Collier B, Quirion R (1988) Characterization of N-[³H] methylcarbamylcholine binding sites and effect of Nmethylcarbamylcholine on acetylcholine release in rat brain. J Neurochem 51:292–299

Arthur D, Levin ED (2002) Chronic inhibition of alpha4beta2 nicotinic receptors in the ventral hippocampus of rats: impacts on memory and nicotine response. Psychopharmacology 160:140–145

Atkins CM, Selcher JC, Petraitis JJ, Trzaskos JM, Sweatt JD (1998) The MAPK cascade is required for mammalian associative learning. Nat Neurosci 1:602–609

Attaway CM, Compton DM, Turner MD (1999) The effects of nicotine on learning and memory: a neuropsychological assessment in young and senescent fischer 344 rats. Physiol Behav 67:421–431

Awh E, Jonides J (2001) Overlapping mechanisms of attention and spatial working memory. Trends Cogn Sci 5:119–126

Azzopardi E, Typlt M, Jenkins B, Schmid S (2013) Sensorimotor gating and spatial learning in a7-nicotinic receptor knockout mice. Genes Brain Behav 12:414–423

Bancroft A, Levin ED (2000) Ventral hippocampal alpha4beta2 nicotinic receptors and chronic nicotine effects on memory. Neuropharmacology 39:2770–2778

Barrantes GE, Westwick J, Wonnacott S (1994) Nicotinic acetylcholine receptors in primary cultures of hippocampal neurons: pharmacology and Ca++ permeability. Biochem Soc Trans 22:294S

Barrantes GE, Murphy CT, Westwick J, Wonnacott S (1995) Nicotine increases intracellular calcium in rat hippocampal neurons via voltage-gated calcium channels. Neurosci Lett 196:101–104

Benwell ME, Balfour DJK, Anderson JM (1988) Evidence that tobacco smoking increases the density of (-)-[3H]nicotine binding sites in human brain. J Neurochem 50:1243–1247

Berg DK, Conroy WG (2002) Nicotinic α7 receptors: synaptic options and downstream signaling in neurons. J Neurobiol 53:512–523

Bernabeu R, Bevilaqua L, Ardenghi P, Bromberg E, Schmitz P, Bianchin M et al (1997) Involvement of hippocampal cAMP/cAMP-dependent protein kinase signaling pathways in a late memory consolidation phase of aversively motivated learning in rats. Proc Natl Acad Sci USA 94:7041–7046

Bernal MC, Vicens P, Carrasco MC, Redolat R (1999) Effects of nicotine on spatial learning in C57BL mice. Behav Pharmacol 10:333–336

Bettany JH, Levin ED (2001) Ventral hippocampal alpha7 nicotinic receptor blockade and chronic nicotine effects on memory performance in the radial-arm maze. Pharmacol Biochem Behav 70:467–474

Bjorkblom B, Ostman N, Hongisto V et al (2005) Constitutively active cytoplasmic c-jun nterminal kinase 1 is a dominant regulator of dendritic architecture: role of microtubuleassociated protein 2 as an effector. J Neurosci 25:6350–6361

Bliss TV, Collingridge GL (1993) A synaptic model of memory: long-term potentiation in the hippocampus. Nature 361:31–39

Bogoyevitch MA, Kobe B (2006) Uses for JNK: the many and varied substrates of the c-jun n-terminal kinases. Microbiol Mol Biol Rev 70:1061–1095

Bouton ME (2004) Context and behavioral processes in extinction. Learn Mem 11:485–494

Bouton ME, Bolles RC (1979) Contextual control of the extinction of conditioned fear. Learn Motiv 10:445–466

Bouton ME, King DA (1983) Contextual control of the extinction of conditioned fear: tests for the associative value of the context. J Exp Psychol Anim Behav Process 9:248–265

Bouton ME, Westbrook RF, Corcoran KA, Maren S (2006) Contextual and temporal modulation of extinction: behavioral and biological mechanisms. Biol Psychiatry 60:352–360

Breese CR, Marks MJ, Logel J, Adams CE, Sullivan B, Collins AC et al (1997) Effect of smoking history on [3H]nicotine binding in human postmortem brain. J Pharmacol Exp Ther 282:7–13

Brody AL, Mukhin AG, Shulenberger S, Mamoun MS, Kozman M, Phuong J, Mandelkern MA (2013) Treatment for tobacco dependence: effect on brain nicotinic acetylcholine receptor density. Neuropsychopharmacology 38:1548–1556

Broide RS, Leslie FM (1999) The α7 nicotinic acetylcholine receptor in neuronal plasticity. Mol Neurobiol 20:1–16

Caldarone BJ, Duman CH, Picciotto MR (2000) Fear conditioning and latent inhibition in mice lacking the high affinity subclass of nicotinic acetylcholine receptors in the brain. Neuropharmacology 39:2779–2784

Castner SA, Smagin GN, Piser TM et al (2011) Immediate and sustained improvements in working memory after selective stimulation of α7 nicotinic acetylcholine receptors. Biol Psychiatry 69:12–18

Clarke PB, Reuben M (1996) Release of [³H]-noradrenaline from rat hippocampal synaptosomes by nicotine: Mediation by different nicotinic receptor subtypes from striatal [3H]-dopamine release. Br J Pharmacol 117:595–606

Collins AC, Romm E, Wehner JM (1990) Dissociation of the apparent relationship between nicotine tolerance and up-regulation of nicotinic receptors. Brain Res Bull 25:373–379

Corcoran KA, Desmond TJ, Frey KA, Maren S (2005) Hippocampal inactivation disrupts the acquisition and contextual encoding of fear extinction. J Neurosci 25:8978–8987

Cordero-Erausquin M, Marubio LM, Klink R, Changeux JP (2000) Nicotinic receptor function: new perspectives from knockout mice. Trends Pharmacol Sci 21:211–217

Dani JA, Heinemann S (1996) Molecular and cellular aspects of nicotine abuse. Neuron 16:905–908

Davis JA, Gould TJ (2006) The effects of DHBE and MLA on nicotine-induced enhancement of contextual fear conditioning in C57BL/6 mice. Psychopharmacology 184:345–352

Davis J, Gould T (2007) Beta2 subunit-containing nicotinic receptors mediate the enhancing effect of nicotine on trace cued fear conditioning in C57BL/6 mice. Psychopharmacology 190:343–352

Davis JA, Gould TJ (2009) Hippocampal nAChRs mediate nicotine withdrawal-related learning deficits. Eur Neuropsychopharmacol 19:551–561

Davis JA, James JR, Siegel SJ, Gould TJ (2005) Withdrawal from chronic nicotine administration impairs contextual fear conditioning in C57BL/6 mice. J Neurosci 25:8708–8713

Davis JA, Porter J, Gould TJ (2006) Nicotine enhances both foreground and background contextual fear conditioning. Neurosci Lett 394:202–205

Davis JA, Kenney JW, Gould TJ (2007) Hippocampal alpha4beta2 nicotinic acetylcholine receptor involvement in the enhancing effect of acute nicotine on contextual fear conditioning. J Neurosci 27:10870–10877

Decker MW, Brioni JD, Bannon AW, Arneric SP (1995) Diversity of neuronal nicotinic acetylcholine receptors: lessons from behavior and implications for CNS therapeutics. Life Sci 56:545–570

Dominguez del Toro E, Juiz JM, Peng X, Lindstrom J, Criado M (1994) Immunocytochemical localization of the alpha 7 subunit of the nicotinic acetylcholine receptor in the rat central nervous system. J Comp Neurol 349:325–342

Elias GA, Gulick D, Wilkinson DS, Gould TJ (2010) Nicotine and extinction of fearconditioning. Neuroscience 165:1063–1073

English JD, Sweatt JD (1997) A requirement for the mitogen-activated protein kinase cascade in hippocampal long term potentiation. J Biol Chem 272:19103–19106

Fabian-Fine R, Skehel P, Errington ML, Davies HA, Sher E, Stewart MG et al (2001) Ultrastructural distribution of the alpha7 nicotinic acetylcholine receptor subunit in rat hippocampus. J Neurosci 21:7993–8003

Fanselow MS, Dong HW (2010) Are the dorsal and ventral hippocampus functionally distinct structures? Neuron 65:7–19

Fanselow MS, Kim JJ, Yipp J, De Oca B (1994) Differential effects of the Nmethyl- D-aspartate antagonist DL-2-amino-5-phosphonovalerate on acquisition of fear of auditory and contextual cues. Behav Neurosci 108:235–240

Feiro O, Gould TJ (2005) The interactive effects of nicotinic and muscarinic cholinergic receptor inhibition on fear conditioning in young and aged C57BL/6 mice. Pharmacol Biochem Behav 80:251–262

Freund RK, Jungschaffer DA, Collins AC, Wehner JM (1988) Evidence for modulation of GABAergic neurotransmission by nicotine. Brain Res 453:215–220

Frey U, Krug M, Reymann KG, Matthies H (1988) Anisomycin, an inhibitor of protein synthesis, blocks late phases of LTP phenomena in the hippocampal CA1 region in vitro. Brain Res 452:57–65

Frey U, Frey S, Schollmeier F, Krug M (1996) Influence of actinomycin D, a RNA synthesis inhibitor, on long-term potentiation in rat hippocampal neurons in vivo and in vitro. J Physiol 490:703–711

Fu Y, Matta SG, James TJ, Sharp BM (1998) Nicotine-induced norepinephrine release in the rat amygdala and hippocampus is mediated through brainstem nicotinic cholinergic receptors. J Pharmacol Exp Ther 284:1188–1196

Gould TJ, McCarthy MM, Keith RA (2002) MK-801 disrupts acquisition of contextual fear conditioning but enhances memory consolidation of cued fear conditioning. Behav Pharmacol 13:287–294

Gould TJ (2003) Nicotine produces a within subject enhancement of contextual fear conditioning in C57BL/6 mice independent of sex. Integr Physiol Behav Sci 38:124–132

Gould TJ, Higgins JS (2003) Nicotine enhances contextual fear conditioning in C57BL/6J mice at 1 and 7 days post-training. Neurobiol Learn Mem 80:147–157

Gould TJ, Leach PT (2014) Cellular, molecular, and genetic substrates underlying the impact of nicotine on learning. Neurobiol Learn Mem 107:108–132

Gould TJ, Lewis MC (2005) Coantagonism of glutamate receptors and nicotinic acetylcholinergic receptors disrupts fear conditioning and latent inhibition of fear conditioning. Learn Mem 12:389–398

Gould TJ, Wehner JM (1999) Nicotine enhancement of contextual fear conditioning. Behav Brain Res 102:31–39

Gould TJ, McCarthy MM, Keith RA (2002) MK-801 disrupts acquisition of contextual fear conditioning but enhances memory consolidation of cued fear conditioning. Behav Pharmacol 13:287–294

Gould TJ, Feiro O, Moore D (2004) Nicotine enhancement of trace cued fear conditioning but not delay cued fear conditioning in C57BL/6J mice. Behav Brain Res 155:167–173

Gould TJ, Portugal GS, Andre JM, Tadman MP, Marks MJ, Kenney JW et al (2012) The duration of nicotine withdrawal-associated deficits in contextual fear conditioning parallels changes in hippocampal high affinity nicotinic acetylcholine receptor upregulation. Neuropharmacology 62:2118–2125

Gould TJ, Wilkinson DS, Yildirim E, Blendy JA, Adoff MD (2014a) Dissociation of tolerance and nicotine withdrawal-associated deficits in contextual fear. Brain Res 1559:1–10

Gould TJ, Wilkinson DS, Yildirim E, Poole RL, Leach PT, Simmons SJ (2014b) Nicotine shifts the temporal activation of hippocampal protein kinase a and extracellular signal-regulated kinase 1/2 to enhance long-term, but not short-term, hippocampus-dependent memory. Neurobiol Learn Mem 109:151–159

Grady S, Marks MJ, Wonnacott S, Collins AC (1992) Characterization of nicotinic receptormediated [H-3] dopamine release from synaptosomes prepared from mouse striatum. J Neurochem 59:848–856

Gray R, Rajan AS, Radcliffe KA, Yakehiro M, Dani JA (1996) Hippocampal synaptic transmission enhanced by low concentrations of nicotine. Nature 383:713–716

Gupta S, Barrett T, Whitmarsh AJ et al (1996) Selective interaction of JNK protein kinase isoforms with transcription factors. EMBO J 15:2760–2770

He J, Deng CY, Chen RZ, Zhu XN, Yu JP (2000) Long-term potentiation induced by nicotine in CA1 region of hippocampal slice is Ca(2+)-dependent. Acta Pharmacol Sin 21:429–432

Hobin JA, Ji J, Maren S (2006) Ventral hippocampal muscimol disrupts context-specific fear memory retrieval after extinction in rats. Hippocampus 16:174–182

Hogg RC, Raggenbass M, Bertrand D (2003) Nicotinic acetylcholine receptors: from structure to brain function. Reviews of physiology, biochemistry and pharmacology. Springer, Berlin, pp 1–46)

Huang YY, Kandel ER (1994) Recruitment of long-lasting and protein kinase A-dependent longterm potentiation in the CA1 region of hippocampus requires repeated tetanization. Learn Mem 1:74–82

Huerta PT, Sun LD, Wilson MA, Tonegawa S (2000) Formation of temporal memory requires NMDA receptors within CA1 pyramidal neurons. Neuron 25:473–480

Hughes JR (2007) Effects of abstinence from tobacco: valid symptoms and time course. Nicotine Tob Res 9:315–327

Hulihan-Giblin BA, Lumpkin MD, Kellar KJ (1990) Acute effects of nicotine on prolactin release in the rat: agonist and antagonist effects of a single injection of nicotine. J Pharmacol Exp Ther 252:15–20

Impey S, Smith DM, Obrietan K, Donahue R, Wade C, Storm DR (1998a) Stimulation of cAMP response element (CRE)-mediated transcription during contextual learning. Nat Neurosci 1:595–601

Impey S, Obrietan K, Wong ST, Poser S, Yano S, Wayman G et al (1998b) Cross talk between ERK and PKA is required for Ca2+ stimulation of CREB dependent transcription and ERK nuclear translocation. Neuron 21:869–883

Jacobsen LK, Krystal JH, Mencl WE, Westerveld M, Frost SJ, Pugh KR (2005) Effects of smoking and smoking abstinence on cognition in adolescent tobacco smokers. Biol Psychiatry 57:56–66

Jacobsen LK, Slotkin TA, Westerveld M, Menci WE, Pugh KR (2006) Visuospatial memory deficits emerging during nicotine withdrawal in adolescents with prenatal exposure to active maternal smoking. Neuropsychopharmacology 31:1550–1561

Ji J, Maren S (2007) Hippocampal involvement in contextual modulation of fear extinction. Hippocampus 17:749–758

Jones S, Sudweeks S, Yakel JL (1999) Nicotinic receptors in the brain: correlating physiology with function. Trends Neurosci 22:555–561

Karadsheh MS, Shah MS, Tang X, Macdonald RL, Stitzel JA (2004) Functional characterization of mouse alpha4beta2 nicotinic acetylcholine receptors stably expressed in HEK293T cells. J Neurochem 91:1138–1150

Kenney JW, Gould TJ (2008a) Modulation of hippocampus-dependent learning and synaptic plasticity by nicotine. Mol Neurobiol 38:101–121

Kenney JW, Gould TJ (2008b) Nicotine enhances context learning but not context-shock associative learning. Behav Neurosci 122:1158–1165

Kenney JW, Florian C, Portugal GS, Abel T, Gould TJ (2010) Involvement of hippocampal jun-N terminal kinase pathway in the enhancement of learning and memory by nicotine. Neuropsychopharmacology 35:483–492

Kenney JW, Adoff MD, Wilkinson DS, Gould TJ (2011) The effects of acute, chronic, and withdrawal from chronic nicotine on novel and spatial object recognition in male C57BL/6J mice. Psychopharmacology 217:353–365

Kenney JW, Raybuck JD, Gould TJ (2012a) Nicotinic receptors in the dorsal and ventral hippocampus differentially modulate contextual fear conditioning. Hippocampus 22:1681–1690

Kenney JW, Poole RL, Adoff MD, Logue SF, Gould TJ (2012b) Learning and nicotine interact to increase CREB phosphorylation at the jnk1 promoter in the hippocampus. PLoS One 7:e39939

Kholdebarin E, Caldwell DP, Blackwelder WP, Kao M, Christopher NC, Levin ED (2007) Interaction of nicotinic and histamine H3 systems in the radial-arm maze repeated acquisition task. Eur J Pharmacol 569:64–69

Klann E, Chen SJ, Sweatt JD (1991) Persistent protein kinase activation in the maintenance phase of long-term potentiation. J Biol Chem 266:24253–24256

Knight DC, Cheng DT, Smith CN, Stein EA, Helmstetter FJ (2004) Neural substrates mediating human delay and trace fear conditioning. J Neurosci 24:218–228

Konorski J (1967) Integrative activity of the brain. University of Chicago Press, Chicago Kota D, Robinson SE, Imad Damaj M (2009) Enhanced nicotine reward in adulthood after exposure to nicotine during early adolescence in mice. Biochem Pharmacol 78:873–879

Krug M, Lossner B, Ott T (1984) Anisomycin blocks the late phase of long-term potentiation in the dentate gyrus of freely moving rats. Brain Res Bull 13:39–42

Kutlu MG, Gould TJ (2014) Acute nicotine delays extinction of contextual fear in mice. Behav Brain Res 263:133–137

Le Novere N, Grutter T, Changeux JP (2002) Models of the extracellular domain of the nicotinic receptors and of agonist-and Ca2+-binding sites. Proc Natl Acad Sci USA 99:3210–3215

Levin ED, Torry D (1996) Acute and chronic nicotine effects on working memory in aged rats. Psychopharmacology 123:88–97

Levin ED, Lee C, Rose JE et al (1990) Chronic nicotine and withdrawal effects on radial-arm maze performance in rats. Behav Neural Biol 53:269–276

Levin ED, Briggs SJ, Christopher NC, Rose JE (1992) Persistence of chronic nicotine-induced cognitive facilitation. Behav Neural Biol 58:152–158

Levin ED, Briggs SJ, Christopher NC, Rose JE (1993a) Chronic nicotinic stimulation and blockade effects on working memory. Behav Pharmacol 4:179–182

Levin ED, Christopher NC, Briggs SJ, Rose JE (1993b) Chronic nicotine reverses working memory deficits caused by lesions of the fimbria or medial basalocortical projection. Brain Res Cogn Brain Res. 1:137-43

Levin ED, Kaplan S, Boardman A (1997) Acute nicotine interactions with nicotinic and muscarinic antagonists: working and reference memory effects in the 16-arm radial maze. Behav Pharmacol 8:236–242

Levin ED, Bettegowda C, Weaver T, Christopher NC (1998) Nicotine-dizocilpine interactions and working and reference memory performance of rats in the radial-arm maze. Pharmacol Biochem Behav 61:335–340

Levin ED, Christopher NC, Weaver T, Moore J, Brucato F (1999) Ventral hippocampal ibotenic acid lesions block chronic nicotine-induced spatial working memory improvement in rats. Cogn Brain Res 7:405–410

Levin ED, Bradley A, Addy N, Sigurani N (2002) Hippocampal alpha 7 and alpha 4 beta 2 nicotinic receptors and working memory. Neuroscience 109:757–765

Levin ED, Sledge D, Baruah A, Addy NA (2003) Ventral hippocampal NMDA blockade and nicotinic effects on memory function. Brain Res Bull 61:489–495

Levin E, Icenogle L, Farzad A (2005a) Ketanserin attenuates nicotine-induced working memory improvement in rats. Pharmacol Biochem Behav 82:289–292

Levin ED, Tizabi Y, Rezvani AH, Caldwell DP, Petro A, Getachew B (2005b) Chronic nicotine and dizocilpine effects on regionally specific nicotinic and NMDA glutamate receptor binding. Brain Res 1041:132–142

Li XM, Li CC, Yu SS, Chen JT, Sabapathy K, Ruan DY (2007) JNK1 contributes to metabotropic glutamate receptor-dependent long-term depression and short-term synaptic plasticity in the mice area hippocampal CA1. Eur J Neurosci 25:391–396

Lotfipour S, Byun JS, Leach P et al (2013) Targeted deletion of the mouse alpha2 nicotinic acetylcholine receptor subunit gene (Chrna2) potentiates nicotine-modulated behaviors. J Neurosci 33:7728–7741

Lynch G, Kessler M, Arai A, Larson J (1990) The nature and causes of hippocampal long-term potentiation. Prog Brain Res 83:233–250

Marks MJ (1999) Desensitization and the regulation of neuronal nicotinic receptors. In: Arneric SP, Brioni JD (eds) Neuronal nicotinic receptors: pharmacology and therapeutic opportunities. Wiley-Liss, New York, pp 65–80

Marks MJ, Collins AC (1982) Characterization of nicotine binding in mouse brain and comparison with the binding of alpha-bungarotoxin and quinuclidinyl benzilate. Mol Pharmacol 22:554–564

Marks MJ, Burch JB, Collins AC (1983) Effects of chronic nicotine infusion on tolerance development and nicotinic receptors. J Pharmacol Exp Ther 226:817–825

Marks MJ, Stitzel JA, Collins AC (1985) Time course study of the effects of chronic nicotine infusion on drug response and brain receptors. J Pharmacol Exp Ther 235:619–628

Marks MJ, Stitzel JA, Romm E, Wehner JM, Collins AC (1986) Nicotinic binding sites in rat and mouse brain: comparison of acetylcholine, nicotine, and alpha-bungarotoxin. Mol Pharmacol 30:427–436

Marks MJ, Grady SR, Collins AC (1993) Downregulation of nicotinic receptor function after chronic nicotine infusion. J Pharmacol Exp Ther 266:1268–1276

Matsuyama S, Matsumoto A (2003) Epibatidine induces long-term potentiation (LTP) via activation of alpha4beta2 nicotinic acetylcholine receptors (nAChRs) in vivo in the intact mouse dentate gyrus: both alpha7 and alpha4beta2 nAChRs essential to nicotinic LTP. J Pharmacol Sci. 93:180–187

Matsuyama S, Matsumoto A, Enomoto T, Nishizaki T (2000) Activation of nicotinic acetylcholine receptors induces long-term potentiation in vivo in the intact mouse dentate gyrus. Eur J Neurosci 12:3741–3747

Matta SG, Balfour DJ, Benowitz NL et al (2007) Guidelines on nicotine dose selection for in vivo research. Psychopharmacology 190:269–319

McCallum SE, Caggiula AR, Booth S, Breese CR, Lee MJ, Donny EC, Sved AF (2000) Mecamylamine prevents tolerance but enhances whole brain [3H] epibatidine binding in response to repeated nicotine administration in rats. Psychopharmacology 150:1–8

McEchron MD, Bouwmeester H, Tseng W, Weiss C, Disterhoft JF (1998) Hippocampectomy disrupts auditory trace fear conditioning and contextual fear conditioning in the rat. Hippocampus 8:638–646

McGehee DS (1999) Molecular diversity of neuronal nicotinic acetylcholine receptors. Ann N Y Acad Sci 868:565–577

McKay BE, Placzek AN, & Dani JA (2007) Regulation of synaptic transmission and plasticity by neuronal nicotinic acetylcholine receptors. Biochem Pharmacol, 74:1120–1133

Mendrek A, Monterosso J, Simon SL, Jarvik M, Brody A, Olmstead R, Domier CP, Cohen MS, Ernst M, London ED (2006) Working memory in cigarette smokers: comparison to nonsmokers and effects of abstinence. Addict Behav 31:833–844

Morris RG, Anderson E, Lynch GS, Baudry M (1986) Selective impairment of learning and blockade of long-term potentiation by an N-methyl-D-aspartate receptor antagonist, AP5. Nature 319:774–776

Myers CS, Taylor RC, Moolchan ET, Heishman SJ (2008) Dose-related enhancement of mood and cognition in smokers administered nicotine nasal spray. Neuropsychopharmacology 33:588–598

Nakazawa K, Quirk MC, Chitwood RA, Watanabe M, Yeckel MF, Sun LD et al (2002) Requirement for hippocampal CA3 NMDA receptors in associative memory recall. Science 297:211–218

Nguyen PV, Abel T, Kandel ER (1994) Requirement of a critical period of transcription for induction of a late phase of LTP. Science 265:1104–1107

Nicoll RA, Malenka RC (1999) Expression mechanisms underlying NMDA receptor-dependent long-term potentiation. Ann N Y Acad Sci 868:515–525

O'Dell LE, Bruijnzeel AW, Smith RT, Parsons LH, Merves ML, Goldberger BA, Richardson HN, Koob GF, Markou A (2006) Diminished nicotine withdrawal in adolescent rats: implications for vulnerability to addiction. Psychopharmacology 186:612–619

Olale F, Gerzanich V, Kuryatov A, Wang F, Lindstrom J (1997) Chronic nicotine exposure differentially affects the function of human alpha3, alpha4, and alpha7 neuronal nicotinic receptor subtypes. J Pharmacol Exp Ther 283:675–683

Orr-Urtreger A, Seldin MF, Baldini A, Beaudet AL (1995) Cloning and mapping of the mouse alpha 7-neuronal nicotinic acetylcholine receptor. Genomics 26:399–402

Orr-Urtreger A, Goldner FM, Saeki M et al (1997) Mice deficient in the alpha7 neuronal nicotinic acetylcholine receptor lack alpha-bungarotoxin binding sites and hippocampal fast nicotinic currents. J Neurosci 17:9165–9171

Otani S, Marshall CJ, Tate WP, Goddard GV, Abraham WC (1989) Maintenance of long-term potentiation in rat dentate gyrus requires protein synthesis but not messenger RNA synthesis immediately post-tetanization. Neuroscience 28:519–526

Park S, Knopick C, McGurk S, Meltzer HY (2000) Nicotine impairs spatial working memory while leaving spatial attention intact. Neuropsychopharmacology 22:200–209

Patterson F, Jepson C, Strasser AA, Loughead J, Perkins KA, Gur RC, Lerman C (2009) Varenicline improves mood and cognition during smoking abstinence. Biol Psychiatry 65:144–149

Patterson F, Jepson C, Loughead J, Perkins K, Strasser AA, Siegel S, Lerman C (2010) Working memory deficits predict short-term smoking resumption following brief abstinence. Drug Alcohol Depend 106:61–64

Paylor R, Nguyen M, Crawley JN, Patrick J, Beaudet A, Orr-Urtreger A (1998) Alpha 7 nicotinic receptor subunits are not necessary for hippocampal-dependent learning or sensorimotor gating: a behavioral characterization of acra7-deficient mice. Learn Mem 5:302–316

Perry DC, Xiao Y, Nguyen HN, Musachio JL, Davila-Garcia MI, Kellar KJ (2002) Measuring nicotinic receptors with characteristics of alpha4beta2, alpha3beta2 and alpha3beta4 subtypes in rat tissues by autoradiography. J Neurochem 82:468–481

Place R, Lykken C, Beer Z, Suh J, McHugh TJ, Tonegawa S et al (2012) NMDA signaling in CA1 mediates selectively the spatial component of episodic memory. Learn Mem 19:164–169

Platenik J, Kuramoto N, Yoneda Y (2000) Molecular mechanisms associated with long-term consolidation of the NMDA signals. Life Sci 67:335–364

Pocivavsek A, Icenogle L, Levin ED (2006) Ventral hippocampal alpha7 and alpha4beta2 nicotinic receptor blockade and clozapine effects on memory in female rats. Psychopharmacology 188:597–604

Polesskaya OO, Fryxell KJ, Merchant AD, Locklear LL, Ker KF, McDonald CG et al (2007) Nicotine causes age-dependent changes in gene expression in the adolescent female rat brain. Neurotoxicol Teratol 29:126–140

Porter JT, Cauli B, Tsuzuki K, Lambolez B, Rossier J, Audinat E (1999) Selective excitation of subtypes of neocortical interneurons by nicotinic receptors. J Neurosci 19:5228–5235

Portugal GS, Gould TJ (2009) Nicotine withdrawal disrupts new contextual learning. Pharmacol Biochem Behav 92:117–123

Portugal GS, Kenney JW, Gould TJ (2008) b2 Containing Acetylcholine Receptors Mediate Nicotine Withdrawal Deficits in Learning. Neurobiol Learn Mem 89:106–113

Portugal G, Wilkinson D, Kenney J, Sullivan C, Gould T (2012a) Strain-dependent effects of acute, chronic, and withdrawal from chronic nicotine on fear conditioning. Behav Genetics 42:1–18

Portugal GS, Wilkinson DS, Turner JR, Blendy JA, Gould TJ (2012b) Developmental effects of acute, chronic, and withdrawal from chronic nicotine on fear conditioning. Neurobiol Learn Mem 97:482–494

Poser S, Storm DR (2001) Role of Ca2 + -stimulated adenylyl cyclases in LTP and memory formation. Int J Dev Neurosci 19:387–394

Radcliffe KA, Fisher JL, Gray R, Dani JA (1999) Nicotinic modulation of glutamate and GABA synaptic transmission of hippocampal neurons. Ann N Y Acad Sci 868:591–610

Rapier C, Lunt GG, Wonnacott S (1990) Nicotinic modulation of [3H]dopamine release from striatal synaptosomes: pharmacological characterisation. J Neurochem 54:937–945

Raybuck JD, Gould TJ (2007) Extracellular signal-regulated kinase 1/2 involvement in the enhancement of contextual fear conditioning by nicotine. Behav Neurosci 121:1119–1124

Raybuck JD, Gould TJ (2009) Nicotine withdrawal-induced deficits in trace fear conditioning in C57BL/6 mice–a role for high-affinity b2 subunit-containing nicotinic acetylcholine receptors. Eur J Neurosci 29:377–387

Raybuck JD, Gould TJ (2010) The role of nicotinic acetylcholine receptors in the medial prefrontal cortex and hippocampus in trace fear conditioning. Neurobiol Learn Mem 94:353–363

Ribeiro EB, Bettiker RL, Bogdanov M, Wurtman RJ (1993) Effects of systemic nicotine on serotonin release in rat brain. Brain Res 621:311–318

Robinson SE, James JR, Lapp LN, Vann RE, Gross DF, Philibin SD, Rosecrans JA (2006) Evidence of cellular nicotinic receptor desensitization in rats exhibiting nicotine-induced acute tolerance. Psychopharmacology 184:306–313

Robinson SE, Vann RE, Britton AF, O'Connell MM, James JR, Rosecrans JA (2007) Cellular nicotinic receptor desensitization correlates with nicotine-induced acute behavioral tolerance in rats. Psychopharmacology 192:71–78

Rowell PP, Winkler DL (1984) Nicotinic stimulation of [3H]acetylcholine release from mouse cerebral cortical synaptosomes. J Neurochem 43:1593–1598

Runyan JD, Moore AN, Dash PK (2004) A role for prefrontal cortex in memory storage for trace fear conditioning. J Neurosci 24:1288–1295

Rush R, Kuryatov A, Nelson ME, Lindstrom J (2002) First and second transmembrane segments of α3, α4, β2, and β4 nicotinic acetylcholine receptor subunits influence the efficacy and potency of nicotine. Mol Pharmacol 61:1416–1422

Rushforth SL, Steckler T, Shoaib M (2011) Nicotine improves working memory span capacity in rats following sub-chronic ketamine exposure. Neuropsychopharmacology 36:2774–2781

Sananbenesi F, Fischer A, Schrick C, Spiess J, Radulovic J (2002) Phosphorylation of hippocampal Erk-1/2, Elk-1, and p90-Rsk-1 during contextual fear conditioning: interactions between Erk-1/2 and Elk-1. Mol Cell Neurosci 21:463–476

Scerri C, Stewart C, Breen K, Balfour D (2006) The effects of chronic nicotine on spatial learning and bromodeoxyuridine incorporation into the dentate gyrus of the rat. Psychopharmacology 184:540–546

Schwartz RD, Kellar KJ (1983) Nicotinic cholinergic receptor binding sites in the brain: regulation in vivo. Science 220:214–216

Seguela P, Wadiche J, Dineley-Miller K, Dani JA, Patrick JW (1993) Molecular cloning, functional properties, and distribution of rat brain alpha 7: a nicotinic cation channel highly permeable to calcium. J Neurosci 13:596–604

Semenova S, Contet C, Roberts AJ, Markou A (2012) Mice Llcking the b4 subunit of the nicotinic acetylcholine receptor show memory deficits, altered anxiety- and depression-like behavior, and diminished nicotine-induced analgesia. Nicotine Tob Res 14:1346–1355

Sharifzadeh M, Tavasoli M, Naghdi N, Ghanbari A, Amini M, Roghani A (2005) Post-training intrahippocampal infusion of nicotine prevents spatial memory retention deficits induced by the cyclo-oxygenase-2-specific inhibitor celecoxib in rats. J Neurochem 95:1078–1090

Sharp BM, Beyer HS (1986) Rapid desensitization of the acute stimulatory effects of nicotine on rat plasma adrenocorticotropin and prolactin. J Pharmacol Exp Ther 238:486–491

Shram MJ, Le AD (2010) Adolescent male Wistar rats are more responsive than adult rats to the conditioned rewarding effects of intravenously administered nicotine in the place conditioning procedure. Behav Brain Res 206:240–244

Silva AJ, Kogan JH, Frankland PW, Kida S (1998) CREB and memory. Annu Rev Neurosci 21:127–148

Socci DJ, Sanberg PR, Arendash GW (1995) Nicotine enhances Morris water maze performance of young and aged rats. Neurobiol Aging 16:857–860

Sorenson EM, Shiroyama T, Kitai ST (1998) Postsynaptic nicotinic receptors on dopaminergic neurons in the substantia nigra pars compacta of the rat. Neuroscience 87:659–673

Spaeth AM, Barnet RC, Hunt PS, Burk JA (2010) Adolescent nicotine exposure disrupts context conditioning in adulthood in rats. Pharmacol Biochem Behav 96:501–506

Staley JK, Krishnan-Sarin S, Cosgrove KP, Krantzler E, Frohlich E, Perry E, van Dyck CH (2006) Human tobacco smokers in early abstinence have higher levels of $\beta 2^*$ nicotinic acetylcholine receptors than nonsmokers. J Neurosci 26:8707–8714

Strekalova T, Zorner B, Zacher C, Sadovska G, Herdegen T, Gass P (2003) Memory retrieval after contextual fear conditioning induces c-Fos and JunB expression in CA1 hippocampus. Genes Brain Behav 2:3–10

Szyndler J, Sienkiewicz-Jarosz H, Maciejak P et al (2001) The anxiolytic-like effect of nicotine undergoes rapid tolerance in a model of contextual fear conditioning in rats. Pharmacol Biochem Behav 69:511–518

Tian S, Gao J, Han L, Fu J, Li C, Li Z (2008) Prior chronic nicotine impairs cued fear extinction but enhances contextual fear conditioning in rats. Neuroscience 153:935–943

Tonegawa S, Tsien JZ, McHugh TJ, Huerta P, Blum KI, Wilson MA (1996) Hippocampal CA1- region-restricted knockout of NMDAR1 gene disrupts synaptic plasticity, place fields, and spatial learning. Cold Spring Harb Symp Quant Biol 61:225–238

Torres OV, Tejeda HA, Natividad LA, O'Dell LE (2008) Enhanced vulnerability to the rewarding effects of nicotine during the adolescent period of development. Pharmacol Biochem Behav 90:658–663

Trauth JA, Seidler FJ, McCook EC, Slotkin TA (1999) Adolescent nicotine exposure causes persistent upregulation of nicotinic cholinergic receptors in rat brain regions. Brain Res 851:9–19

Trauth JA, Seidler FJ, Slotkin TA (2000) An animal model of adolescent nicotine exposure: effects on gene expression and macromolecular constituents in rat brain regions. Brain Res 867:29–39

Tsien JZ, Huerta PT, Tonegawa S (1996) The essential role of hippocampal CA1 NMDA receptordependent synaptic plasticity in spatial memory. Cell 87:1327–1338

Walters CL, Cleck JN, Kuo YC, Blendy JA (2005) Mu-opioid receptor and CREB activation are required for nicotine reward. Neuron, 46:933–943

Wehner JM, Keller JJ, Keller AB et al (2004) Role of neuronal nicotinic receptors in the effects of nicotine and ethanol on contextual fear conditioning. Neuroscience 129:11–24

Wenk GL, Walker LC, Price DL, Cork LC (1991) Loss of NMDA, but not GABA-A, binding in the brains of aged rats and monkeys. Neurobiol Aging 12:93–98

Westfall TC, Grant H, Perry H (1983) Release of dopamine and 5-hydroxytryptamine from rat striatal slices following activation of nicotinic cholinergic receptors. Gen Pharmacol 14:321–325

Wilkie GI, Hutson P, Sullivan JP, Wonnacott S (1996) Pharmacological characterization of a nicotinic autoreceptor in rat hippocampal synaptosomes. Neurochem Res 21:1141–1148

Wilkinson DS, Gould TJ (2013) Withdrawal from chronic nicotine and subsequent sensitivity to nicotine challenge on contextual learning. Behav Brain Res 250:58–61

Wonnacott S (1986) A bungarotoxin binds to low-affinity nicotine binding sites in rat brain. J Neurochem 47:1706–1712

Wonnacott S (1997) Presynaptic nicotinic ACh receptors. Trends Neurosci 20:92–98

Zarei MM, Radcliffe KA, Chen D, Patrick JW, Dani JA (1999) Distributions of nicotinic acetylcholine receptor alpha7 and beta2 subunits on cultured hippocampal neurons. Neuroscience 88:755–764

烟碱依赖的层次工具决策理论

Lee Hogarth and Joseph R. Troisi II

摘　要　描述控制烟草寻觅的学习过程是了解如何最好地治疗这种行为的重要手段。大多数药物学习理论都采用巴甫洛夫框架，条件反应是其主要的动机过程。我们提供了一个层次工具决策观点，认为是寻求烟草和获得烟碱奖励之间工具权变的期望决定了实施这种行为的可能性。为了支持这一观点，我们回顾了滴注法和烟碱辨别研究，研究表明剥夺/满足的内部信号调节了对当前吸烟激励值的期望，从而调节行为倾向。我们还回顾了线索反应性研究，结果表明外部吸烟线索调节了对烟草寻觅反应有效概率的预期，从而调节行为倾向。然后考虑经济决策理论来阐明如何整合对烟碱反应权变的价值和概率的预期，从而形成该方案的整体效用估计，以便与性质不同的非替代强化剂进行比较，确定反应选择。作为这一层次工具决策框架的一个应用测试，我们测试了它在多大程度上解释吸烟的摄取和持续、药物治疗、线索消除疗法和素包装对个体倾向的作用。我们得出的结论是，层次工具观点成功地协调了这一广泛的现象，正是因为必须整合多种不同的内部和外部信息源才能形成吸烟决定。

关键词　内部辨别刺激，外部药物线索反应，吸烟决定，层次工具学习，药物疗法，暴露疗法，个体易感性，烟碱依赖

L. Hogarth(✉)
School of Psychology, University of Exeter, Washington Singer Building, Perry Road, Exeter Ex4 4QG, UK
e-mail: l.hogarth@exeter.ac.uk

J. R. Troisi II
Department of Psychology, Saint Anselm College, Manchester NH 03102, USA

© Springer International Publishing Switzerland 2015
D. J. K. Balfour and M. R. Munafò (eds.), *The Neurobiology and Genetics of Nicotine and Tobacco*, Current Topics in Behavioral Neurosciences 23, DOI 10.1007/978-3-319-13665-3_7

1　形成吸烟的联想结构

联想学习理论旨在描述支持后天动机行为的心理机制。因此，联想框架被用来解释人类和动物的成瘾行为。这种联想成瘾理论通常提出一种三元结构将三个可观察部分联系起来：①作为强化剂或结果的药物（如烟碱）；②自愿的工具性运动反应，如寻求/服用烟碱；③外部和内部的刺激事件，它能预测反应或结果的某些维度。各种联想成瘾理论之间的分歧点在于刺激（S）、反应（R）和强化药物结果（O）三项关系中嵌入了精确的联想结构和功能关系，以及这些作用的分类。传统的巴甫洛夫正反强化理论分别强调条件性的欲望状态和厌恶性状态（Ahmed and Koob，2005）；激励显著性理论强调了对外部药物刺激的条件注意偏差（Marissen et al. 2006; Hogarth et al. 2008）；行为经济学理论强调了自愿作用行为的强化和药物结果的强化价值，而习惯/强迫理论强调了刺激和反应（S-R）之间的直接联系。这些理论通常用于解释人类和动物的药物使用。尽管人类研究者通常乐于接受有关联想关系的命题知识作为驱动行为的因果关系，但动物研究者倾向于避开这种拟人认知解释，以与其完全的行为主义起源一致。尽管在这方面的研究进行了近半个世纪，但对于成瘾行为背后确切的联想结构和功能仍然没有达成共识。这并不奇怪，因为即使是在基本学习理论本身中，控制小鼠最简单的动机行为的精确功能仍然有待完全明确（Harris et al. 2013）。我们的问题是：为了成功地接受人类和动物成瘾行为中观察到的复杂现象范围，必须假设什么样的关联结构？

在明确上瘾行为的联想基础方面的一个挑战是其明显的渐进发展性质，在这种性质下行为的关键驱动因素明显随着个人的药物使用历史发生改变（Hogarth et al. 2013a）。例如，吸烟行为的开始可能是由药物的享乐性积极强化效应所介导的，但是随着时间的推移对烟碱影响的耐受性增加，使用者可能会在一定时间内摄入更多烟碱（滴注法），以防止（或逃避）烟碱戒断的厌恶效应（例如反相强化效应；Ahmed and Koob 2005; Baker et al. 2004; Eissenberg 2004）。当然，参与这种转变的大脑回路可能会发生改变（Everitt and Robbins 2013）。随着烟碱自我给药从开始到维持的这些变化，调节烟碱"何时何地以何种方式"自我给药的环境刺激(外部刺激)继续维持行为。例如，一个空的卷烟盒继续作为一个识别的线索，促使一个延伸的远端行为链（开车去商店，购买卷烟），并最终形成一个近端链（把卷烟盒放下，把卷烟放进嘴里，点燃卷烟和抽烟）。此外，随着时间的推移，烟碱主观效应（及其戒断特征）可能比外部刺激的变化更大。此外，其他神经生理事件（内分泌、自主神经、躯体神经等）也可能作为驱动行为的内部刺激。这些内部和外部刺激之间的相互作用是本章讨论的重点。

在本章中，我们阐述了一个层次工具框架（Colwill and Rescorla 1990；

Rescorla 1987, 1991, 1992b），作为药物使用者在药物使用历史范围内支持寻求烟草和自我强化的基本联想功能。核心观点是个体接触到寻求烟草反应和烟碱结果之间的工具性权变，因此出现了命题期望（即通过口头自述衡量），即R将产生O。O的预期值通常由内部状态（即血液烟碱水平、压力、情绪状态、激素变化以及其他）调节，其（即过去的经验）决定了O的当前值（激励学习，Dickinson and Ballein 2002, 2010）。例如，当小鼠受到食物限制时，食物比饱足时更有价值。同样，当一个人烟碱被剥夺（戒断）时，烟碱相对于其他强化效果是一种很有价值的商品。压力源和消极情绪状态同样会提高烟碱的预期强化值，因为预期这些厌恶状态的改善，烟碱将会被更强烈地强化（Hogarth 2012; Hogarth and Chase 2011; Hutcheson et al. 2001）。

相反，R导致O的预期概率通常由外部工具性辨识刺激（S^Ds）调节，因为根据以往的经验，这样的S^Ds（Skinner 1938）为R产生O制造了机会（Hammond 1980）。层次性术语与S调节（即检索）R-O权变的合并格式塔（记为S:R-O）的假设有关。这种层次结构的位置必须与将行为归因于S-O、S-R和R-O二元学习和/或其总和的二元联想观点区分开来（Bradfield and Balleine 2013; de Wit and Dickinson 2009）。事实上，有相当有力的证据表明层次关系不能简化为这些二元权变的总和（Bradfield and Balleine 2013; Colwill and Rescorla 1990; Rescorla 1987, 1991, 1992b），而是R-O关系的建立和调节取决于S的存在与否。

在实践中，我们提出外部S（离散刺激或环境）引起一个关于精确的R-O权变学习的关系（即信念），这是暂时有效的（可能），同时内部S对这些R-O权变进行了价值估计。这些概率和价值估计综合起来计算每一个R-O权变的效用，从而选择具有更大效用的R来执行（Vlaev et al. 2011）。用更多行为学的术语来说，在一定时间内产生最大强化、增益的响应最有可能发生在内部和外部状态之间的特定交互过程中。这种对反应选择的综合控制不仅提供了控制吸烟行为维持过程的分子描述，而且在理解复发方面也可能具有实用性。为了阐述这一观点，在下面的章节中我们将分别讨论烟碱的内外线索如何共同调节获取烟碱的频率，以及如何从其他不同性质的强化剂中选择寻求烟碱。在最后一节中，我们将探讨层次结构理论在多大程度上能够解释烟碱依赖易感性的个体差异以及几个关键治疗干预措施的影响。

2 滴注法

当血浆中的烟碱含量为35 ng/ml时，烟碱具有最大限度的强化作用，而在这一峰值之上和之下时其强化较少（Corrigall and Coen 1989a; Donny et al. 1995; Feyerabend et al. 1985; Shoaib and Stolerman 1999）。例如，Harvey及其同事（Harvey et al. 2004）发现静脉注射烟碱使8名男性吸烟者的杠杆作用明显高于安慰剂（安慰剂、0.75 mg/注射、1.5 mg/注射和3.0 mg/注射），并且在整个剂量范围内的自我给药率增加。因为烟碱在特定剂量范围内具有最佳的强化作用，烟碱负荷的内部状态将得到可靠的信号，从而产生有关进一步烟碱消费的预期（即吸烟是否会受到惩罚、消极或积极的强化），这些期望反过来会调节行为的倾向（停止或开始吸烟；Troisi et al. 2012，2013对此观点进行了更多的行为分析）。以下几个证据支持这一说法。

有大量证据表明人类和动物根据烟碱的剥夺/满足程度来调节其寻求烟碱或吸烟行为的水平，并向最佳剂量靠近（Corrigall and Coen 1989b; Epstein et al. 1991; Perkins et al. 1994, 1997a; Rusted et al. 1998; Tiffany and Drobes 1991; Willner et al. 1995）。滴注可由以下因素控制：①中枢介导的烟碱刺激（Hanson et al. 1979; Perkins et al. 1999; Rose et al. 1989, 1996）；②周围味觉/嗅觉（Behm and Rose 1994; Gerhardstein et al. 1993; Rose et al. 1999）；③吸烟的气动特点（Chait and Griffiths 1982; Nemeth-Coslett and Griffiths 1984a, b; Wiley and Wickham 1974），这些通常与烟碱的吸收水平有关（Benowitz et al. 1990; Russell et al. 1975），相关的综述见Rose和Corrigall（1997），Scherer（1999）。可能还有其他的感觉线索。这些中枢和外周烟碱相关的刺激可能独立调节行为（Hasenfratz et al. 1993; Nil and Battig 1989; Rose et al. 1993），但它们在调节吸烟行为方面有明显的叠加性，证明了在烟碱自我给药控制中多种不同感觉信号的整合。例如，Westman等（1995）发现烟碱替代疗法加上柠檬酸吸入器（模拟感觉信号）在减少吸烟行为方面比单独使用更有效，与中枢和外周信号在调节烟碱自我投药倾向方面的整合是一致的（Litvin and Brandon 2010）。

3　药物辨别

3.1　人类研究

更直接的证据表明内刺激能恢复R-O值的期望值，而R-O值在反应选择中起着作用，这是因为内部烟碱刺激对人体产生主观影响，并能区分工具性行为。例如，使用人类药物辨别方法，Perkins等（1997b）用货币强化的方法来训练受试者辨别烟碱和安慰剂鼻喷雾剂。结果表明自述的"头晕"与辨别控制的准确性有关，通过阻断中枢烟碱受体可以减弱头晕（Perkins et al. 1999）；这表明主观检测到的内部烟碱状态可以为工具反应选择提供依据。在这一分析中，烟碱剥夺和满足调节主观渴望的观察结果（Tiffany and Drobes 1991）可以被认为是烟碱内部刺激调节工具意图的主观报告（Willner et al. 1995）。

3.2 动物研究

与此分析一致的是，当食物奖励工具反应有效时，内部烟碱辨别刺激（SD）发出信号，获得对工具反应性能的控制。例如，使用两杆选择和一杆通过/不通过程序的研究（Stolerman et al. 1984；Troisi 2003；Troisi et al. 2010）证明烟碱的SD功能控制反应选择，并且这些作用由中枢受体机制所介导。此外，采用单杆程序（Troisi 2003；Troisi et al. 2010）发现，如果这一状态设定夹钳能够有效产生食物奖励，则内部烟碱SD可以被训练来增强反应，但是，如果这种状态设定不强化反应的情况，也可以训练抑制反应。这些发现表明，烟碱刺激可以用来恢复S:R-O和S:R-noO的权变，这可能会促进两杆辨别程序中替代品之间的选择。

这里提出的层次分析的一个最重要的发现是内部烟碱刺激对食品强化反应的歧视性控制受到食品强化剂的后调节贬值的影响（Pittenger and Bevins 2013；Troisi et al. 2012）。在Troisi等（2012）的研究中，对缺乏食物的小鼠进行烟碱训练，即烟碱作为一种信号（S^D）会在不同的组中产生食物或不产生食物（S^-）。然后将大鼠转到一种满足状态，烟碱对所有动物都起到S^-的作用。重要的发现是，当大鼠恢复到剥夺状态时，在烟碱的作用下S^D组的反应立即恢复，但S^-组则没有。这些结果表明，烟碱S^D与食物剥夺状态相结合形成了一种独特的组合，在反应-食物权变有效时发出信号，这种组合的内部状态的恢复决定了反应的倾向。因此，内部提示可以组合在一起以限定R-O权变。类似地，Pittenger和Bevins（2013）的研究结果显示与巴甫洛夫方案具有类似的效果。在这项研究中，当杯口用液体蔗糖做强化剂时，烟碱被安排产生信号。至关重要的是，由氯化锂引起恶心的致蔗糖后处理贬值，烟碱内部刺激对木勺入口反应的控制立即降低。这一发现的含义是，烟碱内部刺激被当前的木勺入口蔗糖强化剂附加了提示，从而减少了对该反应的选择。

层次分析的第二个重要证据来自一些研究，这些研究表明烟碱内部刺激对一种食物强化反应（R1）施加的辨识性控制可以被转移调节同一种食物强化剂的不同的反应形态（R2），这是迄今为止在没有烟碱刺激的情况下获得的（Troisi et al. 2010）。这种转移效应的层次解释是烟碱与内部刺激提高了涉及食物的所有R-O权变的预期概率，R2先前被强化的外部环境线索相加，从而提高了R2的选择性表现。最后，内部烟碱识别刺激能够控制不同反应的形态异构层级链（鼻触-压杆 vs. 压杆-鼻触），表明内部烟碱刺激能够调节复杂的工具性表现，而不是简单地通过巴甫洛夫过程对行为产生影响（Grindley 1932；Troisi 2013a）。

层次分析的第三个最重要的发现是烟碱可以起到巴甫洛夫反应的场合调节器作用（Palmatier and Bevins, 2008）。也就是说，如果内部烟碱刺激安排在CS之后发出加强信号，那么，烟碱刺激将调节CS诱发的条件反应（勺入食物），并转移对另一个CS的控制，这些CS在不同的内部状态下与相同的强化剂配对。因此，烟碱的内部刺激可能在层次上控制CS-US关联知识的利用。重要的是，有人认为刺激的巴甫洛夫时机设定功能等同于工具性时机设定功能。例如，Davidson等（1988）发现作为巴甫洛夫时机设定者建立的刺激可以转移控制相同结果的工具性反应，反之亦然，这说明在巴甫洛夫反应和工具性反应有一个共同的过程，通过恢复R-O预期刺激调节反应选择（Rescorla 1987）。然而，当这些线索是外部刺激自然奖励（Rescorla 1994）或药物奖励（Di Ciano and Everitt 2003）或内部烟碱刺激自然奖励（Troisi 2006；Troisi et al. 2010；Troisi 2013b）时，与S^Ds相比，巴甫洛夫刺激对工具性表现的刺激控制转移要弱得多。因此，巴甫洛夫刺激并不是工具性表现控制中辨别性刺激的完美替代品，可能是由于这些刺激与目标刺激的程度不等同，并不是潜在学习机制的差异（Meeter et al. 2009）。虽然在巴甫洛夫和工具性场合设置者之间的转移的领域还需要进一步的研究工作，但目前这一领域广泛支持内部烟碱刺激通过检索当前可获得的R-O权变的性质来调节性能的层级工具主张。

4　其他内感受性刺激效应

其他内部刺激（非烟碱刺激）也同样可以控制烟碱的自我给药。例如，咖啡因已被证明可以恢复大鼠对烟碱的自我抑制（Liu and Jernigan, 2012）。乙醇也被证明可以调节人类和大鼠烟碱的自我给药（Troisi et al. 2013）。此外，烟碱可以与其他药物结合形成一种格式塔刺激，从而控制工具性行为（Stolerman et al. 1987；Troisi et al. 2013）。同样，压力（Jarvik et al. 1989）、焦虑（Harris et al. 1986）、消极情绪（Willner and Jones, 1996）、痛苦（Perkins et al. 2012）以及疲劳（Delfino et al. 2001）所有这些都与调节吸烟/烟碱的经验强化值和调节烟碱寻求行为有关。这些数据的含义是烟碱剥夺/满足的内在状态，以及过多的情绪状态，可以作为复杂的刺激格式塔来指示烟碱的强化价值，从而获得调节控制工具性吸烟行为。

多个内部线索可能是叠加的（也可能是相减的），组合形成独特的线索引导行为。在最近的一项调查中，Troisi等（2013）训练大鼠区分烟碱加乙醇与盐水的混合物。对于一些动物来说，这种混合物起到了S^D的作用。组成混合物的每个元素单独控制行为。在随后的阶段中，分别用烟碱和乙醇来消除反应。将元素重组为混合物可促进识别响应的恢复，但只适用于混合物用作S^D的组，而不适用于其用作S^-的组。这些数据表明，内部元素被组合形成了一个独特的识别提示。相比之下，如果将元素单独建立单个S^Ds，则对混合物反应消退似乎会回到元素。因此，对于复合格式塔内部线索的R-O期望，作为整体及其部分预测函数整体大于组成部分之和。这些数据佐证了在巴甫洛夫程序中用外部化合物CSs报告的发现（Bouton et al. 2012）。因此，多个内部刺激在其作为R-O权变信号的功能中以独特的方式被"感知"。

另一个重要的观察是，对烟碱辨识贬值研究进行的总结（Troisi et al. 2012）表明烟碱内部线索与饥饿和无饥饿状态相互作用，形成格式塔刺激调节行为。我们提出，其他神经内分泌功能（内部线索）包括瘦身素、生长素和食欲素可能与烟碱线索存在相互作用。与这一观点一致，女性吸烟者对烟碱的主观报告随着月经周期的变化而变化（Devito et al. 2014）。因此，与烟碱R-O关系相关的各种重叠的内部S^Ds的任何数量的组合和排列都可能在调节R-O预期中起到叠加作用。内部提示在调节R-O关系中起着减法作用也可能是真的。例如，内部烟碱提示作为S^D刺激有效地发挥作用，如果将其添加到不同的内部S^-提示中并没有R-O关系，就可以以累加性的方式改变反应的概率。未公布的初步实验（Troisi）建设在一个相抵消的（通过药物作用）布甫洛夫目标-跟踪辨识程序中，将一个预想有巴甫洛夫-US的烟碱刺激与一个预想没有US中性反应的乙醇刺激相结合。现在，假设压力和其他情绪状态单独表明了一个人过去的吸烟状况，如果这些状态同时被唤起，与仅存在一种内部刺激的情况相比，会额外增加烟碱寻求的倾向，这似乎是合理的（Panlilio et al. 1996）。例如，消极情绪和压力可能单独提高烟碱奖励的预期值；但是，当两者结合时，效果可能是相加的。如果烟碱的戒断进一步加剧了这种复杂的内部状态，吸烟行为可能是不可避免的。当然，如果我们要理解生理学、情感、决策和反应选择之间的相互作用，就需要更系统的变化来经验性地检验这些预测。

总之，滴注研究表明烟碱的内部刺激可以调节对烟碱的渴望，并在最大限度上增强烟碱的自我给药行为。这表明，这种刺激通过调节对药物当前强化价值的预期来控制性能，并且完全符合激励学习理论（Hutcheson et al. 2001）。烟碱辨识研究显示出一些细微的不同，当烟碱刺激信号被工具性反应强化时，会在执行该响应时进行调制。因此，正常吸烟显然建立了烟碱刺激作为烟碱效果当前值的信号，然而，辨识研究使用了一个实验上可处理但可能在生态学上无效的时间表，在这个时间表中，烟碱的内部刺激信号会在反应增强时发出（R-O信号概率而不是R-O值；Davidson 1993）。不过，两个研究领域的结果都表明烟碱刺激因子会发出信号处理R-O权变（分别是价值和概念），从而调制R的性能。正如我们将在下面一节中讨论的那样，外部歧视性刺激在其生态有效的权变中往往会在反应加强时发出信号，因此，通过对响应有效的概率的期望来调节响应的性能是有效的（Troisi 2013c）。接下来要解决的问题是，外部烟碱提示所具有的预期概率和内部烟碱提示所具有的预期值是如何综合起来指导反应选择的。

5 线索反应性

虽然内部刺激通常表示一个结果的当前生物学价值，但外部刺激表示一系列与反应-结果对有关的维度，包括：执行什么反应和结果是什么，反应是否可能产生结果，应在何处执行响应以及结果将在何处产生，何时应执行响应以及何时将发生结果，以及为什么反应会产生结果（即因果机制心理模型）。在人类中，这些信念（通过口头自述衡量）包括反应或结果相关的努力、风险或程度，以及不同的短期和长期的结果（例如短暂的兴奋、肺癌）。

然而，在大多数人类的实验室烟碱研究中，外部刺激往往被设定为反应是否会产生烟碱信号。以这种方式安排的外部刺激显然有助于通过恢复对反应产生烟碱的可能性的信念来估计R-O权变的效用。这一主张的证据来自几个方面。例如，吸烟刺激可增强主观吸烟欲望/意图（Tiffany and Drobes 1991），与复发概率相关（O'Connell and Martin 1987；Shiffman 1986, 2009），并在实验测试中增强吸烟轮廓图（Droungas et al. 1995；Elash et al. 1994；Glad and Adesso, 1976；Herman, 1974；Hogarth et al. 2010；Niaura et al. 1992；Payne et al. 1991；Surawy et al. 1985；Shiff-man et al. 2013）。这种线索反应性效应也在实验室安排的任意刺激下被发现，当允许吸烟时发出信号（Mucha et al. 1998；Payne et al. 1990），可以通过简单地告知参与者这些辨别性事件（Dols et al. 2000, 2002）。在一项信息丰富的研究中（Hogarth et al. 2010），参与者了解到一个特定的图标刺激标志着工具性烟草寻求反应何时有效，从而赋予图标对该工具性反应的控制权。这一刺激随后增强了随意吸烟时的喘气概率，作为对实际完成行为控制权转移的基础，这证明了刺激的初始识别功能在信号层次性R-O意外事件中的重要性。Perkins等（1994）的相关发现也是信息性的。他们发现当R-O概率较低时卷烟刺激只会提高对吸烟奖励的层次反应率，例如当一个贫乏计划生效时，而不是一个丰富的计划生效时。这意味着当R-O权变的估计概率是渐进增高，如时间表相关的上下文提示所表明的那样，添加离散吸烟线索不能进一步提高这一估计，而且，这些提示在激励上是无效的。相反，当背景信号R-O权变较低时，添加离散吸烟线索可以提高R-O的估计概率，从而启动响应。同样地，在动物中，背景刺激的出现与离散的药物配对刺激相结合会对药物寻求反应的启动性能产生附加效应（Remediatos et al. 2014）。这些发现强烈鼓励我们采用外部刺激控制理论，该理论考虑了整体外部刺激如何融入对R-O权变的持续经济信念（Mackillop et al. 2010）。

对刺激控制理论中的期望要素的更多支持来自于转移过程。有研究表明一种任意刺激可以表明一种烟草寻求反应（R1）是否会被加强，并转移对单独获得的寻烟反应（R2）的控制，但不会转移对产生不同回报的另一种反应的控制（Hogarth et al. 2007）。吸烟图片也发现了这种结果特异性转移效应（Hogarth 2012；Hoga-rth and Chase 2011, 2012）。这些研究结果表明外部吸烟刺激通常会增强烟草事件的预期反应概率，这与背景提示相结合表明R2目前得到增强，从而提高了R2在替代RS上的表现。为了直接支持这一预期观点，我们最近研究表明这种结果特异性转移效应与刺激引发自述的预期的程度相关，即转移反应具有更高的有效概率，并且可以通过与此预期相矛盾的指令予以消除（Hogarth et al. 2014）。最后，Carter和Tiffany（2001）提出了提示预期概率因果作用的有力证据，他们表明提示引发的烟草寻求反应很容易受到试验口头指示的控制，说明该反应的有效性的当前概率是多少。总之，这一提示反应性文献表明外部吸烟提示通过唤起烟草寻求的预期反应可能是有效的，提高了该反应选择的效用。这些外部提示引发了对当前有效的R-O权变的预期，必须与通常由内部提示携带的结果值估计相结合，以指导在响应选项之间的选择。

6 综合预期概率和价值

我们认为内部和外部的烟碱相关刺激通常分别表示反应-烟碱权变的当前值和概率（尽管如前所述，这些刺激可以在这一角色中逆转，或者可以限定预期响应的任何其他维度，如什么、是否、何时、为什么、努力、风险、规模等，如果安排适当的话）。在本节中，我们将考虑期望值和概率估计是如何整合的，从而开始讨论关联学习如何产生指导行动选择的多维信念。我们将证明，外部和内部刺激对作出反应的倾向产生独立但附加的影响；也就是说，当预期反应有效且烟碱目前具有较高价值时，寻求烟碱的可能性最大。这些概率和价值估计可以整合，形成R-O权变的整体效用估计，为替代强化剂之间的比较和选择提供一种通用的方法（Vlaev et al. 2011）。

关于外部和内部S^Ds的整合，任何烟碱寻求的经济决策观点都必须考虑一个重复性良好的发现（Ostlund and Balleine, 2008）；这一发现表明烟草寻求的外部线索启动本身对烟草价值的变化并不敏感。在这一效果的开创性观察中，Herman（1974）发现吸烟的潜伏期因吸烟线索的出现而减少和被剥夺；但是，这种在非队列基线上的潜伏期减少效应本身并没有因为被剥夺而有所增强。Perkins等（1994）也得到了类似的结果，他们发现，尽管吸烟提示能增强在贫乏的时间表中烟草的反应，而总体而言吸烟剥夺能增强反应，但对非戒烟基线的提示效果并没有因为被剥夺而有所增强。最后，我们发现一种寻烟反应（R1）的外部S^D在多大程度上提高了单独训练的寻烟反应（R2）在基线之上的表现并不是被剥夺/饱足状态所调节（Hogarth and Chase, 2011），尽管剥夺/饱足确实调节了R2的基线性能。在基础动物学习研究中一直观察到转移效应对结果贬值的不敏感性（Hogarth et al. 2013a）。进一步的证据来自一项相关的转移设计，在该设计中我们发现在随意吸烟期间，剥夺并没有调节吸烟频率高于基线的提示增强作用，但确实调节了吸烟频率的基线（Hogarth et al. 2010）。许多线索引发的渴望研究证实了剥夺线索效应的自主性。例如Tiffany等（2009，第180页），"禁烟诱导的阶段性渴望和特定于线索的卷烟渴望似乎对吸烟者在任何给定时间观察到的总渴望水平作出了额外贡献"（Drobes and Tiffany 1997；Maude Griffin and Tiffany, 1996；Tiffany et al.

2000）。因此，总的来说这些研究发现提示呈现和剥夺对烟草寻求（或渴望）倾向的主要影响，但没有相互作用。这表明由外部线索携带的概率估计和由内部状态携带的价值估计是决定烟草寻觅倾向的附加因素，但是其作用并不是乘法。不同的是，他们都对吸烟的可能性做出了独立的贡献。因此，我们的任务是建立一个充分的人类决策模型，该模型能够解释不同维的R-O预期信号如何能够独立地集中在行动选择上（Davidson 1993；Dickinson and Balleine 2002；Rangel et al. 2008）。

7　反应 - 结果格式塔

本章提出的一个主要主张是决策的基本单位是关于当前可行的R-O对的性质的格式塔信念。以前的行为选择的关联模型倾向于使用二元观点，例如，结果的呈现可以检索相关的响应，或者刺激可能检索可能的响应，从而检索相关的结果，然后反馈"权衡"响应，等等（Balleine and Ostlund 2007；de Wit and Dickinson 2009）。因此，我们对格式塔R-O预期的主张（即层次观点）值得进行一些实证阐述。对这一说法的正式支持来自烟碱领域之外的大量观察，为了完整起见，这里将简要介绍：第一，感知研究中已有的文献表明外部刺激具有显著的"可见性"，因为它们能迅速激活与预期结果相关的反应，例如，门提供了打开的动作，以实现通过的结果（Sahin et al. 2007）。第二，更具决定性的是，研究发现在竞争性应对方案之间的选择取决于预期回报的净回报减去应对成本，表明响应和结果必须整合以形成R-O预期的净值。神经生物学证实来自于编码两个选择维度（结果量值和反应成本）的细胞发现在这些细胞的前额叶皮层共定位为R-O格式塔提供了有机连接（Kennerley and Walton, 2011）。第三，所谓的反应相容性效应表明，如果刺激与反应预期的空间位置（Hommel 1993；Kunde 2001；Lu and Proctor 1995）、情感代码（Eder et al. 2012），知觉身份或语义意义（Koch and Kunde，2002）一致，刺激会更快地诱发反应。这些数据表明刺激和结果表示之间的兼容性有助于反应产生，这表明这种反应产生与联合的R-O期望纠缠在一起。同样，如果刺激信号反应与空间位置（Overmier et al 1971；Trapold 1970；Urcuioli 2005；Rescorla and Cunningham 1979）或知觉身份（de Wit et al. 2012；Dwyer et al. 2010）的预期结果相一致，层次辨别学习速度更快，表明刺激和结果之间的兼容性有助于编码S:R-O关系。等级地位的最后一个可能也是最具决定性的证据是由Rescorla开发的层次双条件歧视任务，其中两个R-O意外事件在不同的语境刺激下被逆转（具体来说，S1:R1-O1，R2-O2；S2:R1-O2，R2-O1），这样二元的R-R、R-O和S-O关联就相等了。因此，有争议的是，只有当动物获得了在每个S中有效的R-O对的知识时，它们才能选择一种反应而不是另一种反应（Colwill and Rescorla 1990；Rescorla 1987, 1991, 1992b）。最近的分析证实了这一行动控制的层级观点（Bradfield and Balleine, 2013）。虽然将行动控制的二元和层次观点分离是非常具有挑战性的，这里列出的研究提供了有利于层次位置的证据，在决定这些紧密排列的位置时至少必须考虑到这一点。此外，根据我们在人类联想过程中的经验，心理或目的论对行为的解释更具影响力（Rachlin 1997），我们得出的结论是外部辨别性刺激通过唤起格式塔R-O关系/关联为反应产生创造了条件，也就是说，对某一特定响应将产生指导该响应选择的特定结果的瞬间表示或信念。

8 备选方案的选择

目前尚不清楚R-O格式塔的各种维度（什么、是否、何时、为何……）是如何整合的，以便与其他选项相比做出选择。很明显，参与烟碱寻求的决定不仅取决于烟碱预期反应的效用（概率+值），还取决于竞争性替代品的效用（Ahmed et al. 2013）。这种说法的证据来自许多研究，在这些研究中，动物可以同时自由选择上瘾药物和质量不同的天然强化剂（通常是蔗糖）。这些研究表明当天然替代强化剂的量值、价值或概率增加时，对药物的反应减少，反之亦然（Ahmed 2010；Banks and Negus, 2012；Jimenez Gomez and Shahan, 2008；Woolverton and Anderson, 2006）。重要的是，如果药物反应消失，自然奖励的反应继续得到加强，那么可以预见地选择转向自然奖励的反应；但是，如果自然奖励的反应随后消失，则发现了原始药物反应的复苏（Quick et al. 2011；Winterbauer and Bouton, 2010）。这种复苏效应表明改变替代反应的状态可调节竞争药物反应的效用，这表明在替代反应之间的考虑决定了行动的选择。使用烟碱的有限动物同时选择研究通常支持这一说法（Manzardo et al. 2002；Stairs et al. 2010）。同样，许多人类研究表明通过提高竞争替代品的效用，可以降低对烟草或烟碱的反应（Bickel and Madden, 1999；Epstein et al. 1991；Johnson and Bickel, 2003；Shahan et al. 2001）。重要的是，两项研究发现在消退实验中降低天然强化剂的价值，会立即增强对绝灭试验中烟草结果的反应，表明替代方案的降低值提高了烟草结果的预期相对值，从而提高了这种反应的选择（Hogarth 2012；Hogarth and Chase, 2011）。最后，对应急管理的临床研究表明如果金钱支付取决于戒断、运动被提升为一种竞争性的选择（Ussher et al. 2012）的话可以促进戒烟（Donatelle et al. 2000；Roll and Higgins, 2000；Shoptaw et al. 2002；Volpp et al. 2006）。根据上述讨论我们提出了一种决策模型，其中行动选择由对竞争的R-O选项的评估决定，该模型可以很好地适应这些同时选择数据。

9 层次观点的五个应用测试

在任何特定的时刻吸烟者都会比较各种R-O格式塔（其中一种是吸烟），并选择相对效用最高的一种。在接下来的章节中，我们考虑了这样一个选择模型如何能很好地适应关于烟碱依赖性本质的五种不同观察。

9.1　烟气摄入的个体差异

早期吸食烟碱后对烟碱的依赖程度存在个体差异（Anthony et al. 1994；Chassin et al. 2000），但这种差异的心理基础仍然存在争议。行为经济学家一直认为依赖性是由烟碱的相对强化值介导的，在某些个体中烟碱的自愿寻求率更高（Mackillop et al. 2012）。Hogarth等进行的同时选择研究有力地支持了个人倾向这一观点。我们发现，平均年龄为20岁、有4年吸烟史的吸烟者（其中烟碱依赖性通过各种标准问卷指数来表示）的烟碱依赖水平与选择烟草的优先权明显相关，而不是自然奖励替代品（Chase et al. 2013；Hogarth 2011；Hogarth and Chase 2011, 2012；Hogarth et al. 2012b）。重要的是这种偏好是在消退试验中发现的，在这些试验中反应之间的自由选择是没有后果的，而选择对剥夺/满足的操纵是敏感的。这些数据表明这种偏好是由烟草的预期强化值介导的，因此与刺激-反应观点的决策观点相一致。

9.2　吸烟坚持的个体差异

对于依赖性决策（或选择）模型的普遍性而言，更为关键的是同时存在的烟碱偏好是否能标志着年轻成人吸烟者对烟碱的依赖，也能标志着老年更有经验吸烟者对烟碱的依赖。Perkins等（2002）发现，在同时选择的过程中烟碱的优先选择可以预测平均年龄为41.5岁和22.7岁的吸烟者的复发倾向。这一关系已在老年可卡因使用者中得到证实，他们通过优先选择可卡因照片来预测复发（Moeller et al. .2013）。此外，烟瘾消退的享乐体验预示着复发的转变（Shiffman et al. 2006）。此外，有一致的证据表明渴望程度（预期的吸烟奖励）可预测复发的可能性（Killen and Fortmann, 1997），渴望程度的降低可介导对戒烟的一些治疗作用（Ferguson et al. 2006；McCarthy et al. 2008；Piper et al. 2008）。综上所述，上述数据表明在吸烟史的早期和晚期烟碱的预期强化值越大，就越有可能产生依赖性，这证明了层次决策观点是整个生命周期依赖性的一般模型。

然而，一个平行的研究表明慢性药物接触促进了从目标导向到习惯性控制的药物寻求的转变。这一主张的主要证据来自动物研究，该研究表明慢性药物暴露会削弱动物利用结果的当前预期值的知识来对该结果作出反应的倾向能力。相反，动物对结果的反应水平与之前的训练水平保持不变，与S-R习惯学习而不是目标导向的R-O知识对这种反应的控制一致（Corbit et al. 2012；Dickinson et al. 2002；Nelson and Killcross, 2013）。因此，关键的问题是是否有任何证据表明在依赖性更强的吸烟者中S-R习惯学习占优势，如果是这样的话，S-R习惯机制与R-O权变的预期值相比在老年群体中依赖性的变化比例是多少？

有间接证据表明烟碱依赖与S-R习惯学习倾向有关。首先，特征冲动性与吸烟复发的高风险有关（Doran et al. 2004；Vanderfeen et al. 2008），在结果贬值分析中冲动的吸烟者表现出对自然寻求奖励行为的更大习惯性控制，这是证明习惯性控制的主要分析（Hogarth et al. 2012B）。同样，在随意的吸烟轮廓分析中冲动性高的吸烟者在主观渴望和吸烟者数量之间呈现出脱钩（零相关），这与习惯性控制一致（Tiffany 1990）；然而，低冲动性吸烟者表现出渴望与吸烟次数之间的相关性，这与有意控制一致（Hogarth, 2011）。最后，我们已经证明在结果贬值分析中习惯性地控制烟草寻觅可以由一种不相关的分散强化剂（Hogarth et al. 2013b）或急性酒精中毒产生（Hogarth et al. 2012a），与认知障碍的吸烟者可能更容易转变为对吸烟行为的习惯性控制的观点一致（Brody et al. 2004；Patterson et al. 2010）。

尽管我们发现冲动性与更显著的习惯学习有关，然而烟碱依赖性本身与两者都没有直接关系（Hogarth 2011, 2012；Hogarth and Chase 2011）。因此，我们倾向于认为特征冲动与药物强化（依赖）的特征敏感性是正交的。因此，这两个特征代表了维持和坚持吸烟行为的脆弱性的独立的附加来源（Belin et al. 2008）。总之，尽管烟碱的价值可能会在整个吸烟史上推动吸烟行为的范围，但冲动或认知能力下降可能会增加对习惯性控制吸烟的额外偏好，这会进一步削弱戒烟的成功。

9.3 药物疗法

支持层次决策的原因是观察到主要的戒烟药物、烟碱替代疗法（NRT）、伐尼克兰和安非他酮通过模仿对满足感的内部刺激降低了吸烟的预期价值。这一主张的基础是急性烟碱替代疗法（NRT）、伐尼克兰和安非他酮都能减少人们的渴望（Brandon et al. 2011；Ferguson and Shiffman, 2009；Franklin et al. 2011；Hitsman et al. 2013）。NRT还减少烟碱的选择和吸烟行为（Benowitz and Jacob 1990；Johnson and Bickel 2003；Perkins et al. 1992；Rose et al. 1985）。决定性的是NRT也在消退试验中调节烟碱的选择，这表明NRT调节了烟碱的预期值（Hogarth 2012）。此外，这种效应随依赖程度的不同而变化，低剂量NRT增加了较重烟民的烟草选择，并抑制了较轻烟民的烟草选择。这些发现与NRT模拟的烟碱负荷量相一致，烟碱负荷量分别低于或高于这些组的体质最佳剂量均会导致对预期烟碱奖励所控制的最佳烟碱的滴注反应。然而，至关重要的是，NRT在消退试验中对外部吸烟刺激中烟草寻求反应最佳表现的能力没有影响，这表明NRT并没有阻止吸烟提示提高反应-烟草权变的预期概率。因此，药物治疗似乎调节了预期值，而不是反应-烟碱权变的概率，这说明了其部分治疗效果。

9.4 消退疗法

与药物治疗相比，当提示反应-烟草权变的概率较低时，提示消退疗法的效果最好。为了提供一些背景，提示暴露疗法通常有两种类型：①巴甫洛夫消退：药物刺激没有药物结果，从而降低巴甫洛夫的S-O权变；②工具性消退：在不产生药物结果的情况下进行"模拟"吸入反应，从而降低工具性R-O权变效果。尽管这种消退程序暂时减少了在实验室引起的对线索的渴望，但它们不会对该领域的节制产生长期影响（Collins and Brandon 2002；Conklin and Tiffany 2002；Price et al. 2010；Thewissen et al. 2006；Xue et al. 2012）。与Conklin和Tiffany（2002）报道的观点一致，层次结构的立场解释了这种临床失败，理由是二元S-O或R-O权变的退化对改变药物刺激在反应药物权变（S:R-O）当前强度信号中的层次功能几乎没有作用。为了支持这一主张，我们最近发现在没有药物（S-no O）的刺激下药物线索转移对单独训练的寻药反应的控制的能力并没有被巴甫洛夫消退所废除，而是被歧视性的灭绝训练所废除，在这种训练中反应药物应急将是非加强的（S:R-no O）（Hogarth et al. 2014）。与歧视性操作消退训练相比，巴甫洛夫在消退转移效应方面的有效性有所降低，这证实了先前对人类和动物进行自然奖励的研究（Delamater 1996；Gámez和Rosas 2005；Rescorla 1992a；Rosas et al. 2010）。在一项进一步的研究中，我们发现那些放弃奖励指示层次性信仰的参与者没有表现出转移效应。这种转移效应对层次性信仰的依赖性支持了这样一种观点，即对工具性能的次级控制转移在本质上是命题性的（Heyes and Dickinson 1990；Mitchell et al. 2009）；也就是说，S检索一个与R-O概率相关的期望值，这增加了对该响应的选择。提示消退疗法的含义是人们应该以吸烟提示所引发的信念为目标，即在这种情况下吸烟是一种切实可行的反应。

9.5　素包装

与辨别消退训练一样，素包装也似乎降低了包装刺激的能力，从而提高反应-烟草权变的预期概率。在Hogarth等（2014）最近的研究中我们比较了素包装卷烟和品牌卷烟包装刺激的能力，以增强对烟草寻求反应的选择。两项实验发现品牌包装刺激增强了烟草的选择，这与之前的研究结果是一致的（Hogarth 2012；Hogarth and Chase 2011, 2012）；素包装刺激没有做到这一点，这表明素包装无法提高烟草-反应权变的预期概率。相比之下，当这些计划作为结果时，选择素包装和品牌包装的喜好并没有差异，这表明它们具有同等的经济价值。辨别消退训练的效果是相当的，因为这种干预还废除了吸烟刺激对烟草寻求反应的最佳选择的能力。关于素包装和辨别消退的这些发现与药物治疗的效果是双重不相关的，后者在择优选择试验中修改了烟草的预期值，但在转移试验中对烟草反应的提示启动并没有影响。这意味着，针对线索启动效应和预期值的联合治疗对控制烟碱寻求的效果会更好地达到更高的治疗效果，也就是说，将药物治疗与辨别消退或素包装或两者结合使用。

10 结论

我们回顾了滴注、烟碱辨识、线索反应、层次学习、经济选择理论、个体对依赖性倾向、药物治疗、线索消亡治疗和素包装等多个领域的证据。所有的数据都与层次工具决策理论相一致，即吸烟者在有效响应-烟碱权变的净效用方面获得格式塔期望值，并在实用程序超过可替代方案时选择该响应。虽然S-R习惯学习对冲动或认知障碍的吸烟者也有同样的作用（Heyman，2013），但依赖性倾向的个体差异似乎是由一生中更大的响应-烟碱权变预期值所介导的。药物治疗通过选择性地降低反应-烟碱权变的预期值发挥作用，而提示消退治疗和素包装功能则通过选择性地降低反应-烟碱权变的预期概率发挥作用。因此，应结合治疗来降低对吸烟行为的两种独立控制形式。与其他模型相比，这一烟碱依赖性层次工具决策论点的主要优势在于它能够成功地协调各种各样的发现，因为它接受整合多种不同的内部和外部信息源来形成吸烟决策。

参考文献

Ahmed SH (2010) Validation crisis in animal models of drug addiction: beyond non-disordered drug use toward drug addiction. Neurosci Biobehav Rev 35:172–184

Ahmed SH, Koob GF (2005) Transition to drug addiction: a negative reinforcement model based on an allostatic decrease in reward function. Psychopharmacology 180:473–490

Ahmed SH, Lenoir M, Guillem K (2013) Neurobiology of addiction versus drug use driven by lack of choice. Curr Opin Neurobiol 23:581–587

Anthony JC, Warner LA, Kessler RC (1994) Comparative epidemiology of dependence on tobacco, alcohol, controlled substances, and inhalants: basic findings from the national comorbidity survey. Exp Clin Psychopharmacol 2:244–268

Baker TB, Piper ME, McCarthy DE, Majeskie MR, Fiore MC (2004) Addiction motivation reformulated: an affective processing model of negative reinforcement. Psychol Rev 111:33–51

Balleine BW, Ostlund SB (2007) Still at the choice-point: action selection and initiation in instrumental conditioning. In: Balleine BW, Doya K, Doherty JO, Sakagami M (eds) Reward and decision making in corticobasal ganglia networks (Annals of the New York Academy of Sciences.). Blackwell Publishing, Malden, pp 147–171

Banks ML, Negus SS (2012) Preclinical determinants of drug choice under concurrent schedules of drug self-administration. Adv Pharmacol Sci 2012:281768

Behm F, Rose J (1994) Reducing craving for cigarettes while decreasing smoke intake using capsaicin-enhanced low tar cigarette. Exp Clin Psychopharmacol 2:143–153

Belin D, Mar AC, Dalley JW, Robbins TW, Everitt BJ (2008) High impulsivity predicts the switch to compulsive cocaine-taking. Science 320:1352–1355

Benowitz NL, Jacob P (1990) Intravenous nicotine replacement suppresses nicotine intake from cigarette smoking. J Pharmacol Exp Ther 254:1000–1005

Benowitz N, Porchet H, Jacob P (1990) Pharmacokinetics, metablolism, and pharmacodynamics of nicotine. In: Wonnacott S, Russell M, Stolerman I (eds) Nicotine psychopharmacology molecular, cellular and behavioral aspects. Oxford University Press, New York, pp 112–157

Bickel WK, Madden GJ (1999) A comparison of measures of relative reinforcing efficacy and behavioral economics: cigarettes and money in smokers. Behav Pharmacol 10:627–637

Bouton ME, Doyle-Burr C, Vurbic D (2012) Asymmetrical generalization of conditioning and extinction from compound to element and element to compound. J Exp Psychol Anim Behav Process 38:381–393

Bradfield LA, Balleine BW (2013) Hierarchical and binary associations compete for behavioral control during instrumental biconditional discrimination. J Exp Psychol Anim Behav Process 39:2–13

Brandon T, Drobes D, Unrod M, Heckman B, Oliver J, Roetzheim R, Karver S, Small B (2011) Varenicline effects on craving, cue reactivity, and smoking reward. Psychopharmacology 218:1–13

Brody AL, Mandelkern MA, Jarvik ME, Lee GS, Smith EC, Huang JC, Bota RG, Bartzokis G, London ED (2004) Differences between smokers and nonsmokers in regional gray matter volumes and densities. Biol Psychiatry 55:77–84

Carter BL, Tiffany ST (2001) The cue-availability paradigm: the effects of cigarette availability on cue reactivity in smokers. Exp Clin Psychopharmacol 9:183–190

Chait L, Griffiths R (1982) Differential control of puff duration and interpuff interval in cigarette smokers. Pharmacol Biochem Behav 17:155–158

Chase HW, MacKillop J, Hogarth L (2013) Isolating behavioral economic indices of demand in relation to nicotine dependence. Psychopharmacology 226:371–380

Chassin L, Presson CC, Pitts SC, Sherman SJ (2000) The natural history of cigarette smoking from adolescence to adulthood in a midwestern community sample: multiple trajectories and their psychosocial correlates. Health Psychol 19:223–231

Collins BN, Brandon TH (2002) Effects of extinction context and retrieval cues on alcohol cue reactivity among nonalcoholic drinkers. J Consult Clin Psychol 70:390–397

Colwill RM, Rescorla RA (1990) Evidence for the hierarchical structure of instrumental learning. Anim Learn Behav 18:71–82

Conklin CA, Tiffany ST (2002) Applying extinction research and theory to cue-exposure addiction treatments. Addiction 97:155–167

Corbit LH, Nie H, Janak PH (2012) Habitual alcohol seeking: time course and the contribution of subregions of the dorsal striatum. Biol Psychiatry 72:389–395

Corrigall W, Coen K (1989a) Nicotine maintains robust self-administration in rats on a limitedaccess schedule. Psychopharmacology 99:473–478

Corrigall WA, Coen KM (1989b) Nicotine maintains robust self-administration in rats on a limited-access schedule. Psychopharmacology 99:473–478

Davidson TL (1993) The nature and function of interoceptive signal to feed: towards integration of physiological and learning perspectives. Psychol Rev 100:640–657

Davidson TL, Aparicio J, Rescorla R (1988) Transfer between Pavlovian facilitators and instrumental discriminative stimuli. Anim Learn Behav 16:285–291

de Wit S, Dickinson A (2009) Associative theories of goal-directed behavior: a case for animal–human translational models. Psychol Res 73:463–476

de Wit S, Ridderinkhof KR, Fletcher P, Dickinson A (2012) Resolution of outcome-induced response conflict by humans after extended training. Psychol Res 47:1–14

Delamater AR (1996) Effects of several extinction treatments upon the integrity of Pavlovian stimulus-outcome associations. Learn Behav 24:437–449

Delfino RJ, Jamner LD, Whalen CK (2001) Temporal analysis of the relationship of smoking behavior and urges to mood states in men versus women. Nicotine Tob Res 3:235–248

Devito EE, Herman AI, Waters AJ, Valentine GW, Sofuoglu M (2014) Subjective, physiological, and cognitive responses to intravenous nicotine: effects of sex and menstrual cycle phase. Neuropsychopharmacology 39:1431–1440

Di Ciano P, Everitt BJ (2003) Differential control over drug-seeking behavior by drug-associated conditioned reinforcers and discriminative stimuli predictive of drug availability. Behav Neurosci 117:952–960

Dickinson A, Balleine BW (2002) The role of learning in the operation of motivational systems. In: Gallistel CR (ed) Stevens' handbook of experimental psychology, learning, motivation and emotion, vol 3, 3rd edn. Wiley, New York, pp 497–533

Dickinson A, Balleine B (2010) The cognitive/motivational interface. In: Kringelbach ML, Berridge KC (eds) Pleasures of the brain. The neural basis of taste, smell and other rewards. Oxford University Press, Oxford, pp 74–84

Dickinson A, Wood N, Smith JW (2002) Alcohol seeking by rats: action or habit? Q J Exp Psychol B Comp Physiol Psychol 55:331–348

Dols M, Willems B, van den Hout M, Bittoun R (2000) Smokers can learn to influence their urge to smoke. Addict Behav 25:103–108

Dols M, Hout Mvd, Kindt M, Willems B (2002) The urge to smoke depends on the expectation of smoking. Addiction 97:87–93

Donatelle RJ, Prows SL, Champeau D, Hudson D (2000) Randomised controlled trial using social support and financial incentives for high risk pregnant smokers: significant other supporter (SOS) program. Tob Control 9:iii67–iii69

Donny E, Caggiula A, Knopf S, Brown C (1995) Nicotine self-administration in rats. Psychopharmacology 122:390–392

Doran N, Spring B, McChargue D, Pergadia M, Richmond M (2004) Impulsivity and smoking relapse. Nicotine Tob Res 6:641–647

Drobes DJ, Tiffany ST (1997) Induction of smoking urge through imaginal and in vivo procedures: physiological and self-report manifestations. J Abnorm Psychol 106:15–25

Droungas A, Ehrman R, Childress A, O'Brien C (1995) Effects of smoking cues and cigarette availability on craving and smoking behavior. Addict Behav 20:657–673

Dwyer DM, Dunn MJ, Rhodes SEV, Killcross AS (2010) Lesions of the prelimbic prefrontal cortex prevent response conflict produced by action–outcome associations. Q J Exp Psychol 63:417–424

Eder A, Müsseler J, Hommel B (2012) The structure of affective action representations: temporal binding of affective response codes. Psychol Res 76:111–118

Eissenberg T (2004) Measuring the emergence of tobacco dependence: the contribution of negative reinforcement models. Addiction 99:5–29

Elash CA, Burton SM, Tiffany ST (1994) The effect of imagery-induced urges on smoking behavior. Paper presented at the annual meeting of the Midwestern Psychological Association, Chicago

Epstein LH, Bulik CM, Perkins KA, Caggiulla AR, Rodefer J (1991) Behavioral economics analysis of smoking: money and food as alternatives. Pharmacol Biochem Behav 38:715–721

Everitt BJ, Robbins TW (2013) From the ventral to the dorsal striatum: devolving views of their roles in drug addiction. Neurosci Biobehav Rev 37:1946–1954

Ferguson SG, Shiffman S (2009) The relevance and treatment of cue-induced cravings in tobacco dependence. J Subst Abuse Treat 36:235–243

Ferguson SG, Shiffman S, Gwaltney CJ (2006) Does reducing withdrawal severity mediate nicotine patch efficacy? A randomized clinical trial. J Consult Clin Psychol 74:1153–1161

Feyerabend C, Ings R, Russell M (1985) Nicotine pharmacokinetics and its application to intake from smoking. Br J Pharmacol 19:239–247

Franklin T, Wang Z, Suh JJ, Hazan R, Cruz J, Li Y, Goldman M, Detre JA, O'Brien CP, Childress AR (2011) Effects of varenicline on smoking cue-triggered neural and craving responses. Arch Gen Psychiatry 68:516–526

Gámez AM, Rosas JM (2005) Transfer of stimulus control across instrumental responses is attenuated by extinction in human instrumental conditioning. Int J Psychol Psychol Ther 5:207–222

Gerhardstein L, Wang A, Burki N (1993) Nicotine is responsible for airway irritation evoked by cigarette smoking inhalation in men. J Appl Physiol 75:1955–1961

Glad W, Adesso VJ (1976) The relative importance of socially induced tension and behavioral contagion for smoking behavior. J Abnorm Psychol 85:119–121

Grindley GC (1932) The formation of a simple habit in guinea-pigs. Br J Psychol 23:127–147

Hammond LJ (1980) The effect of contingency upon the appetitive conditioning of free-operant behavior. J Exp Anal Behav 34:297–304

Hanson H, Ivester C, Morton B (1979) Nicotine self-administration in rats. In: Krasnegor N (ed) Cigarette smoking as a dependence process. NIDA Research Monograph 23, USD-HEW, Rockville

Harris CM, Emmett-Oglesby MW, Robinson NG, Lal H (1986) Withdrawal from chronic nicotine substitutes partially for the interoceptive stimulus produced by pentylenetetrazol (PTZ). Psychopharmacology 90:85–89

Harris JA, Andrew BJ, Kwok DWS (2013) Magazine approach during a signal for food depends on Pavlovian, not instrumental, conditioning. J Exp Psychol Anim Behav Process 39:107–116

Harvey DM, Yasar S, Heishman SJ, Panlilio LV, Henningfield JE, Goldberg SR (2004) Nicotine serves as an effective reinforcer of intravenous drug-taking behavior in human cigarette smokers. Psychopharmacology 175:134–142

Hasenfratz M, Baldinger B, Battig K (1993) Nicotine or tar titration in cigarette smoking behavior. Psychopharmacology 112:253–258

Herman CP (1974) External and internal cues as determinants of the smoking behavior of light and heavy smokers. J Pers Soc Psychol 30:664–672

Heyes C, Dickinson A (1990) The intentionality of animal action. Mind Lang 5:87–104

Heyman GM (2013) Addiction and choice: theory and new data. Front Psychiatry 4:31

Hitsman B, Hogarth L, Tseng L-J, Teige JC, Shadel WG, DiBenedetti DB, Danto S, Lee TC, Price LH, Niaura R (2013) Dissociable effect of acute varenicline on tonic versus cue-provoked craving in non-treatment-motivated heavy smokers. Drug Alcohol Depend 130:135–141

Hogarth L (2011) The role of impulsivity in the aetiology of drug dependence: reward sensitivity versus automaticity. Psychopharmacology 215:567–580

Hogarth L (2012) Goal-directed and transfer-cue-elicited drug-seeking are dissociated by pharmacotherapy: evidence for independent additive controllers. J Exp Psychol Anim Behav Process

38:266–278

Hogarth L, Chase HW (2011) Parallel goal-directed and habitual control of human drug-seeking: implications for dependence vulnerability. J Exp Psychol Anim Behav Process 37:261–276

Hogarth L, Chase HW (2012) Evaluating psychological markers for human nicotine dependence: tobacco choice, extinction, and Pavlovian-to-instrumental transfer. Exp Clin Psychopharmacol 20:213–224

Hogarth L, Dickinson A, Wright A, Kouvaraki M, Duka T (2007) The role of drug expectancy in the control of human drug seeking. J Exp Psychol Anim Behav Process 33:484–496

Hogarth L, Dickinson A, Janowski M, Nikitina A, Duka T (2008) The role of attentional bias in mediating human drug seeking behavior. Psychopharmacology 201:29–41

Hogarth L, Dickinson A, Duka T (2010) The associative basis of cue elicited drug taking in humans. Psychopharmacology 208:337–351

Hogarth L, Attwood AS, Bate HA, Munafò MR (2012a) Acute alcohol impairs human goaldirected action. Biol Psychol 90:154–160

Hogarth L, Chase HW, Baess K (2012b) Impaired goal-directed behavioral control in human impulsivity. Q J Exp Psychol 65:305–316

Hogarth L, Balleine BW, Corbit LH, Killcross S (2013a) Associative learning mechanisms underpinning the transition from recreational drug use to addiction. Ann N Y Acad Sci 1282:12–24

Hogarth L, Field M, Rose AK (2013b) Phasic transition from goal-directed to habitual control over drug-seeking produced by conflicting reinforcer expectancy. Addict Biol 18:88–97

Hogarth L, Retzler C, Munafò MR, Tran DMD, Troisi JRI, Rose A, Jones A, Field M (2014) Extinction of cue-evoked drug-seeking relies on targeting hierarchical instrumental knowledge. Behav Res Ther 59:61–70

Hogarth L, Maynard OM, Munafò MR (2014) Plain cigarette packs do not exert pavlovian to instrumental transfer of control over tobacco-seeking. Addiction

Hommel B (1993) Inverting the Simon effect by intention. Psychol Res 55:270–279

Hutcheson DM, Everitt BJ, Robbins TW, Dickinson A (2001) The role of withdrawal in heroin addiction: enhances reward or promotes avoidance? Nat Neurosci 4:943–947

Jarvik ME, Caskey NH, Rose JE, Herskovic JE, Sadeghpour M (1989) Anxiolytic effects of smoking associated with four stressors. Addict Behav 14:379–386

Jimenez-Gomez C, Shahan TA (2008) Matching law analysis of rats' alcohol self-administration in a free-operant choice procedure. Behav Pharmacol 19:353–356

Johnson MW, Bickel WK (2003) The behavioral economics of cigarette smoking: the concurrent presence of a substitute and an independent reinforcer. Behav Pharmacol 14:137–144

Kennerley SW, Walton ME (2011) Decision making and reward in frontal cortex: complementary evidence from neurophysiological and neuropsychological studies. Behav Neurosci 125:297–317

Killen JD, Fortmann SP (1997) Craving is associated with smoking relapse: findings from three prospective studies. Exp Clin Psychopharmacol 5:137–142

Koch I, Kunde W (2002) Verbal response-effect compatibility. Mem Cogn 30:1297–1303

Kunde W (2001) Response-effect compatibility in manual choice reaction tasks. J Exp Psychol Hum Percept Perform 27:387–394

Litvin EB, Brandon TH (2010) Testing the influence of external and internal cues on smoking motivation using a community sample. Exp Clin Psyhopharmacol 18:61–70

Liu X, Jernigan C (2012) Effects of caffeine on persistence and reinstatement of nicotine-seeking behavior in rats: interaction with nicotine-associated cues. Psychopharmacology 220:541–550

Lu CH, Proctor RW (1995) The influence of irrelevant location information on performance: a review of the Simon and spatial Stroop effects. Psychon Bull Rev 2:174–207

MacKillop J, O'Hagen S, Lisman SA, Murphy JG, Ray LA, Tidey JW, McGeary JE, Monti PM (2010) Behavioral economic analysis of cue-elicited craving for alcohol. Addiction 105:1599–1607

MacKillop J, Few LR, Murphy JG, Wier LM, Acker J, Murphy C, Stojek M, Carrigan M, Chaloupka F (2012) High-resolution behavioral economic analysis of cigarette demand to inform tax policy. Addiction 107:2191–2200

Manzardo AM, Stein L, Belluzzi JD (2002) Rats prefer cocaine over nicotine in a two-lever self-administration choice test. Brain Res 924:10–19

Marissen MAE, Franken IHA, Waters AJ, Blanken P, van den Brink W, Hendriks VM (2006) Attentional bias predicts heroin relapse following treatment. Addiction 101:1306–1312

Maude-Griffin PM, Tiffany ST (1996) Production of smoking urges through imagery: the impact of affect and smoking abstinence. Exp Clin Psychopharmacol 4:198–208

McCarthy DE, Piasecki TM, Lawrence DL, Jorenby DE, Shiffman S, Baker TB (2008) Psychological mediators of bupropion sustained-release treatment for smoking cessation. Addiction 103:1521–1533

Meeter M, Shohamy D, Myers CE (2009) Acquired equivalence changes stimulus representations. J Exp Anal Behav 91:127–141

Mitchell CJ, De Houwer J, Lovibond PF (2009) The propositional nature of human associative learning. Behav Brain Sci 32:183–198

Moeller SJ, Beebe-Wang N, Woicik PA, Konova AB, Maloney T, Goldstein RZ (2013) Choice to view cocaine images predicts concurrent and prospective drug use in cocaine addiction. Drug Alcohol Depend 130:178–185

Mucha RF, Pauli P, Angrilli A (1998) Conditioned responses elicited by experimentally produced cues for smoking. Can J Physiol Pharmacol 76:259–268

Nelson AJD, Killcross S (2013) Accelerated habit formation following amphetamine exposure is reversed by D1, but enhanced by D2, receptor antagonists. Front Neurosci 7:76

Nemeth-Coslett R, Griffiths R (1984a) Determinants of puff duration in cigarette smokers: I. Pharmacol Biochem Behav 20:965–971

Nemeth-Coslett R, Griffiths R (1984b) Determinants of puff duration in cigarette smokers: II. Pharmacol Biochem Behav 21:903–912

Niaura RS, Abrams DB, Pedraza M, Monti P, Rosenhow DJ (1992) Smokers reactions to interpersonal interactions and presentation of smoking cues. Addict Behav 17:557–566

Nil R, Battig K (1989) Separate effects of cigarette smoke yield and smoke taste on smoking behavior. Psychopharmacology 99:54–59

O'Connell K, Martin E (1987) Highly tempting situations associated with abstinance, temporary lapse, and relapse among participants in smoking cessation program. J Consult Clin Psychol 55:367–371

Ostlund SB, Balleine BW (2008) The disunity of Pavlovian and instrumental values. Behav Brain Sci 31:456

Overmier JB, Bull JA, Trapold MA (1971) Discriminative cue properties of different fears and their role in response selection in dogs. J Comp Physiol Psychol 76:478–482

Palmatier MI, Bevins RA (2008) Occasion setting by drug states: functional equivalence following similar training history. Behav Brain Res 195:260–270

Panlilio LV, Schindler CW, Weiss SJ (1996) Cocaine self-administration increased by compounding discriminative stimuli. Psychopharmacology 125:202–208

Patterson F, Jepson C, Loughead J, Perkins K, Strasser AA, Siegel S, Frey J, Gur R, Lerman C (2010) Working memory deficits predict short-term smoking resumption following brief abstinence. Drug Alcohol Depend 106:61–64

Payne T, Etscheidt M, Corrigan S (1990) Conditioning arbitrary stimuli to cigarette smoke intake: a preliminary study. J Subst Abuse 2:113–119

Payne TJ, Schare ML, Levis DJ, Colletti G (1991) Exposure to smoking-relevant cues: effects on desire to smoke and topographical components of smoking behavior. Addict Behav 16:467–479

Perkins KA, Grobe JE, Stiller RL, Fonte C, Goettler JE (1992) Nasal spray nicotine replacement suppresses cigarette smoking desire and behavior. Clin Pharmacol Ther 52:627–634

Perkins KA, Epstein LH, Grobe J, Fonte C (1994) Tobacco abstinence, smoking cues, and the reinforcing value of smoking. Pharmacol Biochem Behav 47:107–112

Perkins KA, Grobe J, Fonte C (1997a) Influence of acute smoking exposure on the subsequent reinforcing value of smoking. Exp Clin Psychopharmacol 5:277–285

Perkins KA, Sanders M, D'Amico D, Wilson A (1997b) Nicotine discrimination and self-administration in humans as a function of smoking status. Psychopharmacology 131:361–370

Perkins KA, Sanders M, Fonte C, Wilson AS, White W, Stiller R, McNamara D (1999) Effects of central and peripheral nicotinic blockade on human nicotine discrimination. Psychopharmacology 142:158–164

Perkins KA, Broge M, Gerlach D, Sanders M, Grobe JE, Cherry C, Wilson AS (2002) Acute nicotine reinforcement, but not chronic tolerance, predicts withdrawal and relapse after quitting smoking. Health Psychol 21:332–339

Perkins KA, Giedgowd GE, Karelitz JL, Conklin CA, Lerman C (2012) Smoking in response to negative mood in men versus women as a function of distress tolerance. Nicotine Tob Res 14:1418–1425

Piper ME, Federmen EB, McCarthy DE, Bolt DM, Smith SS, Fiore MC, Baker TB (2008) Using mediational models to explore the nature of tobacco motivation and tobacco treatment effects. J Abnorm Psychol 117:94–105

Pittenger ST, Bevins RA (2013) Interoceptive conditioning with a nicotine stimulus is susceptible to reinforcer devaluation. Behav Neurosci 127:465–473

Price KL, Saladin ME, Baker NL, Tolliver BK, DeSantis SM, McRae-Clark AL, Brady KT (2010) Extinction of drug cue reactivity in methamphetamine-dependent individuals. Behav Res Ther 48:860–865

Quick SL, Pyszczynski AD, Colston KA, Shahan TA (2011) Loss of alternative non-drug reinforcement induces relapse of cocaine-seeking in rats: role of dopamine D1 receptors. Neuropsychopharmacology 36:1015–1020

Rachlin H (1997) Four teleological theories of addiction. Psychon Bull Rev 4:462–473

Rangel A, Camerer C, Montague PR (2008) A framework for studying the neurobiology of value based decision making. Nat Rev Neurosci 9:545–556

Remedios J, Woods C, Tardif C, Janak PH, Chaudhri N (2014) Pavlovian-conditioned alcohol-seeking behavior in rats is invigorated by the interaction between discrete and contextual alcohol cues: implications for relapse. Brain Behav 4:278–289

Rescorla RA (1987) A Pavlovian analysis of goal-directed behavior. Am Psychol 42:119–129

Rescorla RA (1991) Associative relations in instrumental learning—the 18 Bartlett memorial lecture. Q J Exp Psychol B Comp Physiol Psychol 43:1–23

Rescorla RA (1992a) Associations between an instrumental discriminative stimulus and multiple outcomes. J Exp Psychol Anim Behav Process 18:95–104

Rescorla RA (1992b) Response-outcome versus outcome-response associations in instrumental learning. Anim Learn Behav 20:223–232

Rescorla RA (1994) Control of instrumental performance by Pavlovian and instrumental stimuli. J Exp Psychol Anim Behav Process 20:44–50

Rescorla RA, Cunningham CL (1979) Spatial contiguity facilitates Pavlovian second-order conditioning. J Exp Psychol Anim Behav Process 5:152–161

Roll JM, Higgins ST (2000) A within-subject comparison of three different schedules of reinforcement of drug abstinence using cigarette smoking as an exemplar. Drug Alcohol Depend 58:103–109

Rosas JM, Paredes-Olay MC, García-Gutiérrez A, Espinosa JJ, Abad MJF (2010) Outcome specific transfer between predictive and instrumental learning is unaffected by extinction but reversed by counterconditioning in human participants. Learn Motiv 41:48–66

Rose JE, Corrigall WA (1997) Nicotine self-administration in animals and humans: similarities and differences. Psychopharmacology 130:28–40

Rose J, Heskovic J, Trilling Y, Jarvik M (1985) Transdermal nicotine reduces cigarette craving and nicotine preference. Clin Pharmacol Ther 38:450–456

Rose J, Sampson A, Levin E, Henningfield J (1989) Mecamylamine increase nicotine preference and attenuates nicotine discrimination. Pharmacol Biochem Behav 32:399–938

Rose JE, Behm FM, Levin ED (1993) Role of nicotine dose and sensory cues in the regulation of smoke intake. Pharmacol Biochem Behav 44:891–900

Rose JE, Westman EC, Behm FM (1996) Nicotine/mecamylamine combination treatment for smoking cessation. Drug Dev Res 38:243–256

Rose JE, Westman EC, Behm FM, Johnson MP, Goldberg JS (1999) Blockade of smoking satisfaction using the peripheral nicotinic antagonist trimethaphan. Pharmacol Biochem Behav 62:165–172

Russell M, Wilson C, Patel U, Fayerband C, Cole P (1975) Plasma nicotine levels after smoking cigarettes with high median and low nicotine yields. Br Med J 2:414–416

Rusted JM, Mackee A, Williams R, Willner P (1998) Deprivation state but not nicotine content of the cigarette affects responding by smokers on a progressive ratio task. Psychopharmacology 140:411–417

Şahin E, Çakmak M, Doğar MR, Uğur E, Üçoluk G (2007) To afford or not to afford: a new formalization of affordances toward affordance-based robot control. Adapt Behav 15:447–472

Scherer G (1999) Smoking behavior and compensation: a review of the literature. Psychopharmacology 145:1–20

Shahan TA, Bickel WK, Badger GJ, Giordano LA (2001) Sensitivity of nicotine-containing and de-nicotinized cigarette consumption to alternative non-drug reinforcement: a behavioral economic analysis. Behav Pharmacol 12:277–284

Shiffman S (1986) A cluster-analytic classification of smoking relapse episodes. Addict Behav 11:295–

307

Shiffman S (2009) Responses to smoking cues are relevant to smoking and relapse. Addiction 104:1617–1618

Shiffman S, Ferguson SG, Gwaltney CJ (2006) Immediate hedonic response to smoking lapses: relationship to smoking relapse, and effects of nicotine replacement therapy. Psychopharmacology 184:608–618

Shiffman S, Dunbar M, Kirchner T, Li X, Tindle H, Anderson S, Scholl S (2013) Smoker reactivity to cues: effects on craving and on smoking behavior. J Abnorm Psychol 122:264–280

Shoaib M, Stolerman I (1999) Plasma nicotine and cotinine levels following intravenous nicotine self-administration in rats. Psychopharmacology 143:318–321

Shoptaw S, Rotheram-Fuller E, Yang X, Frosch D, Nahom D, Jarvik ME, Rawson RA, Ling W (2002) Smoking cessation in methadone maintenance. Addiction 97:1317–1328

Skinner BF (1938) The behavior of organisms: an experimental analysis. Appleton-Century, Oxford Stairs

Stairs DJ, Neugebauer NM, Bardo MT (2010) Nicotine and cocaine self-administration using a multiple schedule of intravenous drug and sucrose reinforcement in rats. Behav Pharmacol 21:182–193

Stolerman I, Garcha H, Pratt J, Kumar R (1984) Role of training dose in discrimination of nicotine and related compounds in rats. Psychopharmacology 84:413–419

Stolerman IP, Rauch RJ, Norris EA (1987) Discriminative stimulus effects of a nicotinemidazolam mixture in rats. Psychopharmacology 93:250–256

Surawy B, Stepney R, Cox T (1985) Does watching others smoke increase smoking? Br J Addict 80:207–210

Thewissen R, Snijders SJBD, Havermans RC, van den Hout M, Jansen A (2006) Renewal of cueelicited urge to smoke: implications for cue exposure treatment. Behav Res Ther 44:1441–1449

Tiffany ST (1990) A cognitive model of drug urges and drug-use behavior: role of automatic and nonautomatic processes. Psychol Rev 97:147–168

Tiffany ST, Drobes DJ (1991) The development and initial validation of a questionnaire on smoking urges. Br J Addict 86:1467–1476

Tiffany ST, Cox LS, Elash CA (2000) Effects of transdermal nicotine patches on abstinence induced and cue-elicited craving in cigarette smokers. J Consult Clin Psychol 68:233–240

Tiffany ST, Warthen MW, Goedeker KC (2009) The functional significance of craving in nicotine dependence. In: Caggiula AR, Bevins RA (eds) The motivational impact of nicotine and its role in tobacco use (Nebraska symposium on motivation). Springer, New York, pp 1–27

Trapold MA (1970) Are expectancies based upon different positive reinforcing events discriminably different? Learn Motiv 1:129–140

Troisi JRII (2003) Nicotine vs. ethanol discrimination: extinction and spontaneous recovery of responding. Integr Physiol Behav Sci 38:104–123

Troisi JRII (2006) Pavlovian-instrumental transfer of the discriminative stimulus effects of nicotine and ethanol in rats. Psychol Rec 56:499–512

Troisi JRII (2013a) Acquisition, extinction, recovery, and reversal of different response sequences under conditional control by nicotine in rats. J Gen Psychol 140:187–203

Troisi JRII (2013b) The Pavlovian vs. operant interoceptive stimulus effects of EtOH: commentary on Besheer, Fisher, & Durant (2012). Alcohol 47:433–436

Troisi JRII (2013c) Perhaps more consideration of Pavlovian operant interactions may improve the clinical efficacy of behaviorally based drug treatment programs. Psychol Rec 63:863–894

Troisi JRII, LeMay BJ, Järbe TUC (2010) Transfer of the discriminative stimulus effects of Δ9-THC and nicotine from one operant response to another in rats. Psychopharmacology 212:171–179

Troisi JRII, Bryant E, Kane J (2012) Extinction of the discriminative stimulus effects of nicotine with a devalued reinforcer: recovery following revaluation. Psychol Rec 62:707–718

Troisi JRII, Dooley TF, Craig EM (2013) The discriminative stimulus effects of a nicotine-ethanol compound in rats: extinction with the parts differs from the whole. Behav Neurosci 127:899–912

Urcuioli PJ (2005) Behavioral and associative effects of differential outcomes in discrimination learning. Anim Learn Behav 33:1–21

Ussher MH, Taylor A, Faulkner G (2012) Exercise interventions for smoking cessation. The Cochrane Database of Systematic Reviews 1:CD002295

VanderVeen JW, Cohen LM, Cukrowicz KC, Trotter DRM (2008) The role of impulsivity on smoking maintenance. Nicotine Tob Res 10:1397–1404

Vlaev I, Chater N, Stewart N, Brown GDA (2011) Does the brain calculate value? Trends Cogn Sci 15:546–554

Volpp KG, Gurmankin Levy A, Asch DA, Berlin JA, Murphy JJ, Gomez A, Sox H, Zhu J, Lerman C (2006) A randomized controlled trial of financial incentives for smoking cessation. Cancer Epidemiol Biomark Prev 15:12–18

Westman EC, Behm FM, Rose JE (1995) Airway sensory replacement combined with nicotine replacement for smoking cessation—a randomized, placebo controlled trial using a citric acid inhaler. Chest 107:1358–1364

Wiley R, Wickham J (1974) The fabrication and application of a puff-by-puff smoking machine. Tob Sci 18:67–69

Willner P, Jones C (1996) Effects of mood manipulation on subjective and behavioral measures of cigarette craving. Behav Pharmacol 7:355–363

Willner P, Hardman S, Eaton G (1995) Subjective and behavioral evaluation of cigarette cravings. Psychopharmacology 118:171–177

Winterbauer NE, Bouton ME (2010) Mechanisms of resurgence of an extinguished instrumental behavior. J Exp Psychol Anim Behav Process 36:343–353

Woolverton WL, Anderson KG (2006) Effects of delay to reinforcement on the choice between cocaine and food in rhesus monkeys. Psychopharmacology 186:99–106

Xue YX, Luo YX, Wu P, Shi HS, Xue LF, Chen C, Zhu WL, Ding ZB, Bao YP, Shi J, Epstein DH, Shaham Y, Lu L (2012) A memory retrieval-extinction procedure to prevent drug craving and relapse. Science 336:241–245

戒烟与神经认知：对戒烟与复吸的意义

F. Joseph McClernon, Merideth A. Addicott and Maggie M. Sweitzer

摘　要　在这一章中，我们回顾了近十年来有关戒烟对各种形式神经认知的影响的研究，包括执行功能（工作记忆、持续注意力、反应抑制）、奖励处理和线索反应。在这篇综述中，我们确定了戒烟诱导的执行功能缺陷受到额叶回路的影响，而额叶回路又被认为受胆碱、多巴胺和其他神经递质系统的调节影响。我们还回顾了戒烟会减弱对非药物强化剂的反应的证据——这一发现与动物文献中的结果一致。最后，我们对线索反应的回顾表明戒烟似乎不会放大线索引发的渴望，尽管它可能会增加对吸烟相关线索的注意力偏差。讨论了研究结果的不一致性和潜在的影响因素。此外，我们还回顾了烟碱和非烟碱因素对神经认知的影响的文献。最后，我们提出了一个多因素模型，并为今后研究戒烟对神经认知的影响提供了一个计划。该模型包括四个不同但相互作用的因素，包括负强化作用、药物奖励偏差、目标和技能干扰以及非认知因素。需要进一步的研究来评估戒烟诱导的神经认知变化的范围和时间进程，这些变化的机制以及这些过程在药物强化、失效和复发中的具体作用。

关键词　烟碱，烟草，阈值，吸烟，执行功能，奖励处理，提示-反应，认知，神经认知，功能磁共振成像

F. J. McClernon(✉), M. A. Addicott, M. M. Sweitzer
Department of Psychiatry and Behavioral Sciences, Duke University School of Medicine, 2608 Erwin Rd Box 3527, Lakeview Pavilion E Ste 300, Durham, NC 27705-4596, USA
e-mail: francis.mcclernon@dm.duke.edu
F. J. McClernon, M. A. Addicott, M. M. Sweitzer
Duke-UNC Brain Imaging and Analysis Center, Duke University School of Medicine, Durham, NC, USA

© Springer International Publishing Switzerland 2015
D. J. K. Balfour and M. R. Munafò (eds.), *The Neurobiology and Genetics of Nicotine and Tobacco*, Current Topics in Behavioral Neurosciences 23, DOI 10.1007/978-3-319-13665-3_8

1　引言

烟草的使用对全世界人民、经济和医疗体系造成了惊人的影响。每年全球烟草使用造成近600万人过早死亡（WHO，2013），仅在美国就损失了968亿美元的生产力（CDC，2008）。造成这种破坏性影响的部分原因是大多数吸烟者戒烟困难，尽管大多数吸烟者愿意戒烟，但是只有一小部分尝试（<10%）是成功的（Fiore et al, 2008）。

在本章中，我们对研究戒烟对神经认知各个方面的影响的研究进行了最新回顾，重点介绍了这些影响如何增加戒烟失效（即戒烟后的一次吸烟）和复吸（即戒烟后恢复使用烟草）的可能性。这一综述局限于过去10年发表的人类实验室和神经影像学研究，这些研究专门评估了8小时或更长时间的戒烟与正常吸烟相比的影响。在这项工作中，我们认为戒烟和烟碱戒断可互换。尽管烟碱已被证明可以改善非吸烟者的神经认知能力（Heishman et al. 2010），本文献与了解戒断相关的神经认知效应对依赖性吸烟者复发的作用不太相关。

除了专注于戒烟引起的神经认知变化之外，我们的综述仅仅限于神经认知过程，这些过程经常被研究或被认为与导致失效/复发的行为有关。这些包括工作记忆、持续注意力、抑制控制、奖励过程和提示反应。其他形式的神经认知，包括情绪信息处理和情绪调节，由于文献中的研究较少，没有包括在内。但是，我们对它们的进一步研究提出了建议。

除了回顾戒烟对神经认知影响的研究外，我们还回顾了关于烟碱与卷烟烟气中非烟碱成分的影响的文献，这些文献虽然不多，但也在不断增加。随着2009年《家庭吸烟预防和烟草控制法》的通过，美国食品药品监督管理局（FDA）现在有权将卷烟中的烟碱含量降低到非零水平。研究卷烟中烟碱和非烟碱成分对神经认知的不同影响，可以为降低卷烟中烟碱含量对吸烟者行为的影响提供有价值的见解。此外，了解这些不同的成分有助于阐明戒烟对神经认知的哪些影响可以通过烟碱替代疗法缓解，哪些不能通过烟碱替代疗法缓解。

最后，综合目前的文献，我们提出了一个戒烟诱导的神经认知变化的吸烟失效/复发的多因素的模型。我们还讨论了可以更清楚地了解神经认知在吸烟失效/复发中的作用研究方向。

2　戒烟对戒断的影响症状与脑生理

乙酰胆碱是一种神经调节剂，在前额叶皮质的认知功能整合中起着重要作用，包括注意力、工作记忆和反应抑制（Wallace and Bertrand 2013）。长期使用烟草/烟碱会导致nAChR上调。相反，其他激动剂通常导致受影响受体系统的下调（Wonnacott 1990）。nAChR的上调是因为烟碱会导致受体脱敏/失活，这使得受体对其激动剂的长期应用反应的可逆性降低（Giniatullin et al. 2005）。有人提出nAChR的激活和脱敏都有助于烟碱在大脑中的作用和对行为的影响（Picciotto et al. 2008）。例如，一天中第一支卷烟后nAChR的激活可能有助于烟碱的主要奖励效果，但nAChR的脱敏可能促进对环境吸烟线索的条件反射（Picciotto et al. 2008）。尽管nAChR是烟碱的直接靶点，但重要的是要注意烟碱也间接影响许多其他在认知中起重要作用的神经递质系统（Picciotto et al. 2008）。

烟碱对nAChR有作用，推断其具有增强认知功能的作用。通过对烟碱对认知能力的急性影响进行的一项大型荟萃分析发现，烟碱对非吸烟者或极少数不吸烟者的精细运动反应时间、注意力和工作记忆有显著的正向影响（Heishman et al. 2010）。然而，长期使用后耐受性可能会发展到这些急性效应中的一些（尽管对这一主题的研究还没有定论，可以见Heishman and Henningfield, 2000；Perkins 2002；Perkins et al. 1994），突然停止长期吸烟会导致一种特征性的戒断综合征。戒断症状包括易怒、焦虑、注意力不集中、食欲增加、坐立不安、情绪低落和失眠（APA 2013）。戒烟症状发生在戒烟数小时内，并可持续数周（Gilbert et al, 2004；Hendricks et al, 2006；Hughes, 2007）。值得注意的是，《诊断与统计手册》第5版（APA 2013）所承认的戒断的唯一认知效果是"难以集中注意力"。然而，如下文所述，戒断的其他方面（如失眠、抑郁情绪）可能间接影响神经认知。

烟碱戒烟症状和神经认知的改变表面上是由于戒烟后大脑生理学的改变。如上所述，长期使用烟碱会导致nAChR的上调，戒烟后这些受体的激活度降低可能导致nAChR介导的功能和其他下游效应的显著变化。例如，烟碱拮抗剂的加速戒断已被证明可降低大鼠伏隔核的多巴胺输出（Hildebrand et al, 1998），这种作用是由腹侧被盖区（VTA）的nAChR介导的（Hildebrand et al, 1999）。长期烟碱暴露后的通宵禁烟减少了恒河猴纹状体中的细胞外多巴胺（Domino and Tsukada, 2009）。此外，长期烟碱给药可在伏隔核产生较高的细胞外多巴胺清除率；烟碱戒除后这种效应持续存在，这可能进一步降低细胞外多巴胺水平（Rahman et al, 2004）。最后，卷烟烟气中含有减少多巴胺分解的单胺氧化酶抑制剂（Fowler et al, 1996a,b）；在戒烟期间，较少的单胺氧化酶抑制可能会增加多巴胺的代谢，降低大脑多巴胺和其他胺的水平。功能上，前纹状体回路中的nAChR、多巴胺和其他神经递质系统的变化与烟碱对影响、回报（Bruijnzeel and Markou，2004）和认知（Levin et al, 2006a; Singer et al, 2004）的影响有关。

神经递质功能的变化可能反映在其他戒烟引起的大脑生理学变化中。局部脑血流（CBF）已被用作脑代谢的间接标志物，因此，在休息状态下CBF较大的脑区被认为更活跃。急性静脉烟碱给药可增加药物钠中毒大鼠的皮质中的CBF（Uchida et al, 1997），慢性吸烟降低了人类受试者的CBF（Rogers et al, 1985；Yamashita et al, 1988）。吸烟或烟碱给药对依赖性吸烟者的急性影响也进行了调查。研究报告显示在前额皮质、丘脑和视觉皮质区域CBF增加，但在杏仁核区域CBF减少（Domino et al. 2000, 2004；Mathew and Wilson 1991；Rose et al. 2003）；例如，夜间戒烟后服用烟碱可以减少颞皮层和杏仁核的局部CBF，但增加丘脑的CBF（Zubieta et al. 2001）。这些区域可能代表烟碱明显结合的区域，但也可能与吸烟或其他唤醒相关效应的预期有关。Wang及其同事进行的一项研究将吸烟到戒烟状态下皮质和皮质下CBF的变化与自述的渴望的变化进行了相关研究（Wang et al. 2007）。Addicott及其同事随后的一项研究发现区域性CBF与自述的渴望之间的相关性与烟气中的非烟碱化学（即吸非常低烟碱的卷烟）和感觉运动效应有关，而与烟碱本身无关（Addicott et al. 2014）。这些发现表明禁烟后局部CBF的变化可能反映了渴望感的变化，反过来，渴望的变化与烟气中非烟碱和烟碱组分的作用更为密切（Addicott et al. 2014）。

　　脑电图（EEG）的变化也被用来评估对烟碱和戒烟的反应。在非吸烟者中，烟碱给药导致更大的额叶α波强度（Fisher et al. 2012）。在吸烟者中，研究报告了戒烟会降低显性α波频率（Herning et al. 1983；Pickworth et al. 1989）。此外，一项戒烟研究发现在31天的时间内脑电图活动显著减慢（即在较低的频段中，强度更大），并且没有恢复到基线水平（Gilbert et al. 2004）。总的来说，脑电图、CBF和脑神经化学的研究表明在戒烟后大脑生理学会发生显著变化。

3　戒烟对神经认知的影响

　　正如引言中所提到的，这篇综述特别关注了戒烟后神经认知的变化。在文献中，戒烟诱导的神经认知变化通常在短期（8~48小时）戒烟状态下进行研究，而不是像平常吸烟一样。很少研究戒烟尝试期间，与继续吸烟的吸烟者相比戒烟诱导的神经认知的变化。在这一章中，我们将回顾局限于那些对戒烟尝试至少8小时或在戒烟尝试后检查了神经认知变化的研究。此外，我们将此综述局限于那些具有足够大的证据基础的神经认知形式以便得出结论，这些是：执行功能，包括持续注意力、工作记忆和反应抑制；奖励处理和提示反应。此外，还简要回顾了动物研究的文献，以便为解释人类临床研究提供更多的背景资料。

3.1　持续注意力

　　持续注意力是指在很长一段时间内保持对罕见和不可预测信号的准备状态的能力，可以通过检测准确度和错误警报等行为性能指标进行评估（Sarter et al. 2001）。人类持续关注的任务通常要求参与者保持警觉和注意力以便在10~20分钟的时间内对计算机屏幕上显示的目标做出适当的反应。刺激和所需的反应通常是简单化的、需要最小的认知处理，以便将持续的注意力过程与执行功能的其他元素隔离开来，例如反应抑制或工作记忆。持续的注意力由基础前脑胆碱能系统介导，这使得这种认知功能尤其与烟碱和烟碱戒断有关（Levin et al. 2006b）。假设烟碱戒断会破坏额叶的胆碱能功能，从而导致持续注意力不足。

3.1.1 行为研究（啮齿动物）

啮齿类动物的持续注意力通常是通过5-选择连续反应时间任务（5-CSRTT）来测量的，这类似于人类受试者的持续表现任务（见下文），其要求动物快速准确地对一系列水平孔中以伪随机顺序呈现的视觉刺激做出反应。两项研究表明在烟碱戒断期间使用这项任务的持续注意力不足。Shoaib和Bizarro通过渗透性微型泵连续7天给大鼠注射烟碱，然后突然停药。在烟碱戒断10~16小时后，5-CSRTT的表现显示遗漏错误增加，反应准确度降低。然而，在戒断34小时后，大鼠从这些行为缺陷中恢复（Shoaib and Bizarro，2005）。在Semenova及其同事的一项类似研究中，大鼠被给予烟碱7天，并在烟碱戒断期间测试5-CSRTT的表现。在戒断的第一天，观察到显著变化，包括更少的正确回答、更多的遗漏和更长的响应延迟；但是，总体的准确性总分不受影响（Semenova et al. 2007）。

3.1.2 行为研究（人类）

几项研究已经调查了戒烟对人类持续注意力的影响，与通常的吸烟相比，一致的证据表明在很大程度上戒烟有损害。一些研究发现一夜禁烟后在连续性能任务（CPT）——一种广泛使用的持续视觉注意力测量方法——的响应时间变异性中遗漏错误或中断增加（Bohadana et al. 2000；Harrison et al. 2009；Kollins et al. 2013；McClernon et al. 2008；Sacco et al. 2005），但有两项研究未发现任何影响（Ashare and Hawk 2012；Jacobsen et al. 2005）。其他研究已经证明在禁烟期间使用快速视觉信息处理（RVIP）任务测试的持续注意力存在缺陷，在该任务中一系列数字一次出现在计算机屏幕上，当目标数字序列出现时，受试者需要按下响应键。四项利用RVIP任务的研究报告了烟碱戒断期间准确度(正确识别目标的数量)的降低。例如，McClernon及其同事报告受试者在一夜禁烟后的准确性受到损害，尽管任务错误和反应时间没有受到影响（McClernon et al. 2008）。有趣的是，使用RVIP测量的持续注意力不足可能在戒断后的30分钟内有所改善（Hendricks et al. 2006）。此外，在戒烟之后它们可能会持续数周。Gilbert和他的同事在禁烟期31天期间检查了54名女性吸烟者的RVIP表现，并报告说在禁烟期内准确性受到了损害（Gilbert et al. 2004）。与啮齿动物研究表明注意力缺陷快速恢复（Shoaib and Bizarro, 2005）相反,这些研究结果表明戒断对注意力的影响可能持续一个月以上，需要更多的研究来确定这些注意力缺陷是否能恢复。

3.1.3 神经影像学研究（人类）

据我们所知,最近只有一项神经影像学研究检查了戒烟对持续注意力的影响。

Kozink等（2010b）使用RVIP任务研究了吸烟者24小时戒断或正常吸烟后注意力的神经关联。作者报告说，戒断降低了一些额叶区域的持续激活，但在注意力集中的多个皮质区域对RVIP靶点的短暂激活增加（Kozink et al. 2010b）。Kozink及其同事认为烟碱的戒断会对控制注意力的大脑区域的效率产生负面影响，并且补充额外的皮质区域来帮助抵消目标检测的缺陷。戒断期间额叶区域的破坏性激活支持烟碱戒断干扰注意力控制的额叶调节的假设（Kozink et al. 2010b）。

3.1.4　总结

在烟碱戒断过程中，胆碱能系统的中断可能是戒烟导致持续注意力下降的原因。根据我们对文献的回顾，有证据表明在禁烟期间啮齿动物和人类的持续注意力受损。戒烟后不久可能出现性能下降，一些吸烟者戒烟后数周内可能无法消退。对于DSM-5中描述的烟碱戒断症状"难以集中"，持续注意力表现可能是一种合理的行为分析。

3.2　反应抑制

反应抑制是指抑制优势反应或过度反应的能力；这种能力是执行控制的一个重要特征。抑制控制的行为测量要求参与者对一系列出现的某些刺激停止响应，而不是其他刺激停止响应的任务进行测试，或者在执行信号（例如停止信号任务）后延迟变化时停止对停止信号的响应。任务错误的数量（即抑制响应的失败）表示两种任务中响应抑制的损害。在不断变化的环境中，抑制或抑制不再需要的动作的能力是前额皮质的一个功能（Ridderinkhof et al. 2004）。功能性神经影像学研究表明，正确抑制反应会激活前额叶皮质和前扣带回的区域（Rubia et al. 2001）。此外，前额叶功能异常通常与药物成瘾有关（Goldstein and Volkow 2002），尤其与烟草成瘾有关（Brody 2006）。假设烟碱戒断会损害反应抑制。

3.2.1　行为研究（啮齿动物）

少量研究探讨烟碱戒断对反应抑制动物模型的影响。在一项检查烟碱依赖性啮齿动物模型的研究中，与安慰剂对照组相比，7天的慢性烟碱暴露降低了反应抑制和早期烟碱戒断（12~84小时），实际上改善了反应抑制（Kolokotroni et al. 2012）。这些结果令人惊讶，似乎与戒断对人体反应抑制的影响相矛盾；然而，考虑到动物通常需要抑制对线索的反应以获得回报，反应抑制的啮齿类动物模型可能更多的是对报酬动机的测量，而不是对前置反应的抑制（Kolokotroni et al, 2012）。

3.2.2　行为研究（人类）

使用走/不走（Go/No-Go）（Harrison et al. 2009；Kozink et al. 2010a；McClernon et al. 2008）和停止信号任务（Ashare and Hawk 2012）评估了戒烟对人类吸烟者抑制控制的影响。敲除型zink及其同事利用走/不走任务观察到，烟碱的戒断减少了正确抑制的不走试验的数量，但不影响反应时间或走试验的准确性（Kozink et al. 2010A）。McClernon及其同事的另一项研究使用了一个提示的"走/不走"任务，其中提示在"走"和"不走"目标之前出现。这些线索在80%的试验中准确预测了各自的目标。在这项任务中，要求受试者在执行提示后面跟着一个不执行的目标时不要做出反应。作者报告说烟碱的戒断并没有影响表现的准确性，但在走试验中会导致反应时间变慢（McClernon et al. 2008）。另外两项研究没有报告表现的准确性，但显示在停止信号试验（Ashare and Hawk. 2012）和走试验（Harrison et al. 2009）期间禁欲增加了受试者的反应时间。

3.2.3　神经影像学研究（人类）

在Kozink和他的同事的一项研究中，吸烟者在执行走/不走任务时接受了fMRI扫描。与正常吸烟相比，戒断与不走实验期间右下额叶皮质的血氧水平依赖性（BOLD）激活增加有关，尽管性能准确性降低。补充前区的激活没有受到影响。Kozink及其同事认为抑制控制与额叶皮质活性低下有关，禁烟增加了注意力需求，而不是破坏抑制性运动过程，从而成功抑制反应（Kozink et al. 2010a）。

3.2.4　总结

鉴于本章所回顾的研究量少，很难得出关于禁烟对反应抑制的影响的结论。只有两项关于反应抑制准确性的研究报告，并且结果不一致（Kozink et al. 2010a；McClernon et al. 2008）。其他研究报告在任务执行过程中反应较慢。综上所述，烟碱戒断似乎确实会干扰整体反应抑制表现，但目前尚不清楚这是否是认知运动计划或注意力需求的中断（Kozink et al. 2010a）。此外，目前还不清楚戒断诱导的反应抑制缺陷是否能预测失效或复发。

3.3　工作记忆

工作记忆是以一种对目标导向行为的表现有用的方式在短时间内积极地维护信息的能力。工作记忆的测量同时包含视觉空间信息或听觉信息，并且要求在几个试验（连续工作记忆）中保留和更新信息一小段时间，或者在当前试验（离散工作记忆）中立即回忆这些信息。前额叶皮质被认为是工作记忆能力的基础；特别是背外侧前额叶皮质的活动似乎代表了不存在于环境中的信息和表征的维持（Curtis and D'Esposito 2003）。药理研究表明乙酰胆碱在编码新记忆中起着重要作用，而nAChR激动剂增强了新信息的编码（Hasselmo 2006）。多巴胺也调节工作记忆功能：选择性多巴胺D1受体拮抗剂应用于背外侧前额叶皮质可导致记忆引导行为的错误（Sawaguchi and Goldman Rakic 1991）。假设烟碱的戒断会中断乙酰胆碱的功能及其在前额皮质的下游作用，从而损害工作记忆能力。

3.3.1　行为研究（啮齿动物）

啮齿动物模型的研究证实急性烟碱给药进入海马体和基底外侧杏仁核可以增强短期和长期记忆形成和记忆恢复（Barros et al. 2004, 2005）。然而，研究烟碱戒断对动物的影响进行的研究很少。一项使用大鼠的早期研究报告说2周的烟碱给药改善了空间记忆能力，但烟碱的戒断并没有影响其表现（Levin and Rose, 1990）。相反，最近一项使用青春期小鼠的研究报告了急性烟碱暴露期间的学习和记忆障碍，短期戒断表现有所改善（Abreu Villaca et al. 2007）。

3.3.2　行为研究（人类）

在过去的十年中，有几项研究已经用戒烟导致损害的证据研究了戒烟对工作记忆的影响（Bohadana et al. 2000；Falcone et al. 2013；Jacobsen et al. 2005；Mendrek et al. 2006；Merritt et al. 2012），但也没有发现其他证据（Jacobsen et al. 2007；Rubinstein et al. 2009；Wesnes et al. 2013；Xu et al. 2005）或缓和因素的证据（Loughead et al. 2009；Sacco et al. 2005）。

不同的工作记忆任务在不同的研究中被使用，这可以解释结果的一些可变性。最常见的是，n-返回任务被用作连续工作记忆的一种度量，它要求参与者识别与之前提出的"n"试验相匹配的刺激目标。利用这项任务的大多数研究发现，与通常的吸烟相比，戒烟期间的准确性受损或反应时间变慢，在较高的n-返回水平（即当工作记忆负荷更大时）下损伤最大（Bohadana et al. 2000；Falcone et al. 2013；Jacobsen et al. 2005；Mendrek et al. 2006）。例如，在0-、1-、2-和3-返回条件下，吸烟者在禁烟期间的错误比正常吸烟后的错误更多，这些差异在3-返回条件下似乎更明显（Mendrek et al. 2006）。在另一项研究中报告说青少年吸烟者在禁烟期间的表现准确度与正常吸烟相比有所下降（Jacobsen et al. 2005）。没有发现禁烟对工作记忆有显著影响的研究也报告了所采用措施的心理测量特性不足（Wesnes et al. 2013），或者已经使用任务评估了工作记忆负荷最小的谨慎工作记忆（Rubinstein et al. 2009）。此外，其他研究证明这个对每天吸烟5支或更少或吸烟者样本非常小（如n=8）（Xu et al. 2005）的青少年无效（Jacobsen et al. 2007；Rubinstein et al. 2009）。另一项研究发现一夜禁烟对健康吸烟者的视觉工作记忆能力没有影响，但确实观察到精神分裂症患者的记忆能力下降（Sacco et al. 2005）。Loughead及其同事发现了另外一些证据，即禁烟导致的工作记忆缺陷对某些人来说可能特别有问题；在他们的研究中，儿茶酚-O-甲基转移酶（COMT）基因型被发现与n-返回表现的禁烟相互作用。因此，在较高的工作记忆负荷条件下，纯合型等位基因的个体表现出更大的禁烟诱导的缺陷（Loughead et al. 2009）。

3.3.3 神经影像学研究（人类）

至少有四项研究使用fMRI研究了烟碱戒断对工作记忆的影响（Falcone et al. 2013；Jacobsen et al. 2007；Loughead et al. 2009；Xu et al. 2005），所有这些研究都使用了n-返回任务。Falcone及其同事发现与平常吸烟相比禁烟导致三个感兴趣区域的准确性降低，大脑激活减弱：内侧额叶/扣带回，以及右侧和左侧背外侧前额叶皮质（Falcone et al, 2014）。Xu及其同事报道了工作记忆负荷与左背外侧前额叶皮质禁烟之间的相互作用：像往常一样吸烟时，任务相关活动随着任务负荷的增加而增加（Xu et al, 2005）。最后，与上述行为研究结果一致，Loughead及其同事、Jacobsen及其同事均未发现禁烟对工作记忆相关的BOLD激活有影响（Jacobsen et al. 2007；Loughead et al. 2009）。然而，Loughead及其同事再次发现了COMT基因型和禁烟条件之间的相互作用。禁烟期间，与VAL等位基因纯合子的吸烟者的背外侧前额叶皮质的BOLD反应降低（Loughead et al. 2009）。

3.3.4 总结

尽管文献中关于禁烟对工作记忆表现的影响存在一些不一致之处，但大多数最近的研究确实发现了禁烟导致的缺陷的一些证据，尽管这些发现可能仅限于吸烟者较重以及针对高记忆负荷的连续工作记忆的任务。乙酰胆碱和多巴胺的神经生物学知识及其在学习和记忆中的作用（Hasselmo 2006）与这些发现是一致的。总之，这些研究为烟碱戒断期间的工作记忆缺陷提供了一些支持。

3.4 奖励处理

奖励处理是动物和人类行为的一个基本方面。追求诸如食物、水和性等主要回报，使物种得以生存和繁殖。从行为的角度来看奖励可以是作为强化剂的任何刺激，也就是说任何强化行为发生概率的东西都会导致奖励在未来再次发生（Mc-Clure et al. 2004）。这种强化可能或不可能与获得奖赏的主观享乐感或有意识动机共同发生（Berridge et al. 2009）。各种各样的任务被设计用来评估奖励处理的不同方面，包括强化任务测量行为反应或主观评估情感反应。虽然人们承认不同类型的任务可能由略微不同的神经基础介导，但在支持奖励处理的多个方面的功能网络中有几个区域始终作为关键节点出现，包括腹侧被盖和腹侧和背侧纹状体、内侧前额叶皮质和眶额叶皮质（Apicella et al. 1991；Breiter et al. 2001；Delgado et al. 2003；Elliott et al. 2003；Haber and Knutson 2010；Hikosaka and Watanabe 2000；Roesch and Olson 2003；Thut et al. 1997）。假设烟碱的戒断会破坏这些区域的多巴胺功能，从而导致奖励处理的缺陷。

3.4.1　行为研究（啮齿动物）

动物研究的证据表明，急性烟碱暴露会增强其他增强剂的激励值，而烟碱戒断会减弱其他增强剂的激励值（Besheer and Bevins 2003；Chaudhri et al. 2006；Donny et al. 2003；Thiel et al. 2009；Weaver et al. 2012）。例如，烟碱的使用降低了颅内自我刺激（ICSS）的阈值（Kenny and Markou 2006），这表明烟碱会使奖励系统对非药物奖励过敏。相反，烟碱戒断会增加ICSS阈值（Epping-Jordan et al. 1998；Skjei and Markou 2003），表明戒断导致对奖励的低敏感度，从而需要更大程度的刺激来提供强化。

3.4.2　行为研究（人类）

最近的人类实验室研究与动物文献中的发现相一致，表明戒烟期间的奖赏功能与吸烟时的满足感相比略有减弱。例如，与满足的吸烟者相比，禁烟的吸烟者在修改过的stroop任务中表现出较少的与快乐相关的词语干扰（Dawkins et al. 2006；Powell et al. 2004），说明减少了对积极刺激的注意力偏差。同样，Leventhal及其同事最近在一项性别命名任务中发现与中性面孔相比高特质的烟民表现出较少的快乐面孔的干扰（Leventhal et al. 2012）。这一模式的发现是特定于快乐的脸，对愤怒、恐惧或惊讶的表情的脸没有影响。在另外两项研究中发现与满足的吸烟者相比，禁烟的吸烟者在接受快乐电影剪辑后的幸福感评分较低（Dawkins et al. 2007；Dawkins and Powell 2011）；在一项研究中观察到禁烟者的悲伤程度较低，但是没有重复，这表明情感反应的差异主要局限于积极影响，而不是普遍的情感迟钝。Powell和Dawkins研究小组的研究也表明在禁烟条件下，与满足或烟碱给药相比，对快乐活动预期享受的主观评价较低，对卡片分类任务中的经济回报的反应也较低（Dawkins et al. 2006），尽管后一项发现所用任务的有效性受到质疑（Kalamboka et al. 2009）。

Perkins和Karelitz使用渐进比率任务来检查对几种不同奖励的强化响应以确定戒断对奖励处理的影响。在这项任务中，参与者移动屏幕上的光标并按下按钮从一个领域中"挑选"苹果以获得各种奖励，包括音乐、金钱，以及终止厌恶性噪音的负面强化。与去烟碱化卷烟或不吸烟条件相比，戒烟者对音乐的反应更大，这些效应在依赖性和非依赖性吸烟者中都观察到（Perkins and Karelitz, 2013b）。在第二项研究中，研究人员改变了任务完成前的吸烟量，以检验烟碱暴露的影响。尽管报告的戒烟水平在这两种情况下都是可比的，但加强音乐的效果只发生在吸烟量充足的组（Perkins and Karelitz, 2013a）。总之，这些研究提供了证据表明急性烟碱暴露提高了对奖赏的反应性，而戒烟的直接影响则尚不那么清楚。

3.4.3 神经影像学研究（人类）

尽管奖励回路对于理解成瘾很重要，但很少有fMRI研究调查吸烟者对非药物奖励的神经反应。其中只有少数人检查了禁烟的效果，结果好坏参半。一项研究发现，与不吸烟者相比，吸烟者的奖励相关激活减弱，但戒除烟碱并没有效果（Buhler et al. 2010）。在另一项研究中研究了概率决策任务中的风险与安全选择，戒烟与不同奖励区域和任务不同阶段的增强和减弱激活相关（Addicott et al. 2012），但戒烟并没有影响行为结果。

我们小组最近的两项研究表明在禁烟期间纹状体激活减弱为金钱奖励。在初步的试点研究中，只有一部分高度依赖的吸烟者出现了由禁烟诱导的纹状体激活缺陷，而没有观察到禁烟的总体主要影响（Patterson et al. 2010）。在第二个更大的研究中，发现戒烟和金钱奖励相关的奖励激活相关，戒烟与双侧尾状神经、右侧脑岛和脑干中对金钱奖励的预期激活减弱（Sweitzer et al. 2014）。有趣的是，这些相同的区域与禁烟期间对吸烟奖励的预期激活增强相关，这表明根据奖励类型不同其反应也是分离的。此外，与内侧前额叶皮质的吸烟奖励相比，满足感与金钱奖励的反应更大，并且这种模式在禁烟期间发生了逆转。这些发现对禁烟期间潜在的奖励处理缺陷的特异性提出了重要的问题。然而，考虑到其他研究重复试验是必要的（Buhler et al. 2010）。

3.4.4 总结

越来越多的动物和人类行为证据表明禁烟导致的非药物奖励处理缺陷。这些发现与长期吸烟和戒烟导致的中边缘多巴胺功能的已知变化一致。最近的神经影像学研究结果不一致，但研究数量有限，进一步的研究可能会澄清这些差异。还需要进一步研究以确定禁烟期间奖赏过程中的神经或行为变化是否是戒烟期间持续吸烟行为和复发的重要机制。

3.5 线索反应

暴露于与吸烟有关的刺激会增加自述的吸烟欲望（Carter and Tiffany 1999），长期以来理论上一直认为这会促使试图戒烟的吸烟者复吸（Shiffman et al, 1996, 2007）。采用线索反应模式的神经影像学研究试图阐明线索反应性的神经生物学基础。通常，这些范例包括被动呈现与吸烟相关的图像（例如一包卷烟或一个人拿着点燃的卷烟）以及与视觉复杂性大小相匹配的中性图像（例如一包扑克牌或一个人拿着一支铅笔）。神经影像学研究表明相对于中性线索，吸烟线索的出现会导致皮质边缘回路的强烈激活，包括前束、前扣带回皮质、额上回、杏仁核和腹侧纹状体/伏隔核，这些都是奖赏、注意、目标导向行为和其他神经认知过程的基础（David et al. 2007；Due et al. 2002；Franklin et al. 2007；McBride et al.

2006；McClernon et al. 2007；Wilson et al. 2005）。假设，戒烟期间吸烟相关刺激的显著性增加可能有助于提示反应的增强。

3.5.1 行为研究（人类）

最近的一些研究已经研究了禁烟对与吸烟相关的反应性和中性线索的影响。Mackillop及其同事观察了吸烟与禁烟以及线索类型对卷烟相对价值行为经济指数的附加（但不是交互）影响（Mackillop et al. 2012）。同样地，Bailey及其同事发现吸烟者对吸烟的反应比中性线索更强烈，而禁烟导致了普遍的渴望增加，但线索反应（对吸烟中性线索的反应）没有被调节（Bailey et al. 2010）。有趣的是，尽管对自述的渴望水平没有交互作用，但是禁烟增强了吸烟者对吸烟的皮肤传导反应，而不是中性的暗示，但只有当一支卷烟立即被提供时。这一发现与之前的研究一致，研究表明吸烟机会增加了对吸烟相关刺激的注意力偏差（Wertz and Sayette 2001），并表明传统的提示反应性研究显示刺激与吸烟的任何预测关系相分离可能会错过重要的影响。

其他研究还研究了禁烟对吸烟相关刺激物将吸烟者从某个中心任务（即注意力偏差）中分心的程度的影响；这些研究产生了矛盾的结果。在一项使用改进的stroop任务的研究中，与非吸烟会话相比，戒烟和满足的吸烟者对吸烟单词的注意力偏好均较中性单词有所降低，这一效应与渴望的减少相关（Waters et al. 2009）。然而，这些结果并未被重复出来（Canamar and London，2012）。另一项研究使用点探针任务，通过评估对点刺激的反应时间来测量对药物提示的注意力偏差，该点刺激出现在与之前两个提示中的一个匹配的位置（一个吸烟和一个中性）；在禁烟但不满足的吸烟者中观察到对吸烟提示的注意力偏差（Freeman et al. 2012）。总之，这些研究表明戒烟对暗示诱导的渴望的影响很小，但支持了戒断可能导致对吸烟暗示的注意力偏差的变化。

虽然大多数关于线索反应性的研究都是在夜间或24小时内进行的，但长期禁烟的研究表明线索诱导的渴望与普遍的渴望仍然不相关（见第24卷"Neurobiological Bases of Cue- and Nicotine-induced Reinstatement of Nicotine Seeking: Implications for the Development of Smoking Cessation Medications"一文）。在Carter及其同事的一项研究中，与继续吸烟的吸烟者相比禁烟2周的吸烟者表现出普遍的渴望降低，但表现出类似的线索引发渴望（Carter et al. 2009）。同样，与仅在第14天加强禁烟的吸烟者相比，在2周时间内为禁烟提供应急措施的吸烟者表现出更大的禁欲和更低的普遍渴望；然而，两组都保持了可比水平的线索引发的渴望（Bradstreet et al. 2014）。在另一项研究中，Bedi及其同事评估了不同时间内禁烟的吸烟者的线索反应性，并观察到随着禁烟持续时间（即潜伏期）的增加，线索诱导的欲望增加（Bedi et al. 2011）。总之，这些发现表明，与先前的研究一致，禁烟对普遍的渴望和线索反应的影响是叠加性的和自相矛盾的。

3.5.2　神经影像研究（人类）

只有少数研究在禁烟和非禁烟状态下测试了吸烟者对吸烟奖励的神经反应，结果好坏参半。一些研究已经证明了在与满足感相关的戒断期间奖励相关的大脑区域对吸烟提示的强烈反应（McClernon et al. 2009），或提示静脉注射烟碱的预期（Gloria et al. 2009）。然而，其他研究表明禁烟对吸烟奖励的反应影响很小（McClernon et al. 2005）或具有相反的影响。例如，David及其同事们观察到与禁烟相比，在满足期腹侧纹状体对吸烟的反应要大得多（David. 2007）。在另一项研究中，在前扣带区、后扣带区、前扣带区和腹侧苍白质区，满足但不禁烟的吸烟者中发现吸烟激活与中性提示之间没有显著差异（McBride et al. 2006）。最近对吸烟线索的神经影像学研究的元分析发现，在禁烟期间与满足感相关的奖赏激活增加，但效果相对较小，且研究的样本量有限（Engelmann et al. 2012）。

有趣的是，McBride及其同事发现在操纵吸烟预期而非禁烟状态时，线索反应性的变化更大，当受试者扫描后立即吸烟时，多个区域的提示反应性更大。然而，与上述皮肤传导率的观察结果相反，只有一小部分背外侧前额叶皮质与禁烟状态存在相互作用，当参与者不禁烟、预期吸烟时会有更大的激活。

最近的两项研究使用替代任务设计来评估大脑激活对提示的响应来预测扫描后实际提供的吸烟奖励，而不是传统的提示反应模式（Buhler et al. 2010；Sweitzer et al. 2014）。然而，结果又是不一致的。在Buhler和同事的一项研究中，吸烟者迅速按下一个按钮来赚取卷烟和不同数量的金钱奖励。中皮质边缘区的预期激活与偶尔吸烟者不同，与行为反应率呈正相关，但没有禁烟效应（Buhler et al. 2010）。相比之下，在Sweitzer及其同事的一项研究中，在戒烟期间烟民整个与戒烟有关的大脑区域（包括双侧纹状体、内侧前额皮质和脑岛）都表现出对戒烟奖励的预期激活的强劲增加，同样的区域也表现出对金钱回报的预期激活降低（Sweitzer et al. 2014）。与早期的线索反应性研究相比，这两项研究的动力都相对较好，并且不一致的发现很难协调。然而，这些范例为评估神经对吸烟奖励的反应提供了一个有趣的新方向，进一步的研究有必要确定禁烟改变大脑功能和影响行为的条件。

3.5.3　总结

总的来说，关于线索反应性的行为研究证明禁烟和吸烟线索对自述的渴望的附加效应方面基本一致，但它们没有显示出任何相互作用效应。神经影像学结果有些不一致，这可能是样本量比较小或不同研究方法的结果。有迹象表明烟的可利用率可能是线索反应性研究中一个重要但未被研究的因素。特别是当可以立即吸烟时，主观渴望、生理反应（如皮肤电导）和对吸烟提示的神经反应都会增强，并且有一些迹象表明禁烟可能进一步增强这种效果。此外，戒烟期间对吸烟刺激的注意力偏差似乎得到加强；需要进一步的研究来确定这些因素对吸烟行为的影响程度。

3.6　结论

我们回顾了过去十年发表的有关禁烟对执行功能（持续注意力、工作记忆、反应抑制）、奖励处理和提示反应的影响的文献。关于执行功能的文献与先前的研究结果一致（Heishman et al. 1994），禁烟会导致需要执行功能/认知控制的任务表现下降。影像学研究证明这些影响是由于额叶皮质控制区（即dlPFC）调节，可能与禁烟诱导的多巴胺神经传递改变有关。禁烟对执行功能的调节在短暂的禁烟期（即一夜，24小时）后最常被评估，尽管一些证据表明这种影响在禁烟的几分钟内出现，并可持续数周。

关于奖励过程，越来越多的证据表明吸烟/烟碱戒除会降低非药物奖励的显著性和/或奖励值。虽然有一些证据表明禁烟会减弱大脑对非药物奖励的反应，特别是对高度依赖的吸烟者，但仍有许多工作要做以评估观察到的行为效应的神经基础。关于禁烟对奖励处理的影响的时间进程以及这些影响是否会随着时间的推移而消除，人们知之甚少。

最后，关于线索反应性，文献继续支持这样一种观点，即渴望受吸烟线索和禁烟的额外影响，几乎没有证据表明禁烟会增强线索反应性。禁烟对大脑的吸烟相关信号反应性的影响是混合的，包括增加和减少活动的证据的研究。虽然没有证据表明吸烟相关的线索具有放大效应，但有新的数据表明对与吸烟率有明确联系的线索的反应会被禁烟行为放大。在戒烟过程中线索的可用性是否会减弱尚不清楚。

从以上文献中可以明显看出，禁烟对神经认知影响的研究结果存在显著的不一致性。这可能是由许多方法因素造成的，包括禁烟持续时间的变化、认知测试前的训练量和样本特征。

3.6.1　戒断时间

我们已经讨论过了（McClernon et al. 2009）在戒烟后24小时检测禁烟诱导的缺陷，因为其他常用的持续时间（如通宵禁烟）可能不要求某些吸烟者吸烟。鉴于大量吸烟（即每天吸烟量大于30支）的比率正在下降（CDC 2012），研究人员使用越来越低的最低使用量纳入研究，这一点尤其符合实际情况。

3.6.2　测试前培训

很少有关于执行功能的研究要求参与者在测试前达到最低水平或性能稳定性。因此，即使在平衡的情况下，这些研究也可能减少了参与者在测试期间继续学习任务相关的影响大小，从而增加了表现的可变性。Gilbert及其同事在研究中观察到了影响的大小和持续时间，在该研究中参与者在戒烟前练习RVIP以保持稳定的表现，部分原因可能在于这一原则（Gilbert et al. 2004）。

3.6.3　样品特性

最后，如上所述，过去10年中在每天吸烟的人中重度吸烟的流行率（>30支/天）下降了，而轻度吸烟的流行率（1~9支/天）继续上升（CDC 2012）。因此，我们期望越来越多的研究参与者是轻度吸烟者，与较重的吸烟者相比，他们在禁烟期间可能经历不同（且不太严重）的神经认知障碍。

除上述之外，用于评估各种形式神经认知的任务类型仍存在显著差异，当试图从文献中得出结论时，这些任务可能会产生不一致的发现和矛盾的结果。例如，n-返回任务被称为工作记忆任务，但为了保持性能，需要持续关注。然而，正如通常所做的那样在控制了0-返回状态后检查任务中的大脑功能会导致前面对持续注意力效应的检查。类似地，RVIP通常被称为持续的注意力任务，但由于参与者需要连续识别3个偶数或3个奇数，因此它具有显著的工作记忆负荷。因此，当采用RVIP任务观察禁烟对表现的影响时，除非采用非工作记忆负荷控制任务，否则尚不清楚这些影响是由于持续注意力或工作记忆的消失造成的。线索反应性的研究同样存在问题，因为所用刺激的类型（如照片、视频、想象）存在显著差异，在fMRI研究中，分析水平（如事件相关）和扫描参数存在差异。

4　烟碱与非烟碱成分在神经认知中的作用

研究表明，禁烟（与通常的吸烟相比）会影响神经认知。较少的研究试图明确烟碱和非烟碱因素对各种神经认知过程的差异。这种研究很重要，原因有很多。首先，烟碱替代疗法（NRT）仍然是烟碱依赖的一线治疗方法，但NRT的复发率仍然很高（Bohadana et al. 2000）。这使得一些人假设，非烟碱因素在促进复发中起着关键作用，因此，检查烟碱和非烟碱对戒断症状和体征的不同影响很重要（Rose 2006）。其次，在2009年通过《家庭吸烟预防和烟草控制法》之后，FDA拥有减少卷烟中烟碱含量的监管权力，以潜在地减少吸烟（为了改善公共卫生）。减少卷烟中的烟碱可能会对不同吸烟者的吸烟行为产生潜在的影响，在制定任何烟碱减少政策之前这些后果值得期待。

4.1　执行功能

评估烟碱与非烟碱因素对执行功能的影响已经进行了许多研究，这些研究大多集中在持续的注意力和/或工作记忆上。这些研究普遍支持这样一个假设：禁烟导致的执行功能下降是由于烟碱的禁断，并能被烟碱逆转。与安慰剂相比，在多个研究中已证明烟碱可以改善禁烟者的持续注意力/工作记忆能力（Atzori et al. 2008；Beaver et al. 2011；Bohadana et al. 2000；Foulds et al. 1996）。在迄今为止最大的一项研究中，Kleykamp及其同事观察到与安慰剂贴片相比，在一夜禁烟的吸烟者服用21 mg烟碱后工作记忆反应时间和准确性有所改善（Kleykamp et al. 2011）。此外，还补充性研究了吸不含烟碱或烟碱含量极低的卷烟对持续工作记忆能力的影响。两项研究都检查了夜间禁烟的吸烟者的RVIP表现，并显示在吸食烟碱与去烟碱或极低烟碱含量的卷烟后，他们的连续工作记忆表现更好（Gilbert et al. 1999；Wesnes and Warburton 1983）。采用交叉设计实验，吸烟者在使用烟碱（或安慰剂）贴片的同时吸烟（或戒烟），我们观察到工作记忆障碍是由于烟碱戒断所致，而并不是非烟碱因素所导致（McClernon et al. 2014）。尽管这些研究指出烟碱戒断是禁烟导致的缺陷的原因，几项研究显示无效应（Bohadana et al. 2000；Sweet et al. 2010）或在安慰剂条件下改善性能（Cook et al. 2003）。因此，有必要进行进一步的研究。

4.2　奖励过程

几项研究通过控制卷烟或含片中的烟碱含量来研究烟碱对奖励过程的影响。来自同一个研究组的上述两项研究比较了一夜禁烟者服用安慰剂与烟碱含片的情况，发现在安慰剂条件下，注意力偏差降低，活动享受降低，奖励反应降低（Dawkins et al. 2006；Powell et al. 2004）。这些发现支持了这样一种观点，即禁烟对奖赏过程的影响很大程度上取决于烟碱。

如上所述，Perkins和Karelitz（2013a，b）观察到抽吸烟碱化卷烟与去烟碱化卷烟相比，在依赖和非依赖吸烟者对音乐的反应更大。同样，但是使用不同的模式，禁烟者使用不熟悉的去烟碱卷烟率比使用含烟碱卷烟更不具有吸引力（Attwood et al. 2009）。这项研究后来被同一组重复，但只在趋势水平上观察到影响（Attwood et al. 2012）。后两项研究是在非依赖性吸烟者的样本中进行的，与Perkins和Kare-litz的数据一起不仅强调了烟碱在禁烟诱导的奖赏过程变化中的作用，而且还表明烟碱在其戒烟缓解作用之外对强化有急性作用。

4.3　提示反应

发现烟碱贴片可以减少普遍（即禁烟诱导）的渴望，但对6小时禁烟者的提示诱导渴望没有影响（Tiffany et al. 2000）。同样，高剂量的烟碱贴片（35 mg）并没有减弱戒烟尝试的第一天引起的渴望（Waters et al. 2004）。此外，Morisette等（2012）发现在5小时的禁欲吸收期内服用烟碱贴片（与安慰剂贴片相比）的吸烟者对吸烟和中性线索的反应都较低，且对线索类型也没有特殊影响。然而，烟碱对线索反应性的影响可能取决于释放形式或吸收率，因为烟碱口香糖仅在给药后15分钟就可以降低禁欲吸烟者对线索诱导的渴望（Shiffman et al. 2003）。此外，这种效应只在吸烟者中观察到，他们首先证明了线索诱导的渴望（即"反应器"），这些吸烟者往往是吸烟时间较短的较轻的吸烟者。在线索反应的影像学研究中，一项研究比较了一夜禁烟者对吸烟线索的反应，发现在烟碱贴片条件下，双侧腹侧纹状体和左杏仁核对吸烟线索的反应性增加（Xu et al. 2014）。在另一项研究中发现与戒烟前的水平相比，长期使用烟碱贴片（即50天禁烟）与更大的提示反应性相关（Janes et al. 2009）。

总之，戒烟对执行功能和非药物奖励过程的影响很大程度上是由烟碱调节的。相比之下，烟碱似乎并没有对线索反应性产生显著的影响，需要对非烟碱因素对线索反应的影响进行研究。还需要进一步研究卷烟烟气中非烟碱成分对神经认知的影响。

5　神经认知与复发的多部分模型

基于我们对文献的回顾，我们提出了一个多因素模型，其中禁烟对禁烟者神经认知的影响增加了失效和复发概率（表1）。第一，禁烟会导致执行功能的缺陷，包括持续注意力、工作记忆和抑制控制，这些都会在不同程度上干扰日常功能。这些缺陷与额叶激活减少有关，有证据表明这是由于禁烟引起的额叶纹状体多巴胺信号的变化。这些缺陷可以通过增加吸烟来可靠和迅速地逆转，从而导致吸烟行为和复发的负强化。第二，禁烟对认知产生偏见，与非吸烟相关增强剂相比，

表1　神经认知与复发的多因素模型总结

因子	证据基础概要	未来研究问题
负强化作用	禁烟会导致执行功能下降，从而干扰日常功能，因此可能令人厌恶。吸烟和戒烟失效/复发可以可靠地逆转这些效应	禁烟导致的神经认知缺陷是否增加或预测吸烟强化？戒烟后神经认知障碍的时间进程是什么？他们是否会随着时间的推移而达到基线水平？什么样的神经化学变化会导致戒烟后的执行功能缺陷？除了烟碱替代品之外，药物干预是否需要或有效？
药物奖励偏差：药物奖励过敏	禁烟似乎对线索反应的行为和大脑指数的影响很小和/或不一致，尽管最近的证据表明线索反应可能在禁烟过程中增加（即潜伏期）。最近的证据也表明禁烟可能会增强对吸烟暗示的注意力偏差	线索反应在现实世界中戒烟和复发中扮演什么角色？线索反应潜伏期对长期禁烟有影响吗？对吸烟有效性/可能性的线索反应是否能更好地预测戒烟结果？
药物奖励偏差：非药物奖励过敏	初步数据表明禁烟可能会减弱对非药物奖励的强化、奖励和反应。禁烟后对非药物奖励失去快感可能导致负强化	戒烟后非药物奖励低敏感性个体差异是否能预测戒烟结果？他们的干预措施是否提高了非药物奖励的敏感性？基于实验室的非药物奖励低敏感度测量是否能预测现实世界中对这些增强剂的追求变化？
目标和技能干扰	上述禁烟诱导的神经认知变化可能会破坏与戒烟相关的短期和长期目标的维持；采取必要的应对技能进行干预，以避免失效和复发	执行功能缺陷和奖励敏感性的变化是否会降低吸烟者维持短期和长期戒烟目标和制定应对技能/策略的能力？这是否可以在实验室中建模，或者在戒烟尝试期间实时评估？
非认知因素	与禁烟相关的一系列其他因素可能会以使吸烟者倾向于复发的方式影响神经认知。这些包括疲劳、身体症状、情绪失调和消极情绪	其他与抽搐相关的唤醒、躯体症状和情绪变化的指数是否与神经认知的变化相关？治疗这些其他因素是否能通过促进禁烟的方式改善神经认知？

吸烟相关刺激物在环境中的感知显著性增加。这样，戒烟会增加对药物奖励的偏见。第三，成功地保持禁烟需要激活和维持长期目标；以及实施应对戒断和渴望的技能。如果上述因素（干扰执行功能/药物奖励偏差）导致目标和技能干扰，则会进一步增加复发的可能性。最后，有一系列与戒烟有关的因素可以通过竞争注意力需求、消耗认知资源和/或以其他方式减慢或干扰神经认知。这些非认知因素包括睡眠剥夺、渴望、戒断的身体症状以及情感或情绪相关功能的变化。这些因素中的每一个都可能与神经认知的变化相互作用。例如，禁烟引起的失眠可能会调节决策（Venkatraman et al. 2011）并破坏神经认知（Shekleton et al. 2014），这可能反过来降低参与应对策略的能力。

6　研究问题及未来方向

6.1　戒烟引起神经认知改变的原因研究

虽然戒烟对神经认知的影响已经研究了30多年，但这些影响的确切原因仍有待充分阐明。动物研究并没有成为当前综述的焦点，但它提供了烟碱戒断对大脑多巴胺和其他神经递质系统的影响的数据，这些神经递质系统是神经认知的基础。例如，研究表明停止烟碱给药会导致纹状体多巴胺水平显著降低（Domino and Tsukada 2009；Rahman et al. 2004），部分原因是与烟碱给药相关的多巴胺再摄取量上调（Fowler et al. 1996a,b）。然而，即使在动物文献中将禁烟诱导的神经递质系统变化与包括学习、记忆和注意力研究在内的认知功能变化联系起来的研究也很少（Levin 2006，第458页）。很少有研究试图将戒断诱导的神经认知变化与烟碱自我给药、强化或类似复发行为的变异联系起来。

关于戒烟引起的神经认知变化的原因的人群研究也同样缺乏。虽然fMRI研究已经开始阐明涉及神经认知变化的大脑回路，但我们现在才开始收集足够的数据对这些影响进行元分析。例如，最近对线索反应的元分析仅能确定11项线索反应的fMRI研究，这些研究共享可比的线索暴露范例，并进行了考虑到集合效应的全脑分析，其中只有一个子集考察了禁烟的效果。对于其他形式的认知，包括工作记忆或抑制控制，以及研究方法、任务的变异性，没有进行过此类分析。而且，即使有足够多的研究可供利用，这些措施也可能会阻碍这些努力。

除了fMRI，很少有人类研究试图确定禁烟导致神经认知变化的机制。虽然PET研究已经确定了烟碱和其他神经受体的可用性的变化（见第24卷"Imaging Tobacco Smoking with PET and SPECT"），这些研究通常没有寻求吸烟状态的变化和认知能力的变化之间的联系。一些研究试图将与神经递质功能变异相关的遗传标记物与禁烟诱导的神经认知变化联系起来（Loughead et al. 2009），这种类型的更多工作是有必要的，特别是如果它也可以直接评估神经化学变化。

6.2 戒烟诱导的神经认知变化在失效和复发中的作用

尽管上述研究表明戒烟可调节神经认知，但令人惊讶的是对于这些缺陷在复发中的具体作用人们知之甚少。只有少数研究对戒烟后24小时以上的神经认知的影响进行了研究。超过24小时窗口的研究（Bradstreet et al. 2014；Gilbert et al. 2004）观察到只有在长时间禁欲（即一个月后）后，认知能力和大脑功能的缺陷才会消失。相反，长期戒烟的研究提供了一些证据表明线索反应在戒烟过程中保持稳定或增加（Bedi et al. 2011）。尽管这些研究具有启发性，但仍需要更多的研究来利用现代神经成像技术确定不同领域的神经认知变化的时间进程。烟碱替代疗法和其他疗法对神经认知轨迹的不同影响也同样缺乏，但可能提供干预措施的不同效果的线索，并可能建议将疗法结合起来更全面地解决多种形式的神经认知。

同样，需要更多的研究从基线或者是戒烟诱导的神经认知变化来预测戒烟的结果。迄今为止，只有少数这样的研究被发表，且其中大多数集中在线索反应性。试图通过提示反应性测量来预测戒烟结果的研究产生了矛盾的结果，通常是违反直觉的（Conklin et al. 2012；Perkins 2012；Powell et al. 2010；Way et al. 2013）。例如，在一项研究中，自述的提示反应性越强，开始戒烟的可能性就越大（Conklin et al. 2012）；另一项研究中，戒烟前大脑对吸烟提示的反应性越强，戒烟效果越好（McClernon et al. 2007）。然而，另一个小规模的研究发现在未来的复发者中大脑线索反应性增加，包括脑前部（Janes et al. 2010）。其他研究也检验了其他神经认知停止结果的预测因子。Patterson及其同事发现禁烟3天后的工作记忆缺陷预示着未经治疗的吸烟者戒烟效果较差，而接受戒必适治疗的吸烟者之间没有关联（Patterson et al. 2010）。另一项研究发现，在进行无意识戒烟尝试的吸烟者中，戒烟后1周、1个月和3个月时，反应抑制措施缺陷和提示反应性增加可预测戒烟率（Powell et al. 2010）。最后，我们的工作已经研究了禁烟诱导纹状体激活对金钱回报的减少可以作为停止结果的预测（Sweitzer et al. in prepation）。在这项研究中，在两个时间点对吸烟者进行扫描，一次是像往常一样在吸烟后，一次是在禁烟24小时后；然后他们完成了一次为期3周的戒烟尝试，并得到了应急管理的支持。与满足相比，戒烟失败者在戒烟期间纹状体激活对金钱回报的显著降低，而那些保持持续戒烟的人则没有变化。这些结果为神经认知缺陷在预测停止结果中的重要性提供了初步证据。然而，在得出明确的结论之前显然还需要做更多的工作。

最后，除了上述确定的差距之外，在我们对认知因素在导致失效和复发的事件和行为序列中的具体作用的理解上还存在着一个更大的、可能更重要的差距。造成这种差距的原因包括以下几个因素：①类似失效的行为在实验室很难建模；②在实验室和现实世界的实验中实时评估导致戒烟失效的神经认知具有挑战性；③复发作为一种现象，很难进行重复。由于这些原因，虽然已经确定禁烟会导致执行功能缺陷,但不知道这些缺陷是否直接(负强化)或间接(目标和技能干扰)在过失行为中起作用。为了回答这些问题,进行对照研究需要更好的失效和复发模型(McKee 2009;Sweitzer et al. 2013);需要新的评估导致现实世界失效的实时认知和神经生理学方法。

6.3　戒烟引起的神经认知改变的治疗

如果禁烟诱导的神经认知改变导致吸烟的消退和复发,那么对抗或减少这些变化的干预措施可能会改善戒烟的结果。如上所述,戒烟似乎是造成持续注意力不足的原因,因为给吸烟者服用烟碱可以逆转这些不足(Parrott and Roberts 1991)。因此,如果这些形式的神经认知缺陷直接或间接地与失效和复发有关,将烟碱替代疗法继续纳入戒烟干预措施将变得至关重要。此外,这也可能意味着需要更加重视在吸烟过程中重复烟碱给药的水平上实现烟碱替代,以实现对神经认知的最小干扰。这也意味着其他形式的直肠治疗,无论是行为治疗(即认知训练;Lancaster and Stead 2005)还是药理学治疗(Cahill et al. 2014),需要证明其效果高于或超过烟碱替代疗法的效果,烟碱替代疗法具有相对便宜、可广泛使用、副作用少等特点。除此之外,还需要进一步的工作来准确地评估烟碱能补救哪些神经认知形式,哪些不能。目前一线药物治疗(烟碱、伐尼克兰、安非他酮)无法解决的问题在治疗进展和评价方面应受到最大的关注。

7　总结

在这一章中,我们回顾了近十年来关于戒烟对包括执行功能(工作记忆、持续注意力、反应抑制)、奖赏处理和线索反应性在内的各种形式的神经认知的影响的研究。我们的研究发现戒烟导致了执行功能的缺陷,部分是由胆碱能、多巴胺能和其他神经递质系统对额叶电路的影响所介导的。我们还确定了戒烟会减弱对非药物增强剂反应的证据,这一发现与动物文献中的发现一致。最后,我们对线索反应性的文献的回顾表明,与早期文献一致,戒烟对线索引发的欲望具有附加效应。然而,最近的文献表明戒烟可能会增强对暗示药物可获得性线索的反应,而对吸烟的反应(相对于中性线索)可能会随着戒烟时间的延长而增加。在所有研究领域中,我们发现了可能由于许多方法因素,包括戒烟持续时间的变异性、试验前的实践量以及用于测量相同或类似功能的各种任务的不同而导致结果不一致。

除此之外,我们还回顾了有关烟碱和非烟碱因素对神经认知的影响的文献。现有证据表明戒烟对执行功能和对非药物奖励的反应的影响具有重要作用。戒烟对线索反应的影响似乎更多的是由于非烟碱的感觉和行为因素。需要进一步研究烟碱和非烟碱因素对神经认知的影响,以便为治疗方法发展和公共政策提供信息。

最后，我们提供了一个多因素模型和为未来开展戒烟对神经认知的影响研究提供了建议。该模型包括四个不同但相互作用的因素，包括：负强化、药物奖励偏差、目标和技能干扰以及非认知因素。需要进一步的研究来评估戒烟诱导的神经认知变化的范围和时间进程，这些变化的机制以及这些过程在药物强化、失效和复发中的具体作用。

致谢

资　助：NIDA grants R01 DA025876 (FJM)、R01 DA024838 (FJM) 和 K01 DA033347 (MAA)。

参考文献

Abreu-Villaca Y, Medeiros AH, Lima CS, Faria FP, Filgueiras CC, Manhaes AC (2007) Combined exposure to nicotine and ethanol in adolescent mice differentially affects memory and learning during exposure and withdrawal. Behav Brain Res 181:136–146

Addicott MA, Baranger DA, Kozink RV, Smoski MJ, Dichter GS, McClernon FJ (2012) Smoking withdrawal is associated with increases in brain activation during decision making and reward anticipation: a preliminary study. Psychopharmacology 219:563–573

Addicott MA, Froeliger B, Kozink RV, Van Wert DM, Westman EC, Rose JE, McClernon FJ (2014) Nicotine and non-nicotine smoking factors differentially modulate craving, withdrawal and cerebral blood flow as measured with arterial spin labeling. Neuropsychopharmacology APA (2013) Diagnostic and statistical manual of mental disorders, 5th edn, DSM-5. American Psychiatric Association, Arlington

Apicella P, Ljungberg T, Scarnati E, Schultz W (1991) Responses to reward in monkey dorsal and ventral striatum. Exp Brain Res 85:491–500

Ashare RL, Hawk LW Jr (2012) Effects of smoking abstinence on impulsive behavior among smokers high and low in ADHD-like symptoms. Psychopharmacology 219:537–547

Atzori G, Lemmonds CA, Kotler ML, Durcan MJ, Boyle J (2008) Efficacy of a nicotine (4 mg)-containing lozenge on the cognitive impairment of nicotine withdrawal. J Clin Psychopharmacol 28:667–674

Attwood AS, Penton-Voak IS, Munafò MR (2009) Effects of acute nicotine administration on ratings of attractiveness of facial cues. Nicotine Tob. Res. 11:44–48

Attwood AS, Penton-Voak IS, Goodwin C, et al. (2012) Effects of acute nicotine and alcohol on the rating of attractiveness in social smokers and alcohol drinkers. Drug Alcohol Depend 125:43–48

Bailey SR, Goedeker KC, Tiffany ST (2010) The impact of cigarette deprivation and cigarette availability on cue-reactivity in smokers. Addiction 105:364–372

Barros DM, Ramirez MR, Dos Reis EA, Izquierdo I (2004) Participation of hippocampal nicotinic receptors in acquisition, consolidation and retrieval of memory for one trial inhibitory avoidance in rats. Neuroscience 126:651–656

Barros DM, Ramirez MR, Izquierdo I (2005) Modulation of working, short- and long-term memory by nicotinic receptors in the basolateral amygdala in rats. Neurobiol Learn Mem 83:113–118

Beaver JD, Long CJ, Cole DM, Durcan MJ, Bannon LC, Mishra RG, Matthews PM (2011) The effects of nicotine replacement on cognitive brain activity during smoking withdrawal studied with simultaneous fMRI/EEG. Neuropsychopharmacology 36:1792–1800

Bedi G, Preston KL, Epstein DH, Heishman SJ, Marrone GF, Shaham Y, de Wit H (2011) Incubation of cue-induced cigarette craving during abstinence in human smokers. Biol Psychiatry 69:708–711

Berridge KC, Robinson TE, Aldridge JW (2009) Dissecting components of reward: 'liking', 'wanting', and learning. Curr Opin Pharmacol 9:65–73

Besheer J, Bevins RA (2003) Impact of nicotine withdrawal on novelty reward and related behaviors. Behav Neurosci 117:327–340

Bohadana A, Nilsson F, Rasmussen T, Martinet Y (2000) Nicotine inhaler and nicotine patch as a combination therapy for smoking cessation—a randomized, double-blind, placebo-controlled trial. Arch Intern Med 160:3128–3134

Bradstreet MP, Higgins ST, McClernon FJ, Kozink RV, Skelly JM, Washio Y, Lopez AA, Parry MA (2014) Examining the effects of initial smoking abstinence on response to smoking-related stimuli and response inhibition in a human laboratory model. Psychopharmacology 231:2145–2158

Breiter HC, Aharon I, Kahneman D, Dale A, Shizgal P (2001) Functional imaging of neural responses to expectancy and experience of monetary gains and losses. Neuron 30:619–639

Brody AL (2006) Functional brain imaging of tobacco use and dependence. J Psychiatr Res 40:404–418

Bruijnzeel AW, Markou A (2004) Adaptations in cholinergic transmission in the ventral tegmental area associated with the affective signs of nicotine withdrawal in rats. Neuropharmacology 47:572–579

Buhler M, Vollstadt-Klein S, Kobiella A, Budde H, Reed LJ, Braus DF, Buchel C, Smolka MN (2010) Nicotine dependence is characterized by disordered reward processing in a network driving motivation. Biol Psychiatry 67:745–752

Cahill K, Stevens S, Lancaster T (2014) Pharmacological treatments for smoking cessation. J Am Med Assoc 311:193–194

Canamar CP, London E (2012) Acute cigarette smoking reduces latencies on a Smoking Stroop test. Addict Behav 37:627–631

Carter BL, Lam CY, Robinson JD, Paris MM, Waters AJ, Wetter DW, Cinciripini PM (2009) Generalized craving, self-report of arousal, and cue reactivity after brief abstinence. Nicotine Tob Res 11:823–826

Carter BL, Tiffany ST (1999) Meta-analysis of cue-reactivity in addiction research. Addiction 94:327–340

Chaudhri N, Caggiula AR, Donny EC, Palmatier MI, Liu X, Sved AF (2006) Complex interactions between nicotine and nonpharmacological stimuli reveal multiple roles for nicotine in reinforcement. Psychopharmacology 184:353–366

CDC (2008) Smoking-attributable mortality, years of potential life lost, and productivity losses—United States, 2000-2004. Morbidity and Mortality Weekly Report 57:1226–1228. Available at: http://www.cdc.gov/mmwr/preview/mmwrhtml/mm5745a3.htm, accessed Nov 21, 2014

CDC (2012) Current cigarette smoking among adults—United States, 2011. Morbidity and Mortality Weekly Report 61:889–894. Available at http://www.cdc.gov/mmwr/preview/mmwrhtml/mm6144a2.htm, accessed Nov 21, 2014

Conklin CA, Parzynski CS, Salkeld RP, Perkins KA, Fonte CA (2012) Cue reactivity as a predictor of successful abstinence initiation among adult smokers. Exp Clin Psychopharmacol 20:473–478

Cook MR, Gerkovich MM, Graham C, Hoffman SJ, Peterson RC (2003) Effects of the nicotine patch on performance during the first week of smoking cessation. Nicotine Tob Res 5:169–180

Curtis CE, D'Esposito M (2003) Persistent activity in the prefrontal cortex during working memory. Trends Cogn Sci 7:415–423

David SP, Munafò MR, Johansen-Berg H, Mackillop J, Sweet LH, Cohen RA, Niaura R, Rogers RD, Matthews PM, Walton RT (2007) Effects of acute nicotine abstinence on cue-elicited ventral striatum/nucleus accumbens activation in female cigarette smokers: a functional magnetic resonance imaging study. Brain Imaging Behav 1:43–57

Dawkins L, Acaster S, Powell JH (2007) The effects of smoking and abstinence on experience of happiness and sadness in response to positively valenced, negatively valenced, and neutral film clips. Addict Behav 32:425–431

Dawkins L, Powell J (2011) Effects of nicotine and alcohol on affective responses to emotionally toned film clips. Psychopharmacology 216:197–205

Dawkins L, Powell JH, West R, Powell J, Pickering A (2006) A double-blind placebo controlled experimental study of nicotine: I—effects on incentive motivation. Psychopharmacology 189:355–367

Delgado MR, Locke HM, Stenger VA, Fiez JA (2003) Dorsal striatum responses to reward and punishment: effects of valence and magnitude manipulations. Cogn Affect Behav Neurosci 3:27–38

Domino EF, Minoshima S, Guthrie S, Ohl L, Ni LS, Koeppe RA, Zubieta JK (2000) Nicotine effects on regional cerebral blood flow in awake, resting tobacco smokers. Synapse 38:313–321

Domino EF, Ni LS, Xu YJ, Koeppe RA, Guthrie S, Zubieta JK (2004) Regional cerebral blood flow and plasma nicotine after smoking tobacco cigarettes. Prog Neuro-Psychopharmacol 28:319–327

Domino EF, Tsukada H (2009) Nicotine sensitization of monkey striatal dopamine release. Eur J Pharmacol 607:91–95

Donny EC, Chaudhri N, Caggiula AR, Evans-Martin FF, Booth S, Gharib MA, Clements LA, Sved AF (2003) Operant responding for a visual reinforcer in rats is enhanced by noncontingent nicotine: implications for nicotine self-administration and reinforcement. Psychopharmacology 169:68–76

Due DL, Huettel SA, Hall WG, Rubin DC (2002) Activation in mesolimbic and visuospatial neural circuits elicited by smoking cues: evidence from functional magnetic resonance imaging. Am J Psychiatry 159:954–960

Elliott R, Newman JL, Longe OA, Deakin JF (2003) Differential response patterns in the striatum and orbitofrontal cortex to financial reward in humans: a parametric functional magnetic resonance imaging study. J Neurosci 23:303–307

Engelmann JM, Versace F, Robinson JD, Minnix JA, Lam CY, Cui Y, Brown VL, Cinciripini PM (2012) Neural substrates of smoking cue reactivity: a meta-analysis of fMRI studies. Neuroimage 60:252–262

Epping-Jordan MP, Watkins SS, Koob GF, Markou A (1998) Dramatic decreases in brain reward function during nicotine withdrawal. Nature 393:76–79

Falcone M, Wileyto EP, Ruparel K, Gerraty RT, Laprate L, Detre JA, Gur R, Loughead J, Lerman C (2014) Age-related differences in working memory deficits during nicotine withdrawal. Addiction Biol 19:907–917

Fiore MC, Jaen CR, Baker TB, et al. (2008) Treating tobacco use and dependence: 2008 update. Clinical practice guideline. Rockville, MD: US Department of Health and Human Services, Public Health

Service

Fisher DJ, Daniels R, Jaworska N, Knobelsdorf A, Knott VJ (2012) Effects of acute nicotine administration on resting EEG in nonsmokers. Exp Clin Psychopharmacol 20:71–75

Foulds J, Stapleton J, Swettenham J, Bell N, McSorley K, Russell MA (1996) Cognitive performance effects of subcutaneous nicotine in smokers and never-smokers. Psychopharmacology 127:31–38

Fowler JS, Volkow ND, Wang GJ, Pappas N, Logan J, MacGregor R, Alexoff D, Shea C, Schlyer D, Wolf AP, Warner D, Zezulkova I, Cilento R (1996a) Inhibition of monoamine oxidase B in the brains of smokers. Nature 379:733–736

Fowler JS, Volkow ND, Wang GJ, Pappas N, Logan J, Shea C, Alexoff D, MacGregor RR, Schlyer DJ, Zezulkova I, Wolf AP (1996b) Brain monoamine oxidase A inhibition in cigarette smokers. Proc Natl Acad Sci USA 93:14065–14069

Franklin TR, Wang Z, Wang J, Sciortino N, Harper D, Li Y, Ehrman R, Kampman K, O'Brien CP, Detre JA, Childress AR (2007) Limbic activation to cigarette smoking cues independent of nicotine withdrawal: a perfusion fMRI study. Neuropsychopharmacology 32:2301–2309

Freeman TP, Morgan CJ, Beesley T, Curran HV (2012) Drug cue induced overshadowing: selective disruption of natural reward processing by cigarette cues amongst abstinent but not satiated smokers. Psychol Med 42:161–171

Gilbert DG, McClernon FJ, Rabinovich NE, Dibb WD, Plath LC, Hiyane S, Jensen RA, Meliska CJ, Estes SL, Gehlbach BA (1999) EEG, physiology, and task-related mood fail to resolve across 31 days of smoking abstinence: relations to depressive traits, nicotine exposure, and dependence. Exp Clin Psychopharmacol 7:427–443

Gilbert D, McClernon J, Rabinovich N, Sugai C, Plath L, Asgaard G, Zuo Y, Huggenvik J, Botros N (2004) Effects of quitting smoking on EEG activation and attention last for more than 31 days and are more severe with stress, dependence, DRD2 A1 allele, and depressive traits. Nicotine Tob Res 6:249–267

Giniatullin R, Nistri A, Yakel JL (2005) Desensitization of nicotinic ACh receptors: shaping cholinergic signaling. Trends Neurosci 28:371–378

Gloria R, Angelos L, Schaefer HS, Davis JM, Majeskie M, Richmond BS, Curtin JJ, Davidson RJ, Baker TB (2009) An fMRI investigation of the impact of withdrawal on regional brain activity during nicotine anticipation. Psychophysiology 46:681–693

Goldstein RZ, Volkow ND (2002) Drug addiction and its underlying neurobiological basis: neuroimaging evidence for the involvement of the frontal cortex. Am J Psychiatry 159:1642–1652

Haber SN, Knutson B (2010) The reward circuit: linking primate anatomy and human imaging. Neuropsychopharmacology 35:4–26

Harrison EL, Coppola S, McKee SA (2009) Nicotine deprivation and trait impulsivity affect smokers' performance on cognitive tasks of inhibition and attention. Exp Clin Psychopharmacol 17:91–98

Hasselmo ME (2006) The role of acetylcholine in learning and memory. Curr Opin Neurobiol 16:710–715

Heishman SJ, Taylor RC, Henningfield JE (1994) Nicotine and smoking: a review of effects on human performance. Exp Clin Psychopharmacol 2:345–395

Heishman SJ, Henningfield JE (2000) Tolerance to repeated nicotine administration on performance, subjective, and physiological responses in nonsmokers. Psychopharmacology 152:321–333

Heishman SJ, Kleykamp BA, Singleton EG (2010) Meta-analysis of the acute effects of nicotine and smoking on human performance. Psychopharmacology 210:453–469

Hendricks PS, Ditre JW, Drobes DJ, Brandon TH (2006) The early time course of smoking withdrawal effects. Psychopharmacology 187:385–396

Herning RI, Jones RT, Bachman J (1983) EEG changes during tobacco withdrawal. Psychophysiology 20:507–512

Hikosaka K, Watanabe M (2000) Delay activity of orbital and lateral prefrontal neurons of the monkey varying with different rewards. Cereb Cortex 10:263–271

Hildebrand BE, Nomikos GG, Hertel P, Schilstrom B, Svensson TH (1998) Reduced dopamine output in the nucleus accumbens but not in the medial prefrontal cortex in rats displaying a mecamyl-amine-precipitated nicotine withdrawal syndrome. Brain Res 779:214–225

Hildebrand BE, Panagis G, Svensson TH, Nomikos GG (1999) Behavioral and biochemical manifesta-tions of mecamylamine-precipitated nicotine withdrawal in the rat: Role of nicotinic receptors in the ventral tegmental area. Neuropsychopharmacology 21:560–574

Hughes JR (2007) Effects of abstinence from tobacco: valid symptoms and time course. Nicotine Tob Res 9:315–327

Jacobsen LK, Krystal JH, Mencl WE, Westerveld M, Frost SJ, Pugh KR (2005) Effects of smoking and smoking abstinence on cognition in adolescent tobacco smokers. Biol Psychiatry 57:56–66

Jacobsen LK, Pugh KR, Constable RT, Westerveld M, Mencl WE (2007) Functional correlates of verbal memory deficits emerging during nicotine withdrawal in abstinent adolescent cannabis users. Biol Psychiatry 61:31–40

Janes AC, Frederick B, Richardt S, Burbridge C, Merlo-Pich E, Renshaw PF, Evins AE, Fava M, Kaufman MJ (2009) Brain fMRI reactivity to smoking-related images before and during extended smoking abstinence. Exp Clin Psychopharmacol 17:365–373

Janes AC, Pizzagalli DA, Richardt S, de BFB, Chuzi S, Pachas G, Culhane MA, Holmes AJ, Fava M, Evins AE, Kaufman MJ (2010) Brain reactivity to smoking cues prior to smoking cessation pre-dicts ability to maintain tobacco abstinence. Biol Psychiatry 67:722–729

Kalamboka N, Remington B, Glautier S (2009) Nicotine withdrawal and reward responsivity in a card-sorting task. Psychopharmacology 204:155–163

Kenny PJ, Markou A (2006) Nicotine self-administration acutely activates brain reward systems and induces a long-lasting increase in reward sensitivity. Neuropsychopharmacology 31:1203–1211

Kleykamp BA, Jennings JM, Eissenberg T (2011) Effects of transdermal nicotine and concurrent smok-ing on cognitive performance in tobacco-abstinent smokers. Exp Clin Psychopharmacol 19:75–84

Kolokotroni KZ, Rodgers RJ, Harrison AA (2012) Effects of chronic nicotine, nicotine withdrawal and subsequent nicotine challenges on behavioural inhibition in rats. Psychopharmacology 219:453–468

Kollins SH, English JS, Roley ME, O'Brien B, Blair J, Lane SD, McClernon FJ (2013) Effects of smok-ing abstinence on smoking-reinforced responding, withdrawal, and cognition in adults with and without attention deficit hyperactivity disorder. Psychopharmacology 227:19–30

Kozink RV, Kollins SH, McClernon FJ (2010a) Smoking withdrawal modulates right inferior frontal cortex but not presupplementary motor area activation during inhibitory control. Neuropsycho-pharmacology 35:2600–2606

Kozink RV, Lutz AM, Rose JE, Froeliger B, McClernon FJ (2010b) Smoking withdrawal shifts the spa-tiotemporal dynamics of neurocognition. Addict Biol 15:480–490

Lancaster T, Stead LF (2005) Individual behavioural counselling for smoking cessation. Cochrane Db Syst Rev 2. Art. No.: CD001292. doi:10.1002/14651858.CD001292.pub2

Leventhal AM, Munafò M, Tidey JW, Sussman S, Monterosso JR, Sun P, Kahler CW (2012) Anhedonia predicts altered processing of happy faces in abstinent cigarette smokers. Psychopharmacology 222:343–351

Levin ED, Rose JE (1990) Anticholinergic sensitivity following chronic nicotine administration as measured by radial-arm maze performance in rats. Behav Pharmacol 1:511–520

Levin, Edward D. (2006) Neurotransmitter interactions and cognitive function. Vol. 98. Birkhauser Verlag, Switzerland

Levin ED, Limpuangthip J, Rachakonda T, Peterson M (2006a) Timing of nicotine effects on learning in zebrafish. Psychopharmacology 184:547–552

Levin ED, McClernon FJ, Rezvani AH (2006b) Nicotinic effects on cognitive function: behavioral characterization, pharmacological specification, and anatomic localization. Psychopharmacology 184:523–539

Loughead J, Wileyto EP, Valdez JN, Sanborn P, Tang K, Strasser AA, Ruparel K, Ray R, Gur RC, Lerman C (2009) Effect of abstinence challenge on brain function and cognition in smokers differs by COMT genotype. Mol Psychiatry 14:820–826

MacKillop J, Brown CL, Stojek MK, Murphy CM, Sweet L, Niaura RS (2012) Behavioral economic analysis of withdrawal- and cue-elicited craving for tobacco: an initial investigation. Nicotine Tob Res 14:1426–1434

Mathew RJ, Wilson WH (1991) Substance abuse and cerebral blood flow. Am J Psychiatry 148:292–305

McBride D, Barrett SP, Kelly JT, Aw A, Dagher A (2006) Effects of expectancy and abstinence on the neural response to smoking cues in cigarette smokers: an fMRI study. Neuropsychopharmacology 31:2728–2738

McClernon FJ, Hiott FB, Huettel SA, Rose JE (2005) Abstinence-induced changes in self-report craving correlate with event-related FMRI responses to smoking cues. Neuropsychopharmacology 30:1940–1947

McClernon FJ, Hiott FB, Liu J, Salley AN, Behm FM, Rose JE (2007) Selectively reduced responses to smoking cues in amygdala following extinction-based smoking cessation: results of a preliminary functional magnetic resonance imaging study. Addict Biol 12:503–512

McClernon FJ, Kollins SH, Lutz AM, Fitzgerald DP, Murray DW, Redman C, Rose JE (2008) Effects of smoking abstinence on adult smokers with and without attention deficit hyperactivity disorder: results of a preliminary study. Psychopharmacology 197:95–105

McClernon FJ, Kozink RV, Lutz AM, Rose JE (2009) 24-h smoking abstinence potentiates fMRIBOLD activation to smoking cues in cerebral cortex and dorsal striatum. Psychopharmacology 204:25–35

McClernon FJ, Froeliger B, Rose JE, Kozink RV, Addicott MA, Sweitzer M, Westman EC, Van Wert DM (2014) Nicotine and non-nicotine smoking factors differentially modulate working memory and associated brain function (under review)

McClure SM, York MK, Montague PR (2004) The neural substrates of reward processing in humans: the modern role of FMRI. Neuroscientist 10:260–268

McKee SA (2009) Developing human laboratory models of smoking lapse behavior for medication screening. Addict Biol 14:99–107

Mendrek A, Monterosso J, Simon SL, Jarvik M, Brody A, Olmstead R, Domier CP, Cohen MS, Ernst M, London ED (2006) Working memory in cigarette smokers: comparison to nonsmokers and effects of abstinence. Addict Behav 31:833–844

Merritt PS, Cobb AR, Cook GI (2012) Sex differences in the cognitive effects of tobacco abstinence: a pilot study. Exp Clin Psychopharmacology 20:258–263

Morisette SB, Gulliver SB, Kamholz BW, Spiegel DA, Tiffany ST, Barlow DH (2012) Transdermal nicotine during cue reactivity in adult smokers with and without anxiety disorders. Psychol Addictive Behav 26:507–518

Parrott AC, Roberts G (1991) Smoking deprivation and cigarette reinstatement: effects upon visual attention. J Psychopharmacol 5:404–409

Patterson F, Jepson C, Loughead J, Perkins K, Strasser AA, Siegel S, Frey J, Gur R, Lerman C (2010) Working memory deficits predict short-term smoking resumption following brief abstinence. Drug Alcohol Depend 106:61–64

Perkins KA (2002) Chronic tolerance to nicotine in humans and its relationship to tobacco dependence. Nicotine Tob Res 4:405–422

Perkins KA (2012) Subjective reactivity to smoking cues as a predictor of quitting success. Nicotine Tob Res 14:383–387

Perkins KA, Grobe JE, Fonte C, Goettler J, Caggiula AR, Reynolds WA, Stiller RL, Scierka A, Jacob RG (1994) Chronic and acute tolerance to subjective, behavioral and cardiovascular effects of nicotine in humans. J Pharmacol Exp Ther 270:628–638

Perkins KA, Karelitz JL (2013a) Influence of reinforcer magnitude and nicotine amount on smoking's acute reinforcement enhancing effects. Drug Alcohol Depend 133:167–171

Perkins KA, Karelitz JL (2013b) Reinforcement enhancing effects of nicotine via smoking. Psychopharmacology 228:479–486

Picciotto MR, Addy NA, Mineur YS, Brunzell DH (2008) It is not "either/or": activation and desensitization of nicotinic acetylcholine receptors both contribute to behaviors related to nicotine addiction and mood. Prog Neurobiol 84:329–342

Pickworth WB, Herning RI, Henningfield JE (1989) Spontaneous EEG changes during tobacco abstinence and nicotine substitution in human volunteers. J Pharmacol Exp Ther 251:976–982

Powell JH, Pickering AD, Dawkins L, West R, Powell JF (2004) Cognitive and psychological correlates of smoking abstinence, and predictors of successful cessation. Addict Behav 29:1407–1426

Powell J, Dawkins L, West R, Powell J, Pickering A (2010) Relapse to smoking during unaided cessation: clinical, cognitive and motivational predictors. Psychopharmacology 212:537–549

Rahman S, Zhang J, Engleman EA, Corrigall WA (2004) Neuroadaptive changes in the mesoaccumbens dopamine system after chronic nicotine self-administration: a microdialysis study. Neuroscience 129:415–424

Ridderinkhof KR, van den Wildenberg WP, Segalowitz SJ, Carter CS (2004) Neurocognitive mechanisms of cognitive control: the role of prefrontal cortex in action selection, response inhibition, performance monitoring, and reward-based learning. Brain Cogn 56:129–140

Roesch MR, Olson CR (2003) Impact of expected reward on neuronal activity in prefrontal cortex, frontal and supplementary eye fields and premotor cortex. J Neurophysiol 90:1766–1789

Rogers RL, Meyer JS, Judd BW, Mortel KF (1985) Abstention from cigarette-smoking improves cerebral perfusion among elderly chronic smokers. J Am Med Assoc 253:2970–2974

Rose JE (2006) Nicotine and nonnicotine factors in cigarette addiction. Psychopharmacology 184:274–285

Rose JE, Behm FM, Westman EC, Mathew RJ, London ED, Hawk TC, Turkington TG, Coleman RE (2003) PET studies of the influences of nicotine on neural systems in cigarette smokers. Am J Psychiatry 160:323–333

Rubia K, Russell T, Overmeyer S, Brammer MJ, Bullmore ET, Sharma T, Simmons A, Williams SCR, Giampietro V, Andrew CM, Taylor E (2001) Mapping motor inhibition: conjunctive brain activations across different versions of go/no-go and stop tasks. Neuroimage 13:250–261

Rubinstein ML, Benowitz NL, Auerback GM, Moscicki AB (2009) Withdrawal in adolescent light smokers following 24-hour abstinence. Nicotine Tob Res 11:185–189

Sacco KA, Termine A, Seyal A, Dudas MM, Vessicchio JC, Krishnan-Sarin S, Jatlow PI, Wexler BE, George TP (2005) Effects of cigarette smoking on spatial working memory and attentional deficits in schizophrenia: involvement of nicotinic receptor mechanisms. Arch Gen Psychiatry 62:649–659

Sarter M, Givens B, Bruno JP (2001) The cognitive neuroscience of sustained attention: where top-down meets bottom-up. Brain Res Brain Res Rev 35:146–160

Sawaguchi T, Goldman-Rakic PS (1991) D1 dopamine receptors in prefrontal cortex: involvement in working memory. Science 251:947–950

Semenova S, Stolerman IP, Markou A (2007) Chronic nicotine administration improves attention while nicotine withdrawal induces performance deficits in the 5-choice serial reaction time task in rats. Pharmacol Biochem Behav 87:360–368

Shekleton JA, Flynn-Evans EE, Miller B, Epstein LJ, Kirsch D, Brogna LA, Burke LM, Bremer E, Murray JM, Gehrman P, Lockley SW, Rajaratnam SM (2014) Neurobehavioral performance impairment in insomnia: relationships with self-reported sleep and daytime functioning. Sleep 37:107–116

Shiffman S, Paty JA, Gnys M, Kassel JA, Hickcox M (1996) First lapses to smoking: within subjects analysis of real-time reports. J Consult Clin Psychol 64:366–379

Shiffman S, Shadel WG, Niaura R, Khayrallah MA, Jorenby DE, Ryan CF, Ferguson CL (2003) Efficacy of acute administration of nicotine gum in relief of cue-provoked cigarette craving. Psychopharmacology 166:343–350

Shiffman S, Balabanis MH, Gwaltney CJ, Paty JA, Gnys M, Kassel JD, Hickcox M, Paton SM (2007) Prediction of lapse from associations between smoking and situational antecedents assessed by ecological momentary assessment. Drug Alcohol Depend 91:159–168

Shoaib M, Bizarro L (2005) Deficits in a sustained attention task following nicotine withdrawal in rats. Psychopharmacology 178:211–222

Singer S, Rossi S, Verzosa S, Hashim A, Lonow R, Cooper T, Sershen H, Lajtha A (2004) Nicotine-induced changes in neurotransmitter levels in brain areas associated with cognitive function. Neurochem Res 29:1779–1792

Skjei KL, Markou A (2003) Effects of repeated withdrawal episodes, nicotine dose, and duration of nicotine exposure on the severity and duration of nicotine withdrawal in rats. Psychopharmacology 168:280–292

Sweet LH, Mulligan RC, Finnerty CE, Jerskey BA, David SP, Cohen RA, Niaura RS (2010) Effects of nicotine withdrawal on verbal working memory and associated brain response. Psychiatry Res

183:69–74

Sweitzer MM, Denlinger RL, Donny EC (2013) Dependence and withdrawal-induced craving predict abstinence in an incentive-based model of smoking relapse. Nicotine Tob Res 15:36–43

Sweitzer MM, Geier CF, Joel DL, McGurrin P, Denlinger RL, Forbes EE, Donny EC (2014) Dissociated effects of anticipating smoking versus monetary reward in the caudate as a function of smoking abstinence. Biol Psychiatry 76:681–688

Thiel KJ, Sanabria F, Neisewander JL (2009) Synergistic interaction between nicotine and social rewards in adolescent male rats. Psychopharmacology 204:391–402

Thut G, Schultz W, Roelcke U, Nienhusmeier M, Missimer J, Maguire RP, Leenders KL (1997) Activation of the human brain by monetary reward. NeuroReport 8:1225–1228

Tiffany ST, Cox LS, Elash CA (2000) Effects of transdermal nicotine patches on abstinence induced and cue-elicited craving in cigarette smokers. J Consult Clin Psychol 68:233–240.http://dx.doi.org/10.1037/0022-006X.68.2.233

Uchida S, Kagitani F, Nakayama H, Sato A (1997) Effect of stimulation of nicotinic cholinergic receptors on cortical cerebral blood flow and changes in the effect during aging in anesthetized rats. Neurosci Lett 228:203–206

Venkatraman V, Huettel SA, Chuah LY, Payne JW, Chee MW (2011) Sleep deprivation biases the neural mechanisms underlying economic preferences. J Neurosci 31:3712–3718

Wallace TL, Bertrand D (2013) Importance of the nicotinic acetylcholine receptor system in the prefrontal cortex. Biochem Pharmacol 85:1713–1720

Wang Z, Faith M, Patterson F, Tang K, Kerrin K, Wileyto EP, Detre JA, Lerman C (2007) Neural substrates of abstinence-induced cigarette cravings in chronic smokers. J Neurosci 27:14035–14040

Waters AJ, Shiffman S, Sayette MA, Paty JA, Gwaltney CJ, Balabanis MH (2004) Cue-provoked craving and nicotine replacement therapy in smoking cessation. J Consult Clin Psychol 72:1136–1143

Waters AJ, Carter BL, Robinson JD, Wetter DW, Lam CY, Kerst W, Cinciripini PM (2009) Attentional bias is associated with incentive-related physiological and subjective measures. Exp Clin Psychopharmacol 17:247–257

Weaver MT, Sweitzer M, Coddington S, Sheppard J, Verdecchia N, Caggiula AR, Sved AF, Donny EC (2012) Precipitated withdrawal from nicotine reduces reinforcing effects of a visual stimulus for rats. Nicotine Tob Res 14:824–832

Wertz JM, Sayette MA (2001) Effects of smoking opportunity on attentional bias in smokers. Psychol Addict Behav 15:268–271

Wesnes K, Warburton DM (1983) Effects of smoking on rapid information processing performance. Neuropsychobiology 9:223–229

Wesnes KA, Edgar CJ, Kezic I, Salih HM, de Boer P (2013) Effects of nicotine withdrawal on cognition in a clinical trial setting. Psychopharmacology 229:133–140

World Health Organization (2013) Noncommunicable diseases fact sheet. Available at: http://www.who.int/mediacentre/factsheets/fs355/en/, accessed Nov 21, 2014

Wilson SJ, Sayette MA, Delgado MR, Fiez JA (2005) Instructed smoking expectancy modulates cue-elicited neural activity: a preliminary study. Nicotine Tob Res 7:637–645

Wonnacott S (1990) The paradox of nicotinic acetylcholine receptor upregulation by nicotine. Trends Pharmacol Sci 11:216–219

Wray JM, Gass JC, Tiffany ST (2013) A systematic review of the relationships between craving and smoking cessation. Nicotine Tob Res 15:1167–1182

Xu J, Mendrek A, Cohen MS, Monterosso J, Rodriguez P, Simon SL, Brody A, Jarvik M, Domier CP, Olmstead R, Ernst M, London ED (2005) Brain activity in cigarette smokers performing a working memory task: effect of smoking abstinence. Biol Psychiatry 58:143–150

Xu X, Clark US, David SP, Mulligan RC, Knopik VS, McGeary J, Mackillop J, McCaffery J, Niaura RS, Sweet LH (2014) The effects of nicotine deprivation and replacement on BOLDfMRI response to smoking cues as a function of DRD4 VNTR genotype. Nicotine Tob Res 16:939–947

Yamashita K, Kobayashi S, Yamaguchi S, Kitani M, Tsunematsu T (1988) Effect of smoking on regional cerebral blood-flow in the normal aged volunteers. Gerontology 34:199–204

Zubieta JK, Lombardi U, Minoshima S, Guthrie S, Ni LS, Ohl LE, Koeppe RA, Domino EF (2001) Regional cerebral blood flow effects of nicotine in overnight abstinent smokers. Biol Psychiatry 49:906–913

索　引